Wo hilft Sauerstoff-Mehrschritt-Therapie?

Wo hilft Sauerstoff-Mehrschritt-Therapie?

Erster schneller Weg zur anhaltenden Steigerung der Energie im menschlichen Organismus

von
Prof. Dr. h. c. mult. Manfred von Ardenne
Forschungsinstitut Manfred von Ardenne
Dresden

B·I·
Wissenschaftsverlag
Mannheim/Wien/Zürich

CIP-Titelaufnahme der Deutschen Bibliothek

Ardenne, Manfred von:
Wo hilft Sauerstoff-Mehrschritt-Therapie? /
Von Manfred von Ardenne. –
Mannheim; Wien; Zürich: BI-Wiss.-Verl., 1989
ISBN 3-411-03215-4

Druck: Progressdruck GmbH, Speyer
Bindearbeit: Klambt-Druck GmbH, Speyer
Printed in Germany
ISBN 3-411-03215-4

Wo hilft Sauerstoff-Mehrschritt-Therapie?

Erster schneller Weg zur anhaltenden Steigerung der Energie im menschlichen Organismus.

Gewidmet dem Andenken an Karl Lohmann
(1898–1978), der den Hauptträger
der Energie im lebenden Organismus –
das Adenosintriphosphat (ATP) entdeckte.

In seinem Buch „Die Kunst, das menschliche Leben zu verlängern", Jena 1796, lehrte der berühmte Arzt der Goethezeit Chr. Wilhelm Hufeland, *daß man alles tun müsse, um die Kräfte des Organismus zu steigern. Dann besiege der Körper auf natürliche Weise seine Krisen!*

Genau das ist Ziel und vielfach durch Messungen bewiesene Wirkung der Sauerstoff-Mehrschritt-Therapie. Diese Therapie erhöht den Energie-Status, d.h. die Kräfte des Menschen, anhaltend für Monate und mit kraftvoller Lebensweise bis Jahre um etwa 10% bei jüngeren gut konditionierten Personen und bis 90% bei älteren geschwächten Patienten.

Wahrscheinlich werden mindestens zehn Jahre vergehen, bis die universale Sauerstoff-Mehrschritt-Therapie, welche an der primären Ursache „Energiemangel" vieler Krankheiten, Leiden und Beschwerden angreift, in der allgemeinen ärztlichen Praxis zur Maßnahme der Wahl gegen die pathogenen Folgen von Energiemangel geworden ist.

Unser Leser hat die Möglichkeit, für sich selbst bzw. für seine Patienten *sofort* die besprochenen Konzepte zur Prävention, Prophylaxe und Therapie mit ihren oft die Lebensqualität steigernden, das Leben verlängernden und nicht selten sogar rettenden Wirkungen zu nutzen. Hierzu kann er im Buchabschnitt über „Anwendungen der Sauerstoff-Mehrschritt-Therapie im Gesundheitswesen" *nachlesen, was für den Einsatz dieser Therapie im individuellen Fall zu tun ist, um dann unter ärztlicher Beratung bzw. als Arzt zu handeln.*

Vorwort

Mit faszinierender Geschwindigkeit dringen die Sauerstoff-Mehrschritt-Therapie und ihre Varianten mit Stimulation der Immunabwehr in immer weitere Bereiche von Medizin und Gesundheitswesen ein. In Europa gibt es bereits etwa 400 Zentren, in welchen schon über 100 000 Behandlungen durchgeführt worden sind. Grundlage dieser Therapie bildet unsere überraschende Entdeckung, daß bei Sauerstoffeinsatz mit bestimmter Wahl von O_2-Fluß und Zeitdauer (sowie gleichzeitiger körperlicher Belastung) auch nach Ende der Sauerstoffapplikation ein für Monate bis Jahre anhaltender starker energetischer Effekt im Organismus bestehen bleibt. Auf diese Weise ist es gelungen, die körperliche Leistungsfähigkeit um durchschnittlich etwa 10% (gesunde, sportliche Personen) bis 90% (geschwächte, kränkliche Patienten) anhaltend zu vergrößern. Diese Ergebnisse erklärten die ungewöhnlichen klinischen Auswirkungen und die große Universalität der Therapie, denn Sauerstoff- bzw. Energiemangel ist die primäre Ursache vieler Krankheiten, Leiden und Beschwerden. In Ergebnissen der letzten Zeit deutet sich an, daß der Prozeß der Sauerstoff-Mehrschritt-Immunstimulation zu einem unverzichtbaren Element der künftigen Ganzkörper-Krebsbekämpfung werden wird.

Die Effizienz der Sauerstoff-Mehrschritt-Therapie ist in jüngster Zeit durch Verbesserung von 31 physiologischen Meßgrößen (10 primäre und 21 sekundäre Wirkungen) nachgewiesen und bewiesen worden. Es gibt kaum Therapien in der Geschichte der Medizin, wo der Beweis ihrer positiven Wirkung durch Messung so vieler Größen erfolgt und einfacher gewesen ist. Am Ende hat sich die wissenschaftliche Wahrheit gegen methodische Irrtümer und Voreingenommenheit durchgesetzt.

Im Laufe der Sauerstoff-Mehrschritt-Forschung kam der Verfasser immer mehr dazu, die Probleme des menschlichen Körpers und des Lebens sowie die Probleme der Krankheiten, der körpereigenen Abwehr, der Therapiewirkungen, der gesundheitlichen Reserven und des Alters aus energetischer Sicht zu betrachten. So finden sich in diesem Buch zahlreiche Angaben über den körperlichen Energiestatus des Menschen, über die Verschlechterung dieses Status mit fortschreitendem Alter, über den Energieverbrauch durch Krankheiten und Streß, sowie über die Steigerung des Energiestatus und damit der Energiereserven durch Bewegungstraining und Sauerstoff-Mehrschritt-Therapie.

Die Betrachtung des menschlichen Körpers aus Sicht der körperlichen Energie und ihrer Dynamik ist ungewöhnlich für Mediziner, aber dem gesunden Menschenverstand leicht zugängig. Deshalb konnte mit dem vorliegenden Buch der Versuch unternommen werden, gleichzeitig Ärzte, Patienten und an der Gesunderhaltung interessierte Laien über Möglichkeiten, Methoden, Indikationen und Ergebnisse der Sauerstoff-Mehrschritt-Therapie bzw. -Immunstimulation zu informieren.

Meinem Mitarbeiter, Herrn Dr. med. Wilhelm Dauterstedt, bin ich für wertvolle Beratung und für die Durchsicht des Manuskriptes sowie Frl. Angela Jöhnk für die sorgfältige Niederschrift des Textes sehr zu Dank verpflichtet. – Mit großer Herzlichkeit möchte ich in diesem Augenblick des Heranreifens unserer Ergebnisse zur klinischen Nutzung Herrn Dr. med. h. c. Erwin Braun Dank sagen für die entscheidende Förderung unserer medizinischen Forschungen seit 1971.

Dresden, 10. Februar 1989 Prof. Dr. h. c. mult. Manfred von Ardenne

Inhaltsverzeichnis

1. Grundlagen

Energie – Treibstoff des Lebens
und seiner Erhaltung.

MvA

1.1 Bedeutung der Energie im menschlichen Organismus für die Gesundheit

Alle Mechanismen, die im menschlichen Organismus ablaufen und seinem Heranwachsen, seiner Erhaltung sowie seinem Tätigsein dienen, verbrauchen Energie. Dieser fundamentale Tatbestand ist besonders deutlich erkennbar, z. B. beim Herzen (Antrieb der Blutpumpe), bei der Lunge (Antrieb der Atmung), bei der Skelettmuskulatur (Kraftausbildung) und bei der Leber (Entgiftungsfunktion). Auch bei geistiger Arbeit, also bei der Tätigkeit des Gehirns, wird Energie benötigt. Schließlich sei daran erinnert, daß auch für die Heranbildung sowie Erhaltung der Strukturen und Differenzierungen in den Geweben und Zellen des Organismus das Bereitstehen von Energie erforderlich ist. *Energie ist daher die Voraussetzung für das Leben und seine Erhaltung.*

Daß Energiemangel schwere, meist schädliche Auswirkungen im lebenden Organismus haben muß, ist unmittelbar einzusehen. Wo, d. h. in welchen Organen und Geweben ein Mangel an Energie sich zuerst auswirkt, ist von Individuum zu Individuum sehr verschieden. Darüber entscheiden zufällige Unterschiede, z. B. in der Struktur des Blutgefäßsystems und in der genetischen Programmierung des einzelnen Organismus. Bei sich verstärkendem Energiemangel erweitert sich die Zahl der gestörten Bereiche im Körper von zunächst einem auf mehrere Bereiche (Polypathien). Sehr viel häufiger als bisher angenommen wurde, bildet Energiemangel die primäre Ursache für Krisen, Krankheiten, Leiden und Beschwerden des menschlichen Organismus.

Eine Merkwürdigkeit der Medizingeschichte ist es, daß außer in der Sportmedizin die tiefere Betrachtung des menschlichen Organismus aus energetischer Sicht seit mehr als 100 Jahren stark vernachlässigt worden ist. Das ist auch deswegen erstaunlich, weil die mit relativ wenig Aufwand mögliche Bestimmung des Energiestatus eine diagnostische Kenngröße von bedeutender Aussagefähigkeit liefert. Als repräsentativ für den *Ener-*

giestatus sei die *maximale ergometrische über eine Dauer von 2 min vollbrachte Leistung* angesehen. In bezug auf die Leistungsdauer folgen wir dem Ausmaß physiologischer Alltagsbelastungen.

Beispielsweise kann aus einer Messung der Abnahme des Energiestatus nach Perioden mit zu starkem Streß und im höheren Alter erkannt werden, wie sehr man sich dem Niveau der Auslösung einer gesundheitlichen Krise angenähert hat. Man kann dann rechtzeitig, bevor es zur Krise oder Krankheit kommt, einen den Energiestatus anhebenden Prozeß (z. B. Sauerstoff-Mehrschritt-Therapie) durchführen. Das ist ein Handeln auf der künftigen Linie der *Präventivmedizin*, deren Ziel es ist, nicht mehr die Krankheit durch Bekämpfung ihrer Symptome zu heilen, sondern rechtzeitig vorher die primäre Ursache der Krankheit zu beseitigen und so das Krankwerden zu vermeiden.

Wenn die Energiefrage bei unserer Sauerstoff-Mehrschritt-Therapie-Forschung oft im Mittelpunkt stand, so waren ganz einfache Erfahrungen, die jeder Mensch im Laufe seines Lebens sammelt, hierfür der Anlaß. Es waren Erfahrungen, z. B. über Schwächezustände bei schweren Krankheiten, welche den Patienten zur Minimierung des Energieverbrauches an das Bett fesseln sowie über die Abnahme der körperlichen Energie (Leistungsfähigkeit) in hohem Alter und die Folgen dieser Abnahme. Die Sauerstoff-Mehrschritt-Therapie bewirkt, daß die Stoffwechselleistungen, die erbracht werden müssen, um Arbeit zu leisten (ergotrop), nicht zu Lasten des Strukturerhaltungsstoffwechsels (trophotrop) gehen. Diese Erfahrungen leiteten zur Erkenntnis, daß die *Verlängerung des (lebenswerten) Lebens hauptsächlich ein Problem der Verbesserung des energetischen Status* ist. Das sind äußerst triviale Zusammenhänge. Aber hatte nicht schon der Physiker und Philosoph GEORG CHRISTOPH LICHTENBERG (1742–1799) gesagt: „Wo die Menschen nicht mehr hinsehen, was jedermann für fertig geklärt hält, verdient oft am meisten, untersucht zu werden". Lichtenberg war der Lehrer des berühmten Arztes der Goethezeit CHRISTOPH WILHELM HUFELAND (1762–1836). Hufeland wies, wie bereits oben betont, darauf hin, man solle nur die Kräfte des Körpers stärken, dann würde er selbst mit seinen Krisen fertig [1].

Die Stärkung der natürlichen Heilkräfte des Körpers durch energetische Aktivierung, d. h. die fast ideale Erfüllung der Hufeland'schen Forderung, gehört zu den wichtigen Leistungen [2], [3] der unten besprochenen Sauerstoff-Mehrschritt-Therapie.

Literatur

[1] Ch. W. Hufeland: Makrobiotik oder die Kunst, sein Leben zu verlängern. 1796.

[2] M. von Ardenne: Die energetische Aktivierung der natürlichen Heilkräfte. Ztschr. Naturheilkunde *35* (1983), 311 (Nr. 300).

[3] M. von Ardenne: Die Nutzung der anhaltenden Erhöhung des Energiestatus durch Sauerstoff-Mehrschritt-Therapie in den verschiedenen Bereichen der Medizin. Vortrag auf der Medizinischen Woche in Baden-Baden am 5. 11. 1988. Erfahrungsheilkunde *38* (1989), im Druck (Nr. 388).

Sauerstoff - Spender
des Lebens.
Otto Warburg

1.2 Die Sauerstoffversorgung der Zellen als Engpaß der Energiebildung

Die Bereitstellung der Energie im menschlichen Organismus erfolgt über die energiereichen Phosphate; über das von Karl Lohmann 1929 entdeckte Adenosintriphosphat (ATP) und sekundär teilweise auch über das Kreatinphosphat (Cp). Die Bildung von ATP erfolgt auf dem Weg der oxydativen Phosphorylierung an den elektronenmikroskopisch entdeckten Cristaemembranen der Mitochondrien in den Zellen. Der Engpaß für die Bildung dieser Phosphate in den „Kraftwerken" der Zellen ist in der Regel der Sauerstoff. Deshalb genügt in vielen Fällen die Kenntnis des Sauerstoffstatus, die z. B. spirometrisch meßbare Sauerstoffaufnahme, als eine Art Kenngröße für den energetischen Status des Körpers.

Der Umsatz der energiereichen Phosphate im Organismus erfolgt sehr schnell im Verhältnis zu ihrer nur begrenzt vorliegenden Menge, so daß ihre ständige Neubildung über die Zellatmung erfolgen muß. Es besteht also keine Möglichkeit des Auftankens größerer Energievorräte. Daher kommt es zur Verbesserung des energetischen Status darauf an, durch Steigerung der Bildungsrate energiereicher Phosphate, ihre Verfügbarkeit im Körper zu erhöhen. Das Mittel hierfür ist die anhaltende Verbesserung des Sauerstoffstatus.

Eine hervorragende Kenngröße des *Sauerstoffstatus* ist die z. B. spirometrisch mit Anlagen gemäß Abb. 1 bestimmbare *Ruhe-Sauerstoff-Aufnahme* des Körpers.

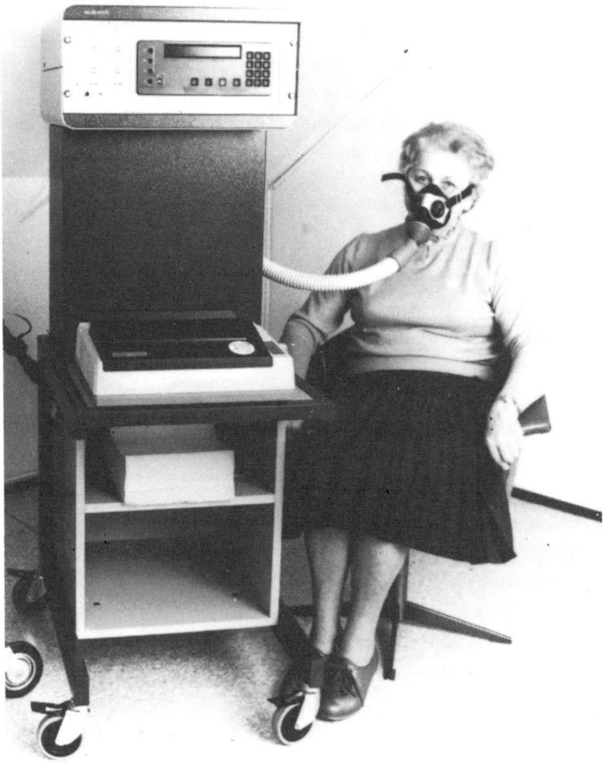

Abb. 1: Hellige Oxycon 4-Anlage zur respiratorischen Messung der Ruhe-O_2-Aufnahme, der maximalen O_2-Aufnahme, der Ruhe-CO_2-Abgabe und des Atemzeitvolumens (AZV). Hohe Meßgenauigkeit durch Mittelwertbildung aus 12 Messungen und hinreichende Vermeidung von Hyperventilation (Ablenkung durch Musik). Ausdruck des Ergebnisses in sehr beweiskräftiger Form durch Computer (siehe Abb. 2)

Ein Protokoll solcher Messungen, in welchen auch die *Ruhe-Kohlensäure-Abgabe* als Maß für die Umsetzung des Sauerstoffs im Organismus (insbesondere zur Bildung der energiereichen Phosphate) mitgemessen wird, bringt Abb. 2.

Die spirometrische Bestimmung hat den Vorteil, daß in dem erhaltenen Meßwert auch der Einfluß der Herzleistung und des Hämoglobingehaltes im Blut mitenthalten ist.

**** OXYCON4-TEST-RESULTS ****

INSTITUTE : *Forschungsinstitut Manfred von Ardenne 8051 Dresden*

NAME : *Hörnig, Heinz*

DAT : 08-09-86 *(vor O_2MT)* PT NO: 14-09-01

A Y : 72 M/F : M

HT CM: 176 B S A: 1.9 *Vorher*

BL P : *155/80* WT KG: 75

BAR P: 993 FIO2 : 20.93

VO2 R: 0.21

REMARKS : *Geschwächter therapiebedürftiger 72 jähriger Patient Ruhe-$pO_{2\text{-}art}$ = 71 mm Hg*
Ruhe-Messung unmittelbar vor Therapie.
(Erwartungswert der Ruhe-O_2-Aufnahme 0,185 l min^{-1}.)

TIME	VE (BTPS)	FR	VT	%O2	%CO2	VO2 (STPD)	VO2 /KG	VCO2 (STPD)	R	FH	O2 PULSE	VE-EQ	METS
MIN.	L/M	BR/M	L	%	%	L/M	ML/KG	L/M		B/M	ML/B		
0.5	5.6	11	0.51	4.0	3.1	0.18	2.4	0.14	0.78	0	0.0	30.9	0.9
1.0	4.2	11	0.38	3.9	3.0	0.13	1.7	0.10	0.78	0	0.0	32.2	0.6
1.5	4.1	10	0.41	3.8	3.0	0.13	1.7	0.10	0.78	0	0.0	32.5	0.6
2.0	4.8	10	0.48	3.8	3.0	0.15	2.0	0.12	0.79	0	0.0	32.9	0.7
2.5	4.4	12	0.37	3.7	3.0	0.13	1.8	0.11	0.80	0	0.0	33.6	0.6
3.0	3.5	10	0.35	3.7	2.9	0.10	1.4	0.08	0.80	0	0.0	34.2	0.5
3.5	2.3	10	0.23	3.7	2.9	0.07	0.9	0.05	0.80	0	0.0	34.2	0.3
4.0	1.9	8	0.24	3.6	2.8	0.06	0.7	0.04	0.80	0	0.0	35.3	0.3
4.5	3.3	10	0.33	3.5	2.8	0.09	1.2	0.07	0.80	0	0.0	35.7	0.4
5.0	7.2	13	0.55	3.4	2.8	0.20	2.6	0.16	0.81	0	0.0	36.5	0.9
5.5	5.4	15	0.36	3.3	2.8	0.15	1.9	0.12	0.85	0	0.0	37.4	0.7
6.0	5.3	10	0.53	3.4	2.7	0.14	1.9	0.12	0.82	0	0.0	37.1	0.7
6.5	5.7	14	0.41	3.5	2.8	0.16	2.1	0.13	0.79	0	0.0	35.2	0.8
	5.19	*11.8*	*0.44*			*0.152* O_2-Aufnahme		*0.122* CO_2-Abgabe	*0.804* Resp. Quot.			*34.1*	

Maske verrutscht (undicht) (3.0–4.5 min)

DAT : 11-09-86 *(1 Tag nach O_2MT)* PT NO: 14-09-01

A Y : 72 M/F : M

HT CM: 176 B S A: 1.9 *Nachher*

BL P : *130/75* WT KG: 75

BAR P: 996 FIO2 : 20.93

VO2 R: 0.21

REMARKS : *Ruhe-Messung ein Tag nach Therapie-Ende Ruhe-$pO_{2\text{-}art}$ = 80 mm Hg*
Therapie 15 min O_2-Mehrschritt-Schnellprozeß GK 2-I zwei mal 8.9 und 10.9)

TIME	VE (BTPS)	FR	VT	%O2	%CO2	VO2 (STPD)	VO2 /KG	VCO2 (STPD)	R	FH	O2 PULSE	VE-EQ	METS
MIN.	L/M	BR/M	L	%	%	L/M	ML/KG	L/M		B/M	ML/B		
0.5	8.7	13	0.67	3.7	3.3	0.26	3.5	0.23	0.88	0	0.0	33.1	1.2
1.0	7.1	10	0.71	3.7	3.2	0.21	2.8	0.18	0.86	0	0.0	33.4	1.0
1.5	8.3	12	0.69	3.7	3.2	0.25	3.3	0.22	0.86	0	0.0	33.4	1.2
2.0	7.2	10	0.72	3.7	3.2	0.22	2.9	0.19	0.86	0	0.0	33.4	1.0
2.5	7.8	10	0.78	3.7	3.2	0.23	3.1	0.20	0.88	0	0.0	33.5	1.1
3.0	8.2	9	0.91	3.7	3.3	0.25	3.3	0.22	0.89	0	0.0	33.0	1.2
3.5	7.5	9	0.83	3.7	3.4	0.22	2.9	0.20	0.92	0	0.0	33.9	1.1
4.0	8.3	10	0.83	3.3	3.3	0.22	3.0	0.22	0.99	0	0.0	37.1	1.1
4.5	6.9	8	0.87	3.2	3.3	0.18	2.4	0.18	1.01	0	0.0	38.3	0.9
5.0	8.1	10	0.81	3.3	3.3	0.21	2.8	0.22	1.01	0	0.0	37.8	1.0
5.5	7.8	10	0.78	3.3	3.3	0.21	2.8	0.21	1.01	0	0.0	37.8	1.0
6.0	6.6	8	0.83	3.4	3.4	0.18	2.4	0.18	1.01	0	0.0	36.9	0.9
	7.1	*9.9*	*0.78*			*0.220* O_2-Aufnahme		*0.204* CO_2-Abgabe	*0.928*			*35.0*	

Gewinn: 1,45 *1,67*

Abb. 2: Beispiel für die Dokumentation der Ruhe-O_2-Aufnahme und der CO_2-Abgabe vor und nach O_2-Mehrschritt-Therapie bei einem 72jährigen Probanden. Gemessene Steigerung der O_2-Aufnahme 46% und der CO_2-Abgabe 67%. Zunahme des Atemzeitvolumens durch eintretende Anhebung des Energiestatus von 5,19 auf 7,1 l/min (37%).

In vielen Fällen genügt es, zur Urteilsbildung über Verbesserung oder Verschlechterung des Ruhe-O_2-Status sich mit einer relativen Kenngröße zu begnügen, welche mit billigeren Meßeinrichtungen zu erfassen ist. Es ist dies die Messung des *arteriellen Ruhe-O_2-Partialdruckes* ($pO_{2\text{-art}}$) und möglichst auch des *venösen Ruhe-O_2-Partialdruckes* ($pO_{2\text{-ven}}$), welche an Blutproben, die am Ohrläppchen und an der Armvene (vena cubitalis, ungestaut) entnommen werden, mit kleinen Meßgeräten gemäß Abb. 3 bestimmt werden können.

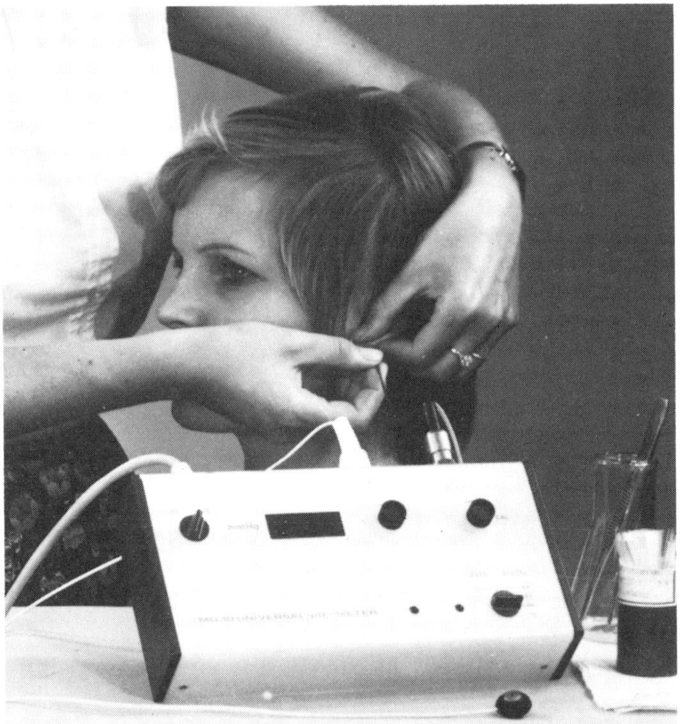

Abb. 3: Das einfache Universal-pO_2-Meter Typ MO 10 für die Messung des arteriellen Ruhe-pO_2 und des venösen peripheren Ruhe-pO_2 an Bluttröpfchen. Entnahme am mit Finalgon-forte-Salbe® „arterialisierten" Ohrläppchen bzw. aus der Vena cubitalis im ungestauten Zustand (Gemeinschaftsentwicklung Forschungsinstitut Manfred von Ardenne und VEB Prācitronic Dresden/DDR).

Aus diesen beiden genannten Meßwerten läßt sich die Größe η ableiten, welche die arterio-venöse *„Sauerstoffsättigungsdifferenz"* des Blutes kennzeichnet. Die Beobachtung ihrer Dynamik in der Anfangszeit unserer Sauerstoff-Mehrschritt-Therapieforschung hat zu vielen wichtigen Ergebnissen und Erkenntnissen geführt [1]. Die Darstellung Abb. 4 erläutert, wie durch die Messung der Ruhewerte des arteriellen und venösen Sauerstoffpartialdruckes die Größe η, d. h. der Prozentsatz der genutzten Sauerstoffbindungskapazität des Blutes abgeleitet werden kann.

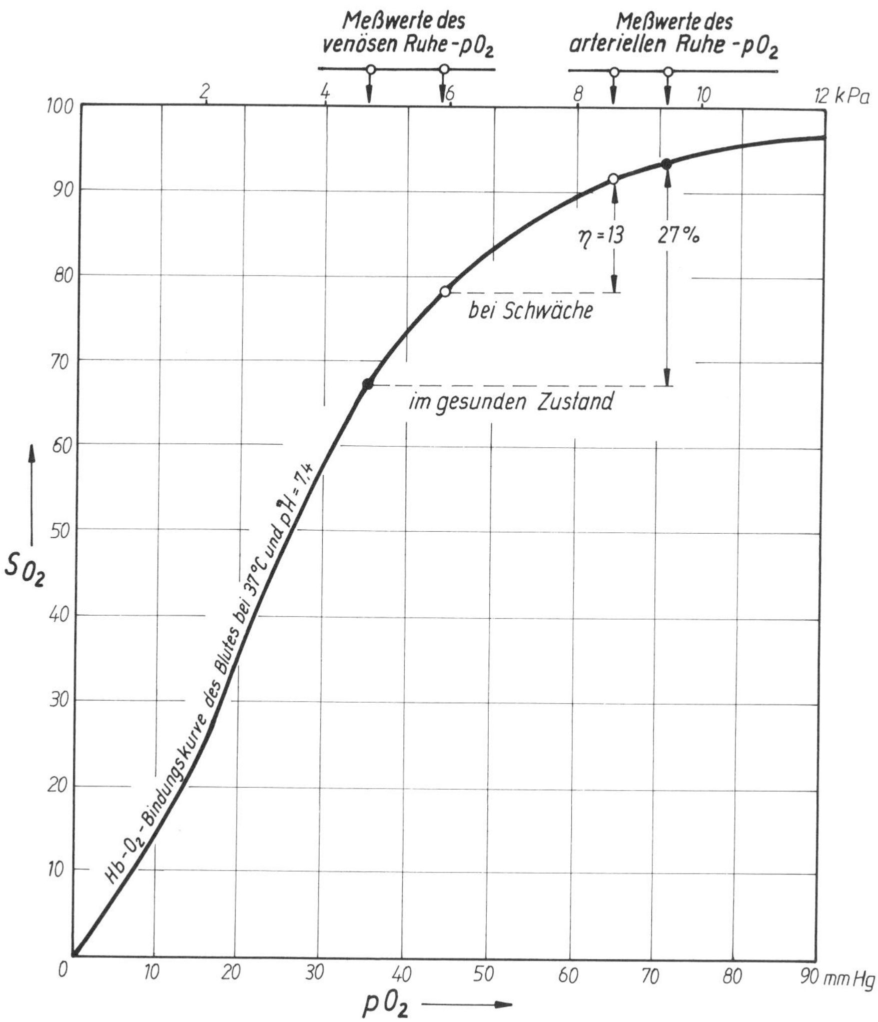

Abb. 4: Beispiele zur Bestimmung der prozentualen Ausnutzung η der O_2-Bindungskapazität des Blutes bei einem 75jährigen Probanden im gesunden Zustand und im Zustand der körperlichen Schwäche (η ≙ relative Kenngröße für den Sauerstoffstatus).

Literatur

[1] M. von Ardenne: Sauerstoff-Mehrschritt-Therapie, 4. Auflage, Georg Thieme Verlag, Stuttgart 1987.

[2] M. von Ardenne: Das energetische Schicksal des Menschen und seine günstige Beeinflussung durch Sauerstoff-Mehrschritt-Therapie. Ztschr. Alternsforsch. *44* (1989), 7 (Nr. 380).

1.3 Verschlechterung des Sauerstoffstatus und der Leistungsreserven des Körpers mit dem Lebensalter

Die Verschlechterung des Sauerstoffstatus beginnt etwa im Alter von 25 Jahren. Die durchschnittliche *Abhängigkeit der Ruhe-O_2-Aufnahme vom Lebensalter* ist für männliche Normalpersonen in Abb. 5 dargestellt.

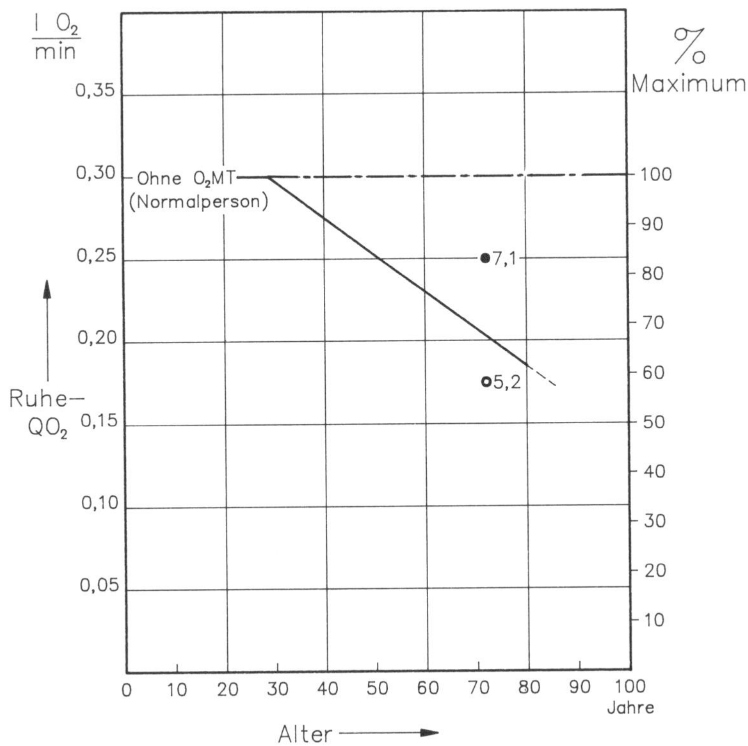

Abb. 5: Die Abhängigkeit der Ruhe-O_2-Aufnahme Q_{O_2} vom Lebensalter für Normalpersonen. (STPD-Bedingungen) Einzelergebnis vor (○) und nach (●) O_2MT mit Angabe des Ruhe-AZV in l/min. Eintragung des momentanen Ruhe-Q_{O_2} als diagnostische Kennzahl für den O_2- bzw. Energiestatus.

Die Messung der Ruhe-O_2-Aufnahme bei sich selbst und die Eintragung des Meßwertes in eine Darstellung nach Art dieser Abbildung unterrichtet über die eigene Situation gegenüber dem Erwartungswert. Ein solcher Befund kann über die Annäherung an Krisen, über die Wirkung der Folgen von zu starkem Streß, über eine wichtige Komponente zur Bestimmung des biologischen Alters, über Therapieerfolge und über die Zweckmäßigkeit von Therapiewiederholungen informieren.

Die Abhängigkeit der maximalen O_2-Aufnahme vom Lebensalter geht aus der in Abb. 6 eingetragenen Erwartungskurve hervor.

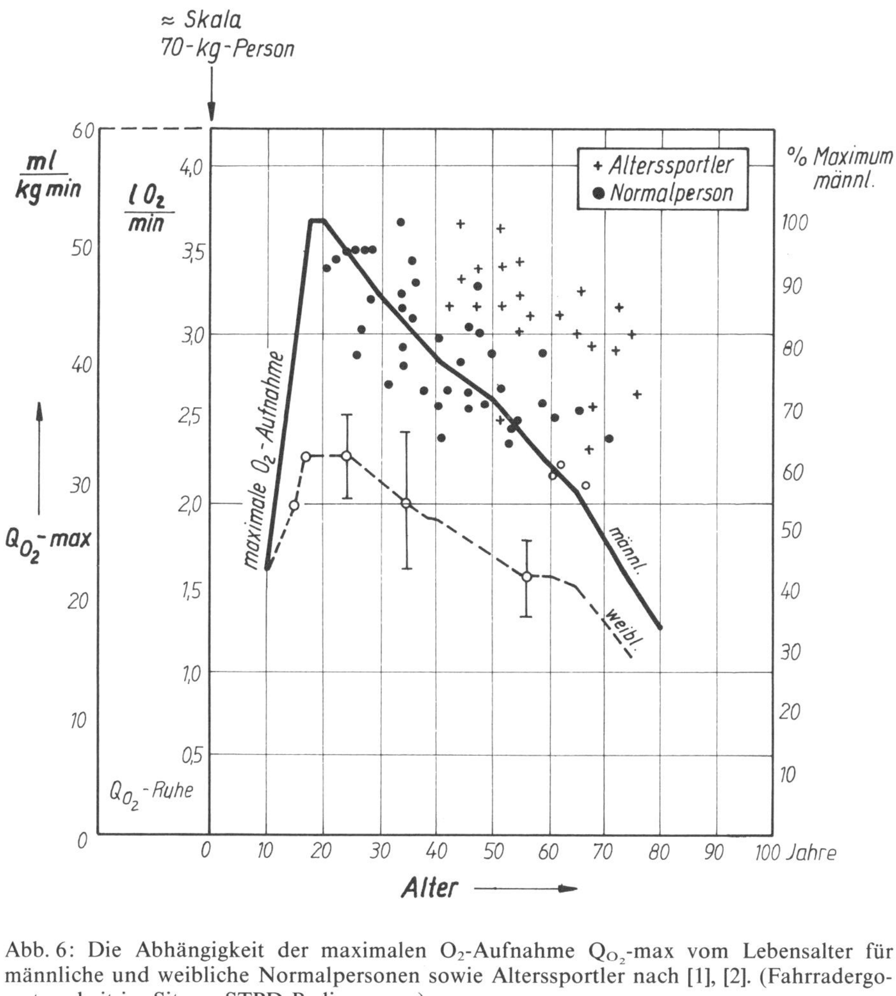

Abb. 6: Die Abhängigkeit der maximalen O_2-Aufnahme Q_{O_2}-max vom Lebensalter für männliche und weibliche Normalpersonen sowie Alterssportler nach [1], [2]. (Fahrradergometerarbeit im Sitzen, STPD-Bedingungen)

Ebenso wie bei der vorausgehenden Abbildung ist diese Kurve aus den Mittelwerten einer hinreichend großen Zahl von Normalpersonen in den verschiedenen Altersbereichen (n = 2834) abgeleitet worden. Aus dem Vergleich der Abb. 5 und 6 folgt, daß die maximale O_2-Aufnahme, welche bei maximaler an einem Ergometer erbrachten Leistung (Dauer $\geq$ 2 min) gemessen wird, mit dem Alter noch stärker abnimmt als die Ruhe-O_2-Aufnahme. Daß das Absinken der maximalen O_2-Aufnahme mit zunehmendem Alter durch Sport wesentlich verlangsamt werden kann, ergibt sich aus den mit Kreuzen gekennzeichneten Werten für Alterssportler [1], [2].

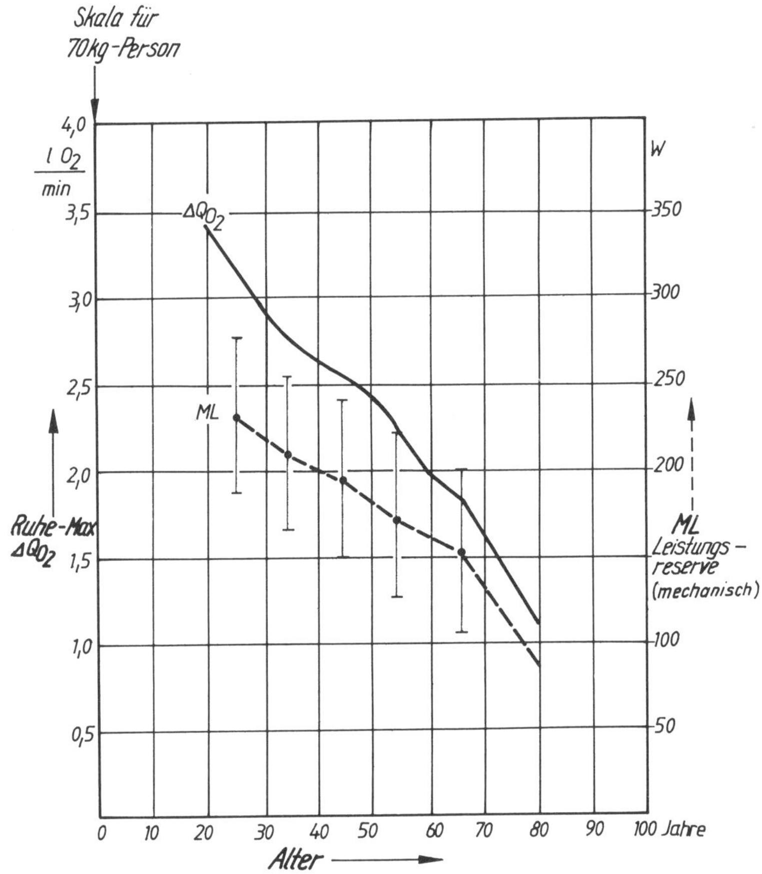

Abb. 7: Die durchschnittliche Abhängigkeit der Leistungsreserve ΔQ_{O_2}-Ruhe-Max. bzw. der mechanischen Leistungsreserve ML vom Lebensalter für männliche Normalpersonen
ΔQ_{O_2}-Ruhe-Max. ≙ zusätzliche O_2-Aufnahme bei maximaler Belastung
ML ≙ Fahrradergometerleistung bei maximaler Belastung

Die Differenz zwischen dem Meßwert der maximalen O_2-Aufnahme und der Ruhe-O_2-Aufnahme ist eine *Kenngröße für die Leistungsreserven des Organismus*. Sie ist etwa proportional der körperlichen Belastung NR in Watt, die der Proband maximal auf einem Ergometer über eine Zeitspanne von 2 min leisten kann [3]. Die Erwartungskurve für die Abhängigkeit der Leistungsreserve vom Lebensalter ist in Abb. 7 wiedergegeben.

Der Verlauf dieser Kurve steht (im Durchschnitt) als Schicksal über dem Leben des Menschen. Besorgniserregend sind Steilheit und Zahlenwerte des Abfalls der Leistungsreserven nach Überschreitung des Alters von 65 Jahren. Abzulesen ist aus der Kurve, daß z. B. *im Alter von 80 Jahren die Leistungsreserven männlicher Normalpersonen im Mittel auf etwa 32% der im jugendlichen Alter von 20 Jahren zu messenden Reserven abgenommen haben*. Die Leistungsreserven reichen dann kaum noch aus, um gesundheitliche Krisen oder die Folgen von starkem Streß überwinden zu können.

Was kann und sollte getan werden, um das kritische Absinken der Energiereserven im höheren Alter zu mildern oder zu verzögern? Die Antwort ist, man sollte, solange es geht, Sport und Bewegungstraining regelmäßig ausüben [4], [5] und dann in späteren Jahren die mit wenig Zeitaufwand auskommende Sauerstoff-Mehrschritt-Therapie zur anhaltenden Hebung des Energiestatus periodisch nutzen [6].

Literatur

[1] S. E. Strauzenberg: Die Bedeutung der Körperübungen und der Prophylaxe, Therapie und Rehabilitation der degenerativen Herzerkrankungen. XVI. Weltkongreß für Sportmedizin, Hannover 1966. Deutscher Ärzteverlag Köln 1967 (korrigiert nach späteren Messungen des gleichen Autors).

[2] W. Hollmann, H. Liesen, R. Rost, B. Dufaux: Das kardio-pulmonale Leistungsverhalten im Alternsgang und seine Beeinflussung durch Training. Therapiewoche *31* (1981), 4511.

[3] J. Scheibe, W. Bringmann, D. Reinhold: Sportliches Training während der Kur. Verlag Volk und Gesundheit, Berlin 1986.

[4] W. Hollmann, Th. Hettinger: Sportmedizin-, Arbeits- und Trainingsgrundlagen. Schattauer, Stuttgart – New York 1980.

[5] W. Hollmann, R. Rost, B. Dufaux, H. Liesen: Prävention und Rehabilitation von Herz-Kreislauf-Krankheiten durch körperliches Training. Hippokrates Verlag, Stuttgart 1983.

[6] M. von Ardenne: Die Abhängigkeit des Sauerstofftransportes in das Körpergewebe vom Lebensalter und die günstige Beeinflussung dieses Transportes durch Sauerstoff-Mehrschritt-Therapie. Ztschr. Alternsforsch. *39* (1984), 187 (Nr. 307).

[7] L. Fodor: Sauerstoff ist Leben. Hippokrates Verlag, Stuttgart 1985.

1.4 Schwankungen des Sauerstoffstatus und der Leistungsreserven während des 24 Stunden-Zyklus

Um vergleichbare Werte zu erhalten, soll der Sauerstoffstatus und die Leistungsreserve stets zur gleichen Tageszeit (z. B. 10 bis 12 Uhr) und unter gleichen Bedingungen gemessen werden. Diese Schlußfolgerung muß aus den in Abb. 8 zusammengefaßten Ergebnissen gezogen werden.

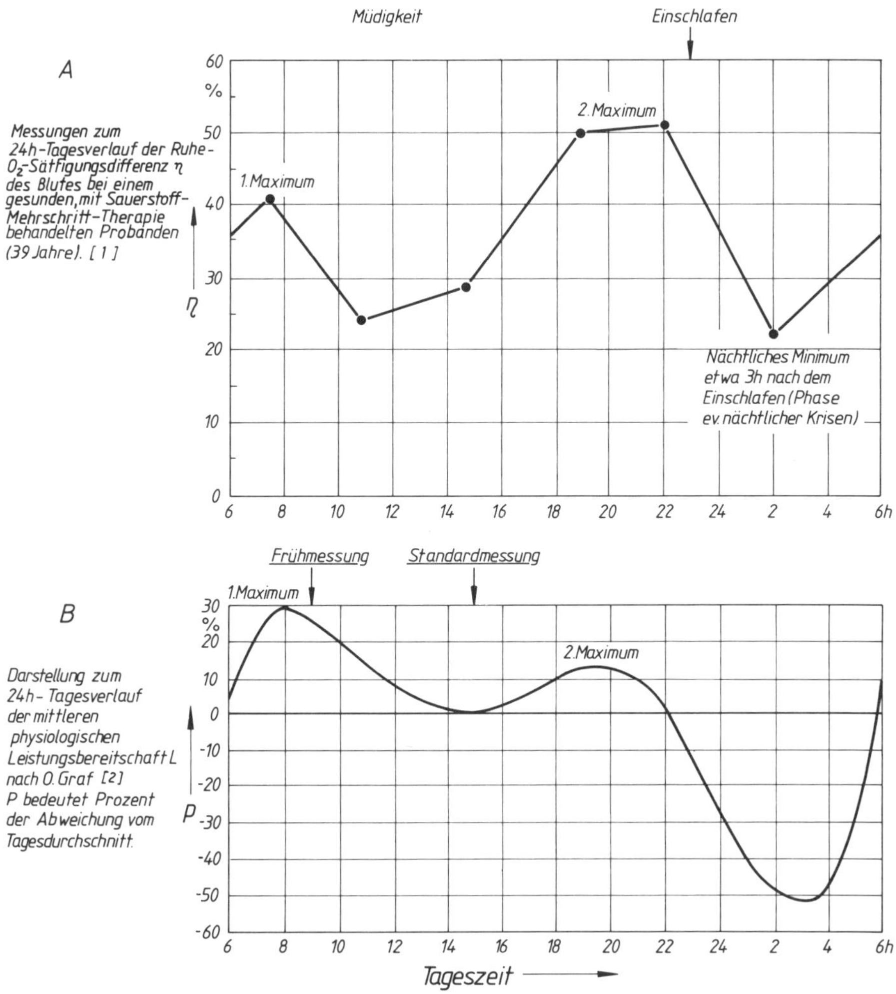

Abb. 8: Das Auftreten von zwei Maxima und zwei Minima des energetischen Status im 24 h-Tagesverlauf spiegelt sich in der Gegenüberstellung von Messungen des Wertes η der Ruhe-O_2-Sättigungsdifferenz (A) mit Angaben nach O. Graf über den Verlauf der mittleren physiologischen Leistungsbereitschaft (B) deutlich wider.

Sie zeigen, daß *sowohl die relative Kenngröße η für den Ruhe-O_2-Status [1] als auch die Leistungsbereitschaft (Leistungsreserve) [2] im 24 Stunden-Zyklus erheblichen und typischen Schwankungen unterliegt.* Diese Schwankungen überlagern sich den im vorausgehenden Abschnitt besprochenen individuellen Werten der Kenngröße. Sie gewinnen mit fortschreitendem Alter immer mehr an Bedeutung und an Einfluß auf das körperliche Befinden.

In beiden Kurven der Abbildung ist ein tiefes Minimum einige Stunden nach dem Einschlafen zu beobachten. Dies ist der Zeitpunkt, wo häufig bei älteren oder unter starkem Streß stehenden Menschen nächtliche Krisen ausgelöst werden, wie Herzstillstand, Herzinfarkt, Herzrhythmusstörungen, pectanginöse Beschwerden und Kreislaufstörungen [1]. Um die Wahrscheinlichkeit solcher nächtlichen Krisen herabzusetzen, ist es oft zu empfehlen, unmittelbar vor dem Einschlafen Bohnenkaffee zu trinken [3]. Hierdurch wird für längere Zeit nach dem Einschlafen der Ruhe-O_2-Status bedeutend erhöht, wie die Messung Abb. 9 erkennen läßt.

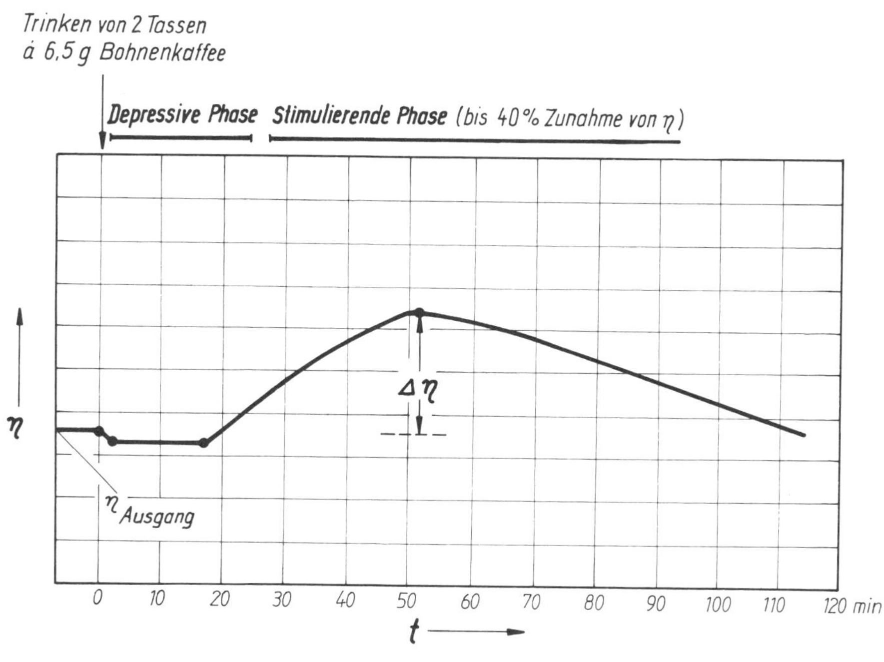

Abb. 9: Anstieg der relativen Kenngröße η (des Ruhe-O_2-Status) in der stimulierenden Phase nach dem Trinken von Bohnenkaffee. Mittelwerte, erhebliche Streuung gemäß [3], 10 gesunde Probanden

Erfolgt das Kaffeetrinken erst im letzten Augenblick vor dem Einschlafen, so wird das Einschlafen sogar etwas begünstigt, denn am Beginn der Wirkung steht gemäß unserer Messung eine depressive Phase von etwa 20 Minuten Dauer.

Literatur

[1] M. von Ardenne: Gesundheit durch Sauerstoff-Mehrschritt-Therapie. Nymphenburger Verlagshandlung, München 1985.

[2] G. Thews, P. Vaupel: Grundriß der vegetativen Physiologie. Springer-Verlag, Heidelberg 1981.

[3] M. von Ardenne: Vorübergehende Verbesserung des Sauerstoffstatus nach Trinken von Kaffee. Cardiol. Angiol. Bull. *2/3* (1987), 35 (Nr. 299a).

1.5 Verschlechterung des Sauerstoffstatus und der Leistungsreserven durch starken Streß und Krankheiten

Aus Messungen des arteriellen Ruhe-Sauerstoff-Partialdrucks fand der Verfasser 1980, daß stressorische Einflüsse den Sauerstoffstatus sehr bedeutend verschlechtern können [1]. Diese Beobachtung, welche sogar den Begründer des Streßbegriffs und der Streßforschung Hans Selye überraschte, eröffnete eine einfache Erklärung für viele allgemeine bekannte Folgen von zu starkem Streß. Folgen, wie Herzbeschwerden, Kreislaufstörungen usw. werden durch die eintretende Verstärkung des Sauerstoffmangels verursacht. Bei lang anhaltendem starken Streß muß sogar mit einer größeren Krebshäufigkeit gerechnet werden, weil, wie wir später sehen werden, eine Verschlechterung des Sauerstoffstatus bzw. Energiestatus auch eine Verminderung der körpereigenen zellulären Krebsabwehr bedeutet.

Die Auslösung von Krisen durch starken Streß hat bei älteren Personen erhöhte Wahrscheinlichkeit, weil bei ihnen zu der bereits eingetretenen altersbedingten Statusverschlechterung zusätzlich das Minimum im 24-Stunden-Zyklus und die Verschlechterung durch starken Streß hinzukommt.

Als sich auswirkende *stressorische Einflüsse* sind nicht nur die unter dem Streßbegriff von Hans Selye zusammengefaßten Vorgänge zu nennen [2], sondern darüber hinaus noch zahlreiche weitere in bezug auf den Energie- bzw. O_2-Status ähnlich wirkende Vorgänge anzuführen, wie z. B. Bewegungsarmut, toxische Belastungen und Krankheiten. *Beispiele für Stärke und Dauer der Verschlechterung des Sauerstoffstatus durch verschiedene stressorische Einflüsse* sind in Abb. 10, 11 und 12 gegeben.

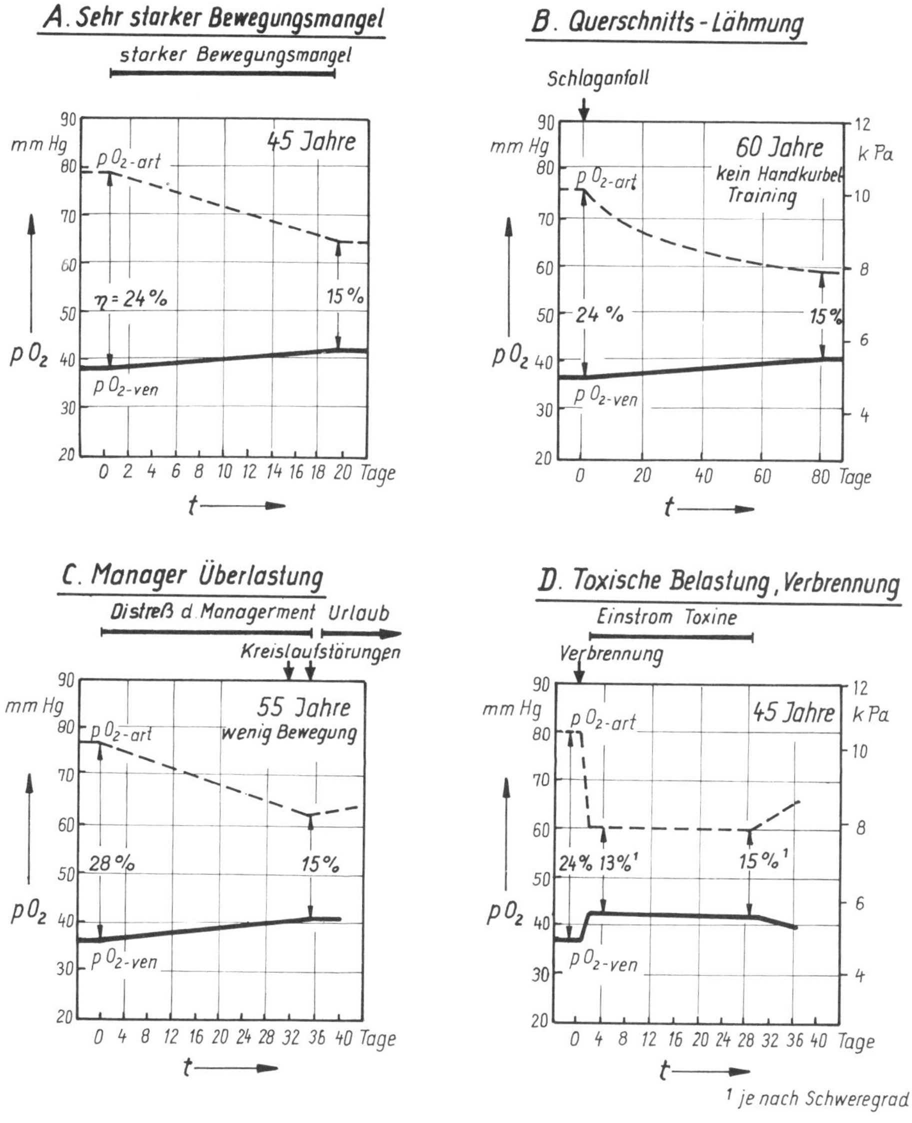

Abb. 10: Beispiele für die starke Verschlechterung des Ruhe-O_2-Status bei stressorischen Einflüssen wie sehr starker Bewegungsmangel (A), Querschnitts-Lähmung (B), Manager-Überlastung (C) u. toxischer Belastung (D).

Schwerwiegende Schlußfolgerungen für das therapeutische Handeln müssen dann gezogen werden, wenn die stressorische Wirkung konventioneller Therapieschritte zu starken Verschlechterungen des Sauerstoffstatus führt. Dann müssen der Herabsetzung entgegenwirkende Schritte eingeleitet werden, damit die konventionelle Therapie optimale Wirksamkeit erreicht. Beispiel hierfür sind die Meßergebnisse in Abb. 12 und die Schlußfolgerungen, die aus ihnen (weiter unten) für die Wirkungssteigerung der heutigen konventionellen Krebsbehandlung gezogen werden (Sauerstoff-Mehrschritt-Immunstimulation als Gegenprozeß).

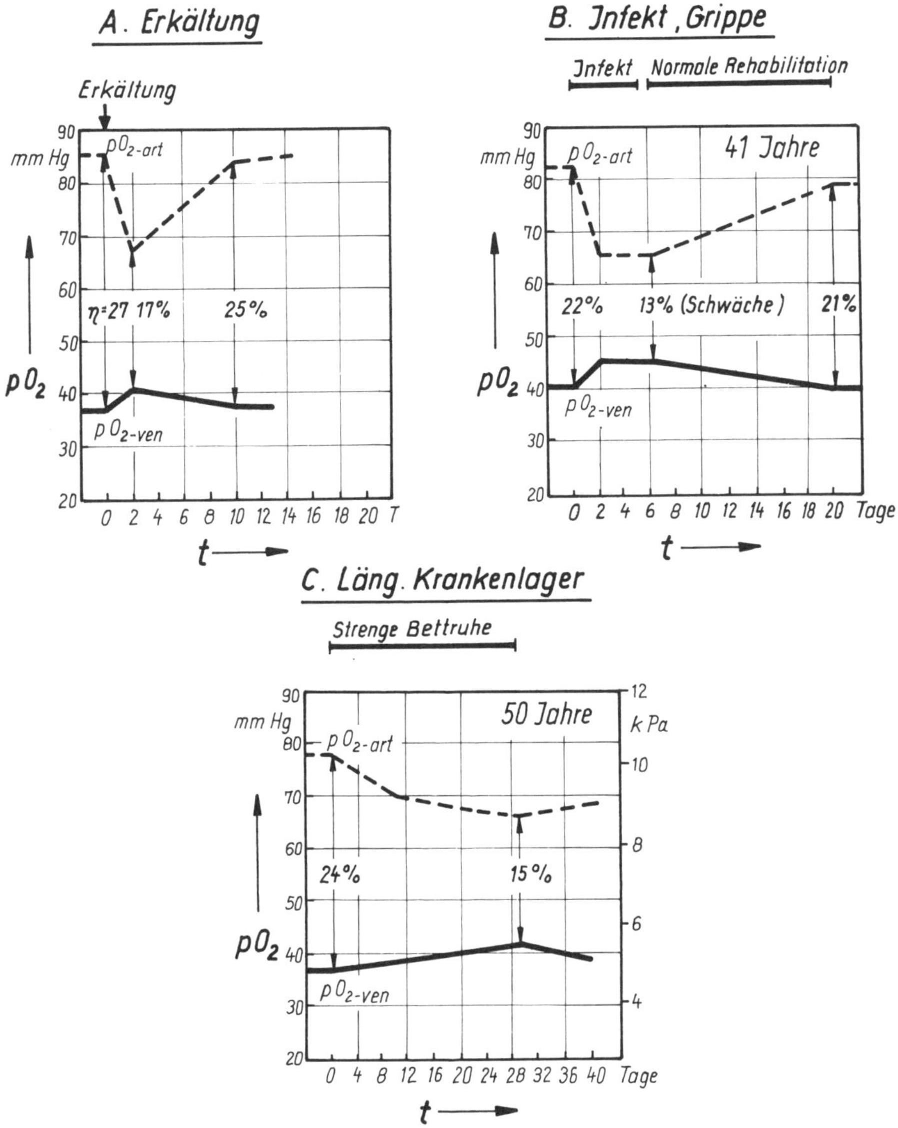

Abb. 11: Beispiele für die starke Verschlechterung des Ruhe-O_2-Status bei stressorischen Einflüssen wie Erkältung (A), Grippe (B) u. längerem Krankenlager (C).

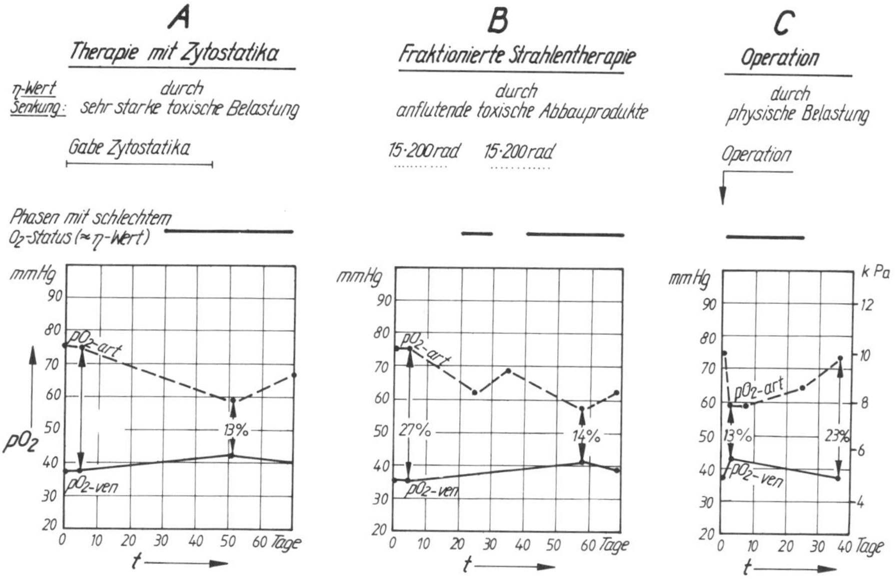

Abb. 12: Stressorische Wirkungen der konventionellen Krebstherapie. Starke Verschlechterung des O_2-Status bzw. des η-Wertes am Ende einer Krebstherapie mit Zytostatika (A) und am Ende einer fraktionierten Strahlentherapie (B) sowie nach chirurgischer Tumorentfernung (C). Richtwerte.

Um ein Urteil zu gewinnen über die Stärke und Dauer der Folgen von Phasen mit zu starkem Streß, genügt es oft, allein die sehr leicht meßbaren Veränderungen des arteriellen Ruhe-Sauerstoff-Partialdrucks zu messen. Diese Schwankungen stehen den inversen, im nächsten Abschnitt besprochenen Änderungen des venösen Ruhe-Sauerstoff-Partialdrucks gegenüber. Ein Lehrbeispiel für die Auswirkung von stressorischen Ereignissen und die sofort danach durchgeführten Gegenprozesse auf den arteriellen Ruhe-Sauerstoff-Partialdruck ist in Abb. 13 wiedergegeben.

Messungen solcher Art, welche in einem der vielen Sauerstoff-Mehrschritt-Therapie-Zentren und in fast allen Kliniken durchgeführt werden können, informieren darüber, wann z. B. eine Sauerstoff-Mehrschritt-Therapie-Behandlung wiederholt werden sollte. So ist es zu empfehlen, daß diese Messung prinzipiell nach einer Infektionskrankheit und nach Phasen mit längerer Bewegungsarmut durchgeführt wird.

Im Interesse der Erreichung eines hohen Lebensalters sollte nach Überschreitung des Alters von 50 bis 60 Jahren darauf geachtet werden, daß der Wert des arteriellen Ruhe-Sauerstoff-Partialdrucks mit möglichst geringen Zeitlücken oberhalb etwa 83 mmHg (11 kPa) liegt. Bei Erfüllung dieser Forderung besteht die Chance, daß die arteriosklerotische Degeneration der arteriellen Gefäße wesentlich verzögert wird [3]. Die zu niedrige O_2-Beladung des arteriellen Blutes ist daher als eigenständiger „Risikofaktor" zu werten.

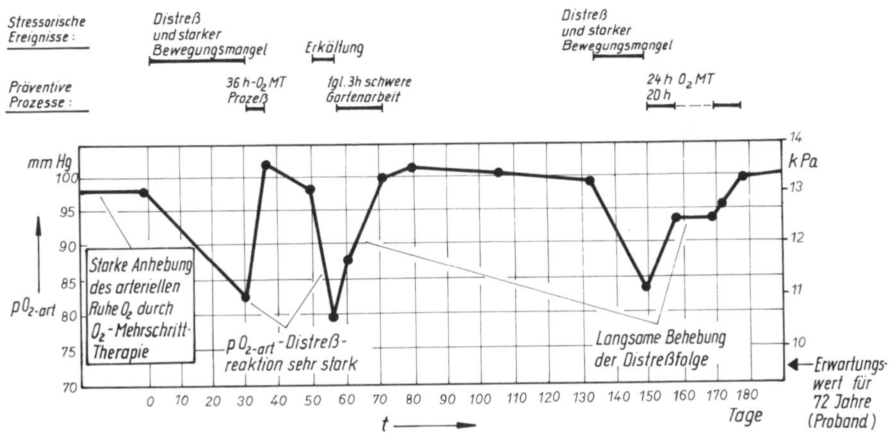

Abb. 13: Verlaufsmessung des arteriellen Ruhe-pO_2 als Grundlage für den Einsatz präventiver Prozesse. Messungen zur Veränderung des arteriellen Ruhe-pO_2 durch bioenergetische Steuerung positiver Art (O_2-Mehrschritt-Regenerationsprozeß, Bewegungstraining) und negativer Art (Distreß, wie Bewegungsmangel, Infekt) bei einem 72jährigen Probanden.

Die Erfüllung der Forderung, mit möglichst geringen Zeitlücken den arteriellen Ruhe-Sauerstoff-Partialdruck bzw. den Energie- bzw. Sauerstoffstatus hochzuhalten (insbesondere durch Wiederholung der Sauerstoff-Mehrschritt-Therapie), kann bei sehr alten Personen lebenserhaltend sein, denn bei ihnen führt der Absturz auf den altersgemäßen Erwartungswert zu plötzlicher so starker Statusverschlechterung, daß Krisen mit tödlichem Ausgang ausgelöst werden können. Dem Hinweis auf diese Problematik liegt die Erfahrung zugrunde, daß unter den über 100.000 mit Sauerstoff-Mehrschritt-Therapie behandelten Personen einige wenige Fälle bekanntgeworden sind, wo bei sehr alten, durch Sauerstoff-Mehrschritt-Therapie mit hohen Leistungsreserven versehenen und bei guter Gesundheit befindlichen Menschen nach nicht sofort bekämpftem starken Streß der Tod eingetreten ist. In dieser Lebensphase ist daher eine besonders engmaschige Überprüfung des O_2-Status zur rechtzeitigen Entscheidung über Therapiewiederholungen erforderlich.

Literatur

[1] M. von Ardenne: Measurement and Removal of Certain Stress Effects. Synergism, Physical Exercise, and Oxygen Multistep Therapy. STRESS *2* (1981), 25 (Nr. 251).

[2] H. Selye: The Stress of Life. McGraw Hill, New York 1957 und „Streß beherrscht unser Leben" Econ Verlag, Düsseldorf 1957.

[3] M. von Ardenne: Sauerstoff-Mehrschritt-Therapie, 4. Auflage, Georg Thieme Verlag, Stuttgart 1987.

1.6 Entdeckung des Sauerstoff-Mehrschritt-Prozesses zur anhaltenden Steigerung der Energiereserven

Die Anwendung des Sauerstoffs in der Medizin begann schon bald nach seiner Entdeckung 1772, welche mit den Namen von Scheele, Priestley und Lavoisier verbunden ist. Auf den Intensivstationen und in der Notfallmedizin gehört die Gabe von Sauerstoff seit langem zur Routine. Bei allen bisherigen Anwendungen des Sauerstoffs war nur *während* der Sauerstoffapplikation die angestrebte Verbesserung des Sauerstoff- bzw. Energiestatus des Patienten gegeben. Nach Beendigung der O_2-Applikation wurde weder eine Statusverbesserung beobachtet noch erwartet.

Im scharfen Gegensatz hierzu ist bei der Sauerstoff-*Mehrschritt*-Therapie auch *nach Beendigung der Sauerstoffapplikation eine lang anhaltende Verbesserung des Sauerstoff- bzw. Energiestatus zu messen.* Dieser Befund ist in den letzten Jahren mit hoher statistischer Signifikanz und von mehreren Forschungseinrichtungen [1] sowie durch eine bizentrische Doppelblindstudie [2] und weitere unten in den Tabellen 2 und 3 genannten Studien bewiesen worden. Er dürfte deswegen fundamentale Bedeutung für die künftige Medizin haben, weil nur eine solche Statusverbesserung allgemein unabhängig von der Sauerstoffapplikation ist, d. h. Lebensweise und Bewegungstraining des Patienten nicht einschränken.

Zu seiner eigenen großen Überraschung entdeckte der Verfasser 1977 [3] und 1982 [4], [5], daß bei Sauerstoffapplikation mit bestimmter O_2-Fluß-Dosierung und bestimmter Wahl der Applikationszeiten in Kombination mit Vitaminen sowie in Kombination mit dem Prozeß sinnvoll angepaßter körperlicher Belastung eine lang anhaltende Statusverbesserung gemessen wurde. Ob die Statusverbesserung durch einen solchen Sauerstoff-Mehrschritt-Prozeß eintritt und wie stark die Verbesserung ist, kann in der Regel schon wenige Stunden nach Prozeßende, besser aber einen Tag später durch Messung der Statusparameter ermittelt werden. Große Unterschiede zwischen den einen Tag nach Prozeßende oder z. B. 14 Tage nach Prozeßende gemessenen Werten bestehen in der Regel nicht.

Das unerwartete Anhalten der Wirkung läßt sich durch einen *Schaltmechanismus der Mikrozirkulation,* der in allen Blutkapillaren des Körpers abläuft, erklären. Dieser vom Sauerstoffstatus im Gesamtkörper gleichzeitig und gleichsinnig gesteuerte Schaltmechanismus wird nach unseren Auffassungen durch Schwellung oder Abschwellung der Wandzellen (Endothelzellen) am venösen Ende der Blutkapillaren ausgelöst. Das elektronenmikroskopische Bild des venösen Endes einer Blutkapillare mit einer infolge O_2-Mangel anschwellenden Endothelzelle zeigt Abb. 14 [6].

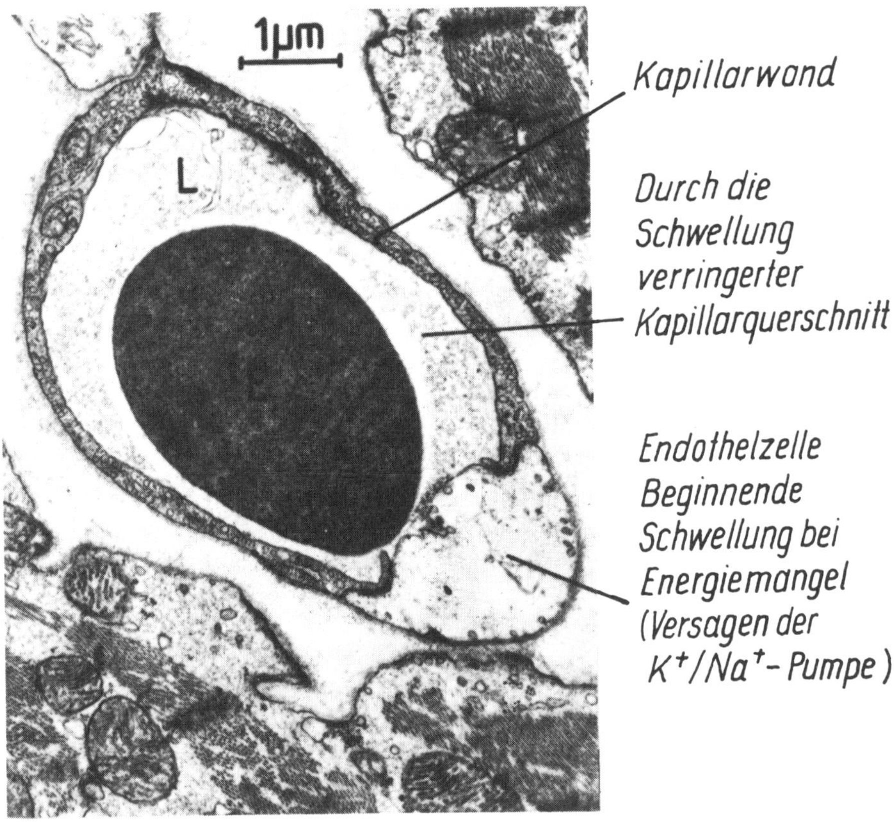

Abb. 14: Der Angriffsort der O_2-Mehrschritt-Therapie im elektronenmikroskopischen Bild [6] Loewe et al.
Entdeckt wurde, daß diese Schwellungen der Endothelzellen in noch nicht zu spätem Stadium durch den O_2-Mehrschritt-Prozeß anhaltend reduziert werden können. Hochschaltung der Blutmikrozirkulation in allen durchströmten Kapillaren des Organismus. [1]
L – Kapillarlumen; E – Erythrozyt

Die hypothetischen Vorstellungen zur Erklärung der Blutflußschaltung bei den den Kapillarquerschnitt reduzierenden Schwellvorgängen der Endothelzellen sind in Abb. 15 zusammengefaßt [7]. Die dargestellte Hypothese zum Ablauf des durch ATP-Mangel bzw. ATP-Erhöhung ausgelösten Schaltmechanismus dürfte zu erweitern sein durch die Mitberücksichtigung der Wirkung von eventuellen reversiblen Membranschädigungen der Endothelzellen infolge O_2-Radikale.

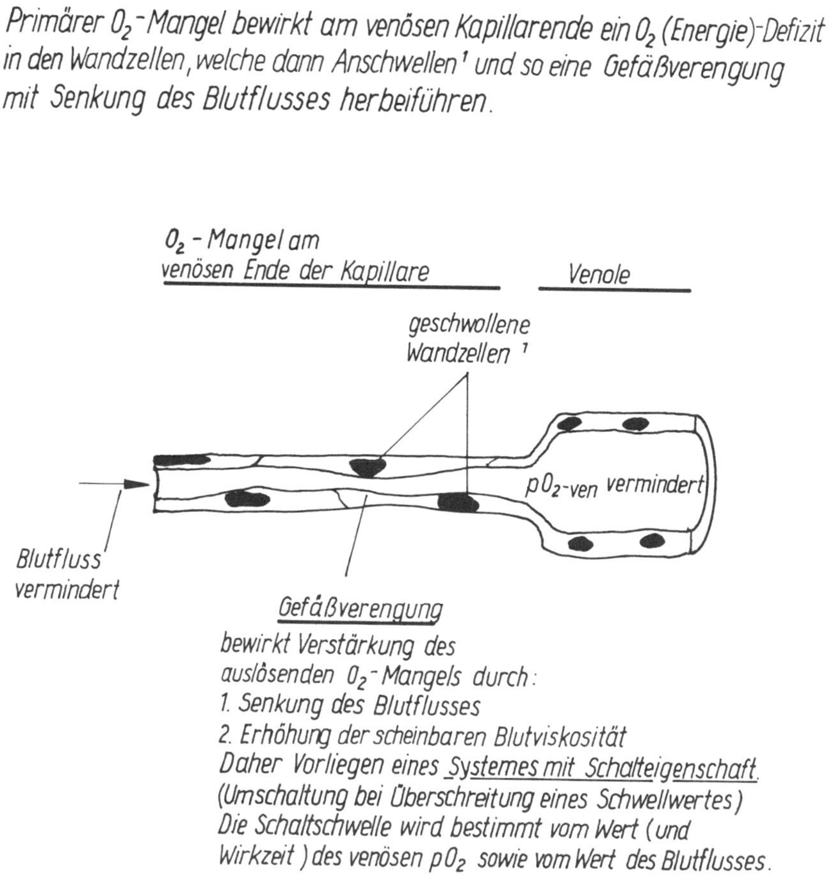

[1] H_2O-Einstrom in die Zellen infolge Schwächung der sehr energiebedürftigen K^+/Na^+-Pumpe (A. Leaf 1959 [7])

Abb. 15: Vorstellungen zur Auslösung des Schaltmechanismus der Blutmikrozirkulation am venösen Ende der Kapillaren bei O_2-Mangel.

Jeder Schaltmechanismus besitzt eine Schaltschwelle. Wie bei einem Lichtschalter muß erst ein Schwellwert überschritten werden, damit die Umschaltung vom ersten stabilen Zustand in den zweiten stabilen Zustand erfolgt. Dies bedeutet, daß bei den Prozessen der Sauerstoff-Mehrschritt-Therapie, welche die Umschaltung vom Zustand schwacher Blutmikrozirkulation in den Zustand starker Blutmikrozirkulation bewirken, auch erst eine Dosisschwelle überschritten werden muß, damit der angestrebte Effekt eintritt. Beim 36 h - 18 Tage-O_2-Mehrschritt-Prozeß kann z. B. die Schaltschwelle als während des Prozesses auslösbar angesehen werden, wenn bei dem angewendeten O_2-Fluß von 4 l pro min ein arterieller Ruhe-Sauerstoff-Partialdruck von mehr als 125 mmHg (16,6 kPa) gemessen wird. Diese 20 min nach Beginn der O_2-Applikation durchzuführende Messung eignet sich als Voraustest zur Prüfung der Therapieansprechbarkeit von Patienten (wichtig z. B. bei Kettenrauchern). Das Bestehen der Schaltschwelle zwingt zu der Forderung, daß *bei allen Behandlungen die für die verschiedenen Therapievarianten angegebenen Programme und Daten genau eingehalten werden.* Von Sauerstoffapplikationen mit willkürlich gewählter Applikationszeit oder zu schwach eingestelltem O_2-Fluß ist der Dauereffekt der Sauerstoff-Mehrschritt-Therapie nicht zu erwarten. Leider werden solche wirkungslosen Behandlungen gelegentlich angeboten oder praktiziert.

Der *Schaltmechanismus wird von der Größe des Sauerstoffstatus am venösen Ende der Kapillaren und von der Größe des Blutflusses in den Kapillaren gesteuert.* Bei über eine gewisse Zeit dort anhaltenden Mangelsituationen erfolgt eine *Herunterschaltung* der Blutmikrozirkulation von hohen Werten zu niedrigen Werten. Dieser Vorgang dürfte sich bei der Auslösung eines Herzinfarkts oder auch beim Schockgeschehen abspielen. Umgekehrt erfolgt bei Bestehen eines besonders guten Sauerstoffstatus am venösen Kapillarende und bei hohem kapillaren Blutfluß eine *Hochschaltung der Mikrozirkulation.* Die Auslösung des Schaltvorgangs dieser Art in allen Kapillaren des Organismus ist das Ziel der Sauerstoff-Mehrschritt-Therapie. In der *Lunge* führt der Schaltvorgang dieser Art dann zu einer meßbaren Erhöhung des arteriellen Ruhe-Sauerstoff-Partialdrucks. In den übrigen Geweben des Organismus werden daraus die Voraussetzungen für eine bessere, der wirklichen Gewebeversorgung dienenden Durchblutung (nutritive Kapillarperfusion) geschaffen, was zu einer besseren Ausnutzung des Sauerstoffangebots, zu einer Senkung des venösen Ruhe-Sauerstoff-Partialdrucks führt.

Von hoher praktischer Bedeutung ist die Antwort auf die Frage: *Wie lange hält der Schalteffekt, d. h. die Wirkung der Sauerstoff-Mehrschritt-*

Therapie an? Zu dieser Frage wurden Studien mit hohen Patientenzahlen von verschiedenen Stellen durchgeführt. Ergebnisse solcher Studien sind in Abb. 16 zusammengefaßt.

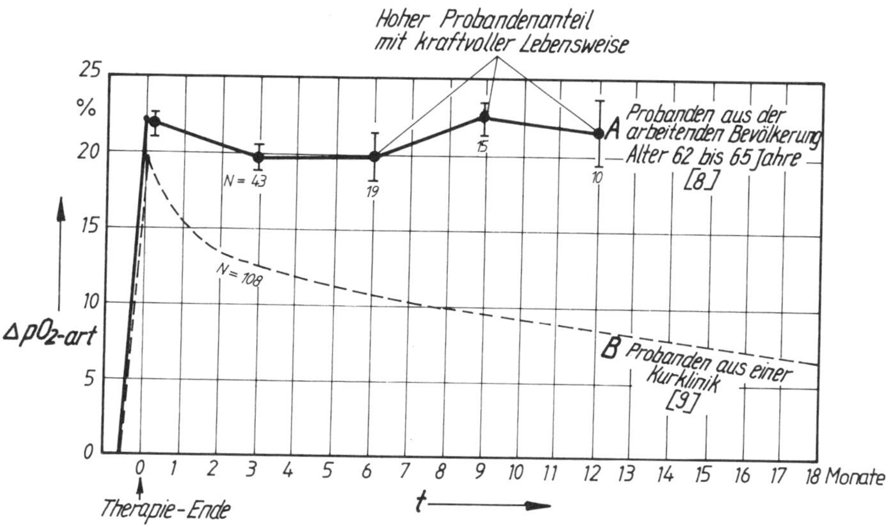

Abb. 16: Prozentuale Erhöhung $\Delta pO_{2\text{-art}}$ des arteriellen Ruhe-pO_2 durch O_2-Mehrschritt-Therapie in Abhängigkeit von der Zeit t (bis zu 12 Monaten und darüber). Messungen mit hohen Fallzahlen N an Personengruppen mit mehr (A) oder weniger (B) kraftvoller Lebensweise. Ein ähnliches zeitliches Verhalten wird in bezug auf die Senkung des venösen Ruhe-pO_2 und des Energiestatus beobachtet

Wenn die Patienten oder Probanden die gewonnene Energie zum Übergang zu einer kraftvolleren Lebensweise nutzen, dann hält die *Wirkung der Sauerstoff-Mehrschritt-Therapie,* die hier an der Erhöhung des arteriellen Ruhe-Sauerstoff-Partialdrucks kontrolliert wird, *mehr als ein Jahr an,* und zwar in unveränderter Stärke. Bei Patienten oder Probanden, welche den Energiegewinn nicht genügend nutzen, klingt die Wirkung langsam ab (gestrichelte Kurve in unserer Abbildung). Aber noch nach 18 Monaten ist ein wesentlich besserer Status als vor der Therapie zu verzeichnen. Bei bewegungsbehinderten oder sogar gelähmten Personen ist ein besonders schnelles Abklingen der Therapiewirkung gegeben, welches zu häufigen Therapiewiederholungen zwingt. Für diesen Personenkreis ist die Durchführung der Wiederholungen im eigenen Heim unter Verwendung eines O_2-Selectors und im engen Kontakt mit dem behandelnden Arzt zu empfehlen.

Literatur

[1] M. von Ardenne: Sauerstoff-Mehrschritt-Therapie, 4. Auflage, Georg Thieme Verlag, Stuttgart 1987.

[2] M. von Ardenne, W. Klemm, J. Klinger: Doppelblindstudie zur starken anhaltenden Steigerung der körperlichen Leistungsfähigkeit nach Sauerstoff-Mehrschritt-Therapie-Behandlungen. Ztschr. Alternsforsch. *39* (1984), 17 (Nr. 297).

[3] M. von Ardenne: Permanente Wiederanhebung von in höherem Lebensalter abgesunkenem arteriellen pO_2. Technik in der Medizin *7* (1977), 97 (Nr. 199).

[4] M. von Ardenne: Zellulärer Gefäßwand-Schaltmechanismus der Mikrozirkulation. Biomed. Technik *27* (1982), 111 (Nr. 278).

[5] M. von Ardenne: Über Unterschiede bei der Auslösung des entdeckten zellulären Schaltmechanismus der Blutmikrozirkulation in den verschiedenen Organen und Geweben des menschlichen Organismus. Ztschr. Alternsforsch. *40* (1985), 357 (Nr. 330).

[6] H. Loewe, J. Blasig, D. Modersohn: Zur Bedeutung der Mikrozirkulation bei myokardialen Durchblutungsstörungen. Acta biol. med. germ. *39* (1980), 419.

[7] A. Leaf: Ann. N. Y. Acad. Sci. *72* (1959), 396.

[8] H. G. Lippmann, M. von Ardenne, H. H. Wiemuth: Zwischenresultate einer Pilotstudie zur Optimierung und klinischen Prüfung der „Sauerstoff-Mehrschritt-Therapie (O_2MT)". Ztschr. Alternsforsch. *35* (1980), 411 (Nr. 234).

[9] K. H. Caspers: Nachweis der langfristigen Anhebung des arteriellen Sauerstoffpartialdrucks durch die Sauerstoff-Mehrschritt-Therapie. Ärztezeitschr. Naturheilverf. *26* (1985), 401.

1.7 Die drei Grundschritte der Sauerstoff-Mehrschritt-Therapie

Bei allen Prozeßvarianten der Sauerstoff-Mehrschritt-Therapie wird die anhaltende Verbesserung des Sauerstoff- bzw. Energiestatus durch die Kombination der folgenden *drei Grundschritte* angestrebt:

1. Schritt: Obligatorisch die Gabe von Vitaminen bzw. Pharmaka, welche die O_2-Utilisation im Gewebe erhöhen (und fakultativ die Gabe von weiteren Pharmaka, welche während des Prozesses, also zeitweilig, die Herzleistung [Herzvolumen HZV] verbessern). Etwa 30 min später, wenn die Wirkung dieser Pharmakakombination einsetzt, beginnt der nächste Schritt.

2. Schritt: Die Inhalation von nahezu reinem Sauerstoff mit einem Fluß von etwa 4 l pro min bzw. bei Prozessen mit durch körperliche Belastung gesteigerter Atemleistung (Atemzeitvolumen AZV) mit einem O_2-Fluß, welcher dem erhöhten Atemzeitvolumen angepaßt ist.

3. Schritt: Eine Sicherung guter Durchblutung bzw. ihre Verstärkung durch körperliche Belastung oder durch Ausnutzung von natürlich erhöhtem HZV und AZV (z. B. bei hohem Fieber und bei Geburten).

Bei einigen später besprochenen Therapievarianten werden diese drei Schritte mit einem *vierten Schritt* kombiniert, z. B. mit der *UVB-HOT-Behandlung* zur Begünstigung des kapillaren Schaltvorgangs bei schweren Durchblutungsstörungen oder mit der *Gabe von Immunmodulatoren*, wie Thymuspräparate bei dem Prozeß der Sauerstoff-Mehrschritt-Immunstimulation zur Erhöhung der körpereigenen Abwehr [1], [2].

Die im vorstehenden beschriebene Art der Sauerstoff-Mehrschritt-Therapie sollte, weil sie den energetischen Status und die Leistungsreserven des Organismus lang anhaltend verbessert, besonders in den Kureinrichtungen als eine *„Basistherapie"* in den Mittelpunkt ihrer Therapieangebote gestellt werden. Diese Empfehlung ergibt sich daraus, daß die eintretende Verbesserung des Energiestatus die Wirkung der meisten klassischen Kurmaßnahmen (Balneologie, Physiotherapie usw.) verstärkt.

Bestürzt ist der Verfasser über die Beobachtung, daß in einigen Einrichtungen die Sauerstoff-Mehrschritt-Therapie mit umstrittenen oder kaum effizienten weiteren Therapiearten kombiniert wird, allein um dem Patienten höhere Kosten in Rechnung stellen zu können. –

Befremdet ist der Verfasser auch darüber, daß von einzelnen Einrichtungen in der Werbung statt der Bezeichnung „Sauerstoff-*Mehrschritt*-Therapie" Formulierungen wie „Sauerstoff-Inhalationstherapie", „Sauerstoff-Ionentherapie", „Sauerstoff-Schnell- bzw. Intensiv-Regeneration" benutzt werden oder kleine Verbesserungen vom Zaunkönig-Typ als bedeutende örtliche Weiterentwicklungen der Sauerstoff-Mehrschritt-Therapie angepriesen werden. Bei allen O_2-Therapien mit nach O_2-Gabe anhaltender Wirkung sollte stets als Kennzeichen für den ausgelösten Dauereffekt die Bezeichnung *„Mehrschritt"* eingefügt werden.

Zwei Varianten (Standardvarianten) der Sauerstoff-Mehrschritt-Therapie werden bevorzugt angewendet. Über ihre Programmierung und ihre Durchführung soll deshalb in den beiden folgenden Kapiteln ausführlicher berichtet werden.

Literatur

[1] M. von Ardenne: Sauerstoff-Mehrschritt-Therapie, 4. Auflage, Georg Thieme Verlag, Stuttgart 1987.

[2] M. von Ardenne: Gesundheit durch Sauerstoff-Mehrschritt-Therapie, Nymphenburger Verlag 1985.

1.8 Programmierung und Durchführung des 15 min-O_2-Mehrschritt-Schnellprozesses

Für noch belastungsfähige und belastungsbereite Personen wurde der mit wenig Zeitaufwand auskommende *15 min-O_2-Mehrschritt-Schnellprozeß GK 2-I* auf der Grundlage von zahlreichen Meßergebnissen entwickelt. Die Programmierung dieses Prozesses ist in Abb. 17 dargestellt.

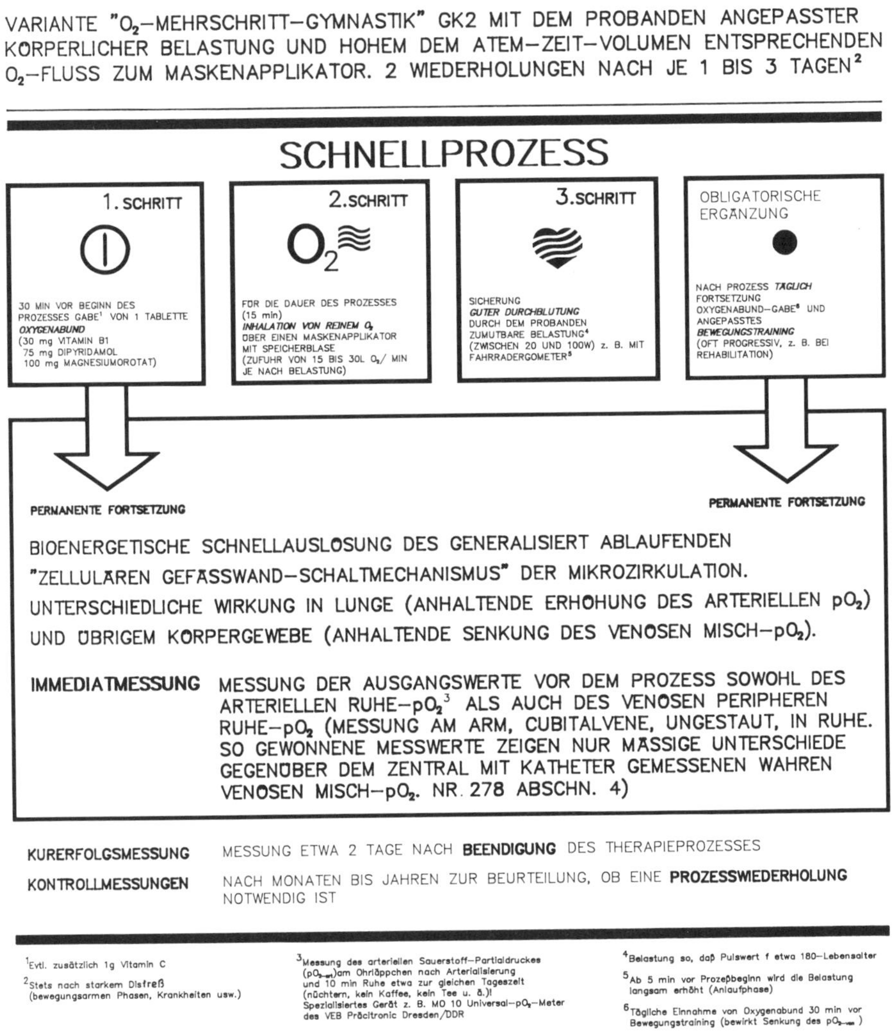

Abb. 17: Schnellprozeß für hinreichend bewegungsfähige Probanden: Programmierung des 15 min-O_2-Mehrschritt-Schnellprozesses mit anhaltender Wirkung nach Manfred von Ardenne

Die körperliche Belastung ist so zu wählen, daß das Atemzeitvolumen von normal 7 l/min auf 25 bis 30 l/min erhöht wird. Meist genügt dafür eine Belastung von 70 bis 100 Watt.

Diese Therapievariante ist wegen der vorgesehenen Belastung nur unter ärztlicher Kontrolle (WHO-Vorschriften, evtl. EKG-Registrierungen) durchzuführen und nur für hinreichend bewegungsfähige und noch belastbare oder belastungsbereite Personen gedacht.

Die zu wählende *Art der Belastung* hängt vom Zustand des Patienten ab. Bei bewegungsbehinderten Patienten können Handkurbelergometer, Rudereinrichtungen usw. gute Dienste leisten. Für Normalpersonen sind Fahrradergometer, die Stufensteigeinheit und elektronisch kontrollierte Laufbandanlagen mit einstellbarer Bandgeschwindigkeit und einstellbarer Bandsteilheit üblich.

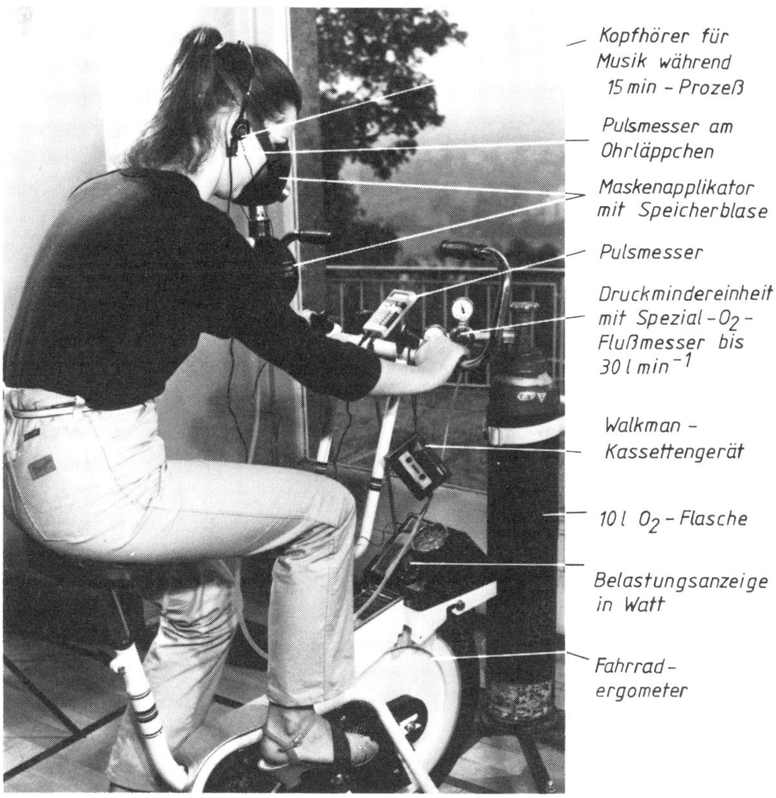

Abb. 18: Station zur Durchführung des 15 min-O_2-Mehrschritt-Schnellprozesses für hinreichend bewegungsfähige Patienten (O_2-Bedarf = 450 l pro Prozeß)

Eine Station für die Durchführung des *15 min-Schnellprozesses mit dem Fahrradergometer* ist in Abb. 18 abgebildet und kommentiert.

Die einfache Realisierung der *Belastung nach der Stufensteigmethode* ist durch Abb. 19 illustriert.

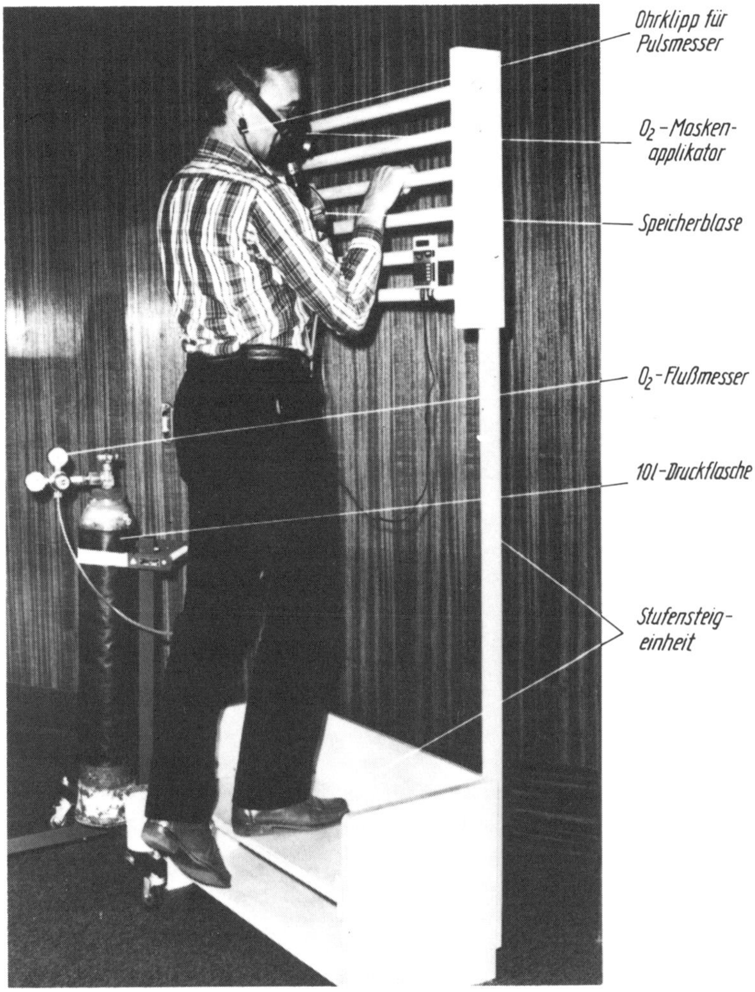

Abb. 19: Durchführung des 15 min-O_2-Mehrschritt-Schnellprozesses mit der Stufensteigeinheit nach Kaltenbach
Einstellung der Steigfrequenz nach Anzeige im Pulsmesser (ev.)
$N = h \cdot f \cdot KM \cdot 0{,}163$ [Watt]
h = Stufenhöhe [m], f = Stufensteigfrequenz [min^{-1}], KM = Körpermasse [kg]

Der 15 min-O_2-Mehrschritt-Schnellprozeß sollte zwei- bis dreimal an aufeinanderfolgenden Tagen durchgeführt werden, damit die volle Therapiewirkung erzielt wird. Im Rahmen der allgemeinen Krebsprophylaxe genügt seine einmalige Durchführung.

Literatur

[1] M. von Ardenne: Sauerstoff-Mehrschritt-Therapie, 4. Auflage, Georg Thieme Verlag, Stuttgart 1987.

[2] M. von Ardenne: Gesundheit durch Sauerstoff-Mehrschritt-Therapie, Nymphenburger Verlag 1985.

1.9 Programmierung und Durchführung des 36 h – 18 Tage-O_2-Mehrschritt-Therapieprozesses

Für nicht mehr belastungsfähige oder nicht belastungsbereite Personen wurde der ambulant oder stationär durchführbare *36 h – O_2-Mehrschritt-Therapieprozeß GK 4-1* auf der Grundlage von Meßergebnissen gestaltet. Die Programmierung dieses Prozesses ist mit ausführlich gehaltenem Kommentar in Abb. 20 dargestellt.

In vielen Fällen kann die dort angegebene Messung von Statusparametern vor, während und nach dem Therapieprozeß, welche teure Meßgeräte erfordert, fortgelassen werden. Das gilt besonders für Durchführung von Wiederholungen dieses Prozesses im eigenen Heim. Sehr oft kann man sich auf die *Messung des energetischen Therapieerfolgs* beschränken und in der unten besprochenen Weise mit einer preiswerten ergometrischen Einrichtung die körperliche Leistungsfähigkeit in Watt vor und nach dem Therapieprozeß bestimmen.

Diese Therapievariante (Standardvariante) wird trotz ihres hohen Zeitbedarfs am häufigsten angewendet. Mit dieser fast ohne Belastung auskommenden Variante sind Komplikationen nicht zu erwarten und auch bisher noch nie beobachtet worden. Deshalb ist in erster Linie diese Variante für die Durchführung bzw. Wiederholung der Sauerstoff-Mehrschritt-Therapie in der eigenen Wohnung anzuwenden. Der gesamte 36 h-O_2-Mehrschritt-Prozeß hat einen Sauerstoffbedarf von etwa 9 000 Litern. In größeren Kliniken mit zentralen Anlagen zur Sauerstoffbereitstellung ist die Lieferung von dieser Menge kein Problem. In kleineren Einrichtungen erfolgt die Sauerstoffbereitstellung in der Regel aus großen und schweren Druckflaschen, deren Transport oft Schwierigkeiten bereitet.

Für kleinere Einrichtungen und vor allem für Arztpraxen ist es daher von erheblicher praktischer Bedeutung, daß seit kurzem ein von dem Werk *Hauni-Elektronik GmbH* (D-2050 Hamburg 80, Kampchaussee 32) in grö-

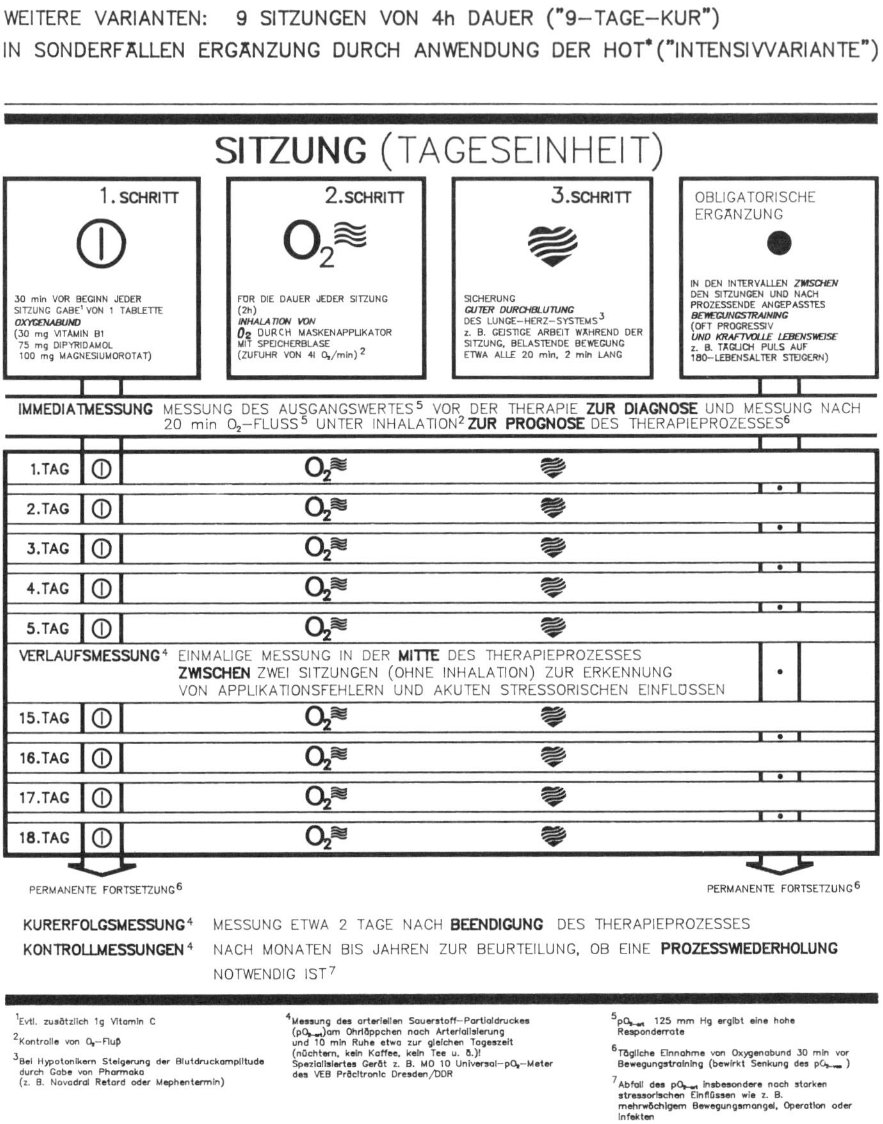

Abb. 20: Programmierung des 36 h-O_2-Mehrschritt-Therapieprozesses mit anhaltender Wirkung nach Manfred von Ardenne, Standardvariante „18-Tage-Kur“ (Stand 31.12.1987)

ßerer Serie produzierter *O_2-Selector „Pro Vital“* auf den Markt gekommen ist, welcher mit Hilfe von Zeolithsystemen den Sauerstoff aus der atmosphärischen Luft konzentriert und dessen O_2-Fluß-Leistung dem O_2-Bedarf des 36 h-O_2-Mehrschritt-Therapieprozesses angepaßt ist. Dieser *O_2-Selector* liefert maximal einen *Atemgas-Fluß von 8 Litern pro Minute bei*

einem O_2-Gehalt von über 90%. Dieses neue Gerät, dem eine Entwicklung unseres Instituts vorausgegangen ist [1], dürfte besonders auch *für Behandlungen mit der besprochenen Standardvariante in der eigenen Wohnung* geeignet sein. – Für Therapievarianten, die eine höhere O_2-Fluß-Leistung verlangen (z. B. 30 l O_2/min über 15 min bei dem 15 min-O_2-Mehrschritt-Schnellprozeß GK 2), wird von der Hauni-Elektronik GmbH ein *einfaches Zusatzgerät mit Kompressor zur Speicherung von 1000 Liter Sauerstoff* geliefert. Für den Einsatz in O_2MT-Behandlungszentren ist dieser *1000-l-O_2-Speicherzusatz* so gestaltet, daß z. B. fünf dieser Einheiten mit Schaltautomatik in Serie verbunden werden können, um ihre Aufladung mit dem O_2-Selector „Pro-Vital" über Nacht zu ermöglichen. Eine andere Variante mit höherer O_2-Flußleistung ist der *O_2-Selector „Pro Vital" mit O_2-Kreislauf und CO_2-Filterung.*
Ein Beispiel für den *Einfluß des Applikatortyps* auf die Größe des arteriellen Ruhe-Sauerstoff-Partialdrucks während der O_2-Gabe ist aus den Messungen Abb. 21, links, zu ersehen.

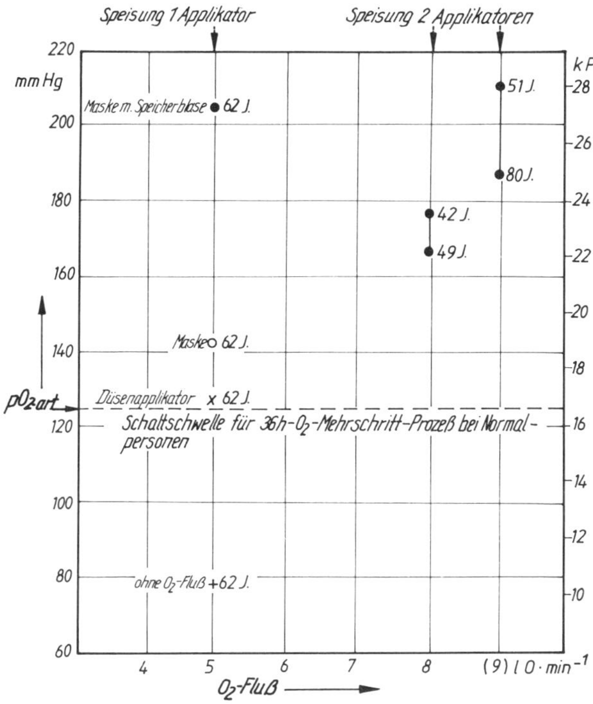

Abb. 21: Messungen des arteriellen Ruhe-Sauerstoff-Partialdrucks in Abhängigkeit vom am Sauerstoff-Selector der Hauni Elektronik GmbH eingestellten O_2-Fluß bei Speisung von *einem* oder *zwei* Maskenapplikatoren mit Speicherblase (●)
Weitere Meßpunkte: Maskenapplikator ohne Blase (○), Düsenapplikator (x)
Meßzeitpunkt: 20 min nach Beginn O_2-Fluß

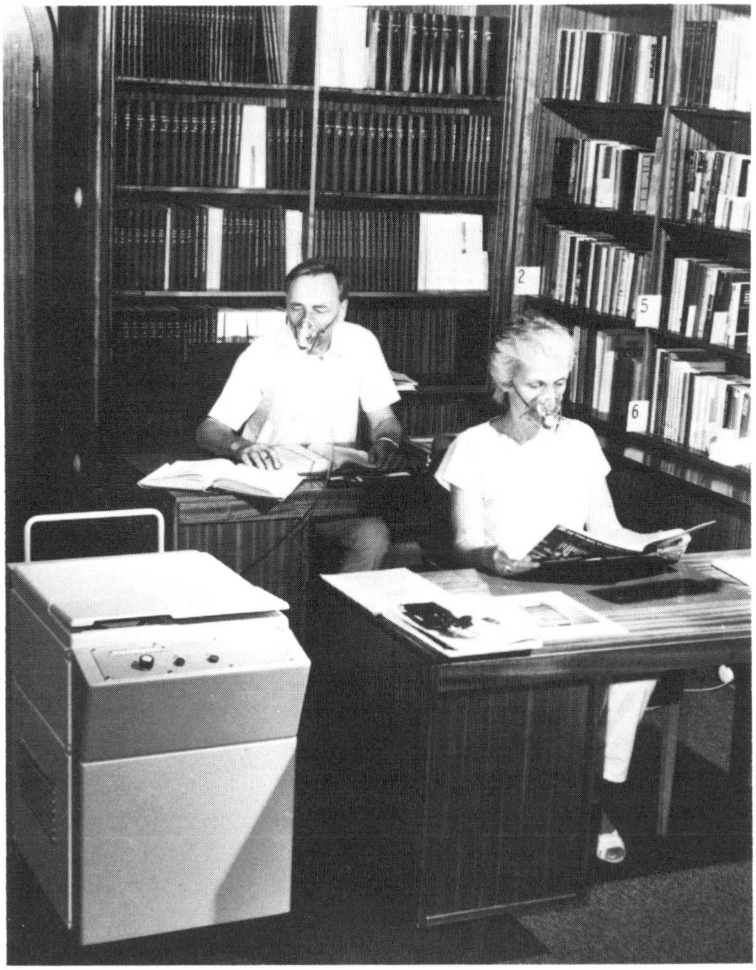

Abb. 22: Behandlung während der Arbeit in einer Bibliothek
Gleichzeitige Durchführung des 36 h-O_2-Mehrschritt-Therapieprozesses bei zwei Personen und O_2-Bereitstellung für beide Behandlungen aus einem Sauerstoffselector „Pro Vital" der Hauni Elektronik GmbH, D-2050 Hamburg 80, Kampchaussee 32.
O_2-Fluß heraufgeregelt auf 8 l/min. O_2-Applikatoren mit Speicherblase

Bei einer 62jährigen Normalperson wurde ohne Sauerstoffgabe ein arterieller Ruhe-Sauerstoff-Partialdruck von 78 mmHg (10,4 kPa) gemessen. Bei einem eingestellten O_2-Fluß von 5 l pro min wurde mit dem leider noch verbreitet angewendeten sogenannten Düsenapplikator (große O_2-Verluste) ein arterieller Ruhe-Sauerstoff-Partialdruck von 127 mmHg (16,9 kPa) bestimmt, der nur knapp über der Schaltschwelle für die in diesem Abschnitt besprochene Therapievariante lag. Erst der moderne *O_2-Applikator mit Speicherblase* lieferte einen Anstieg bis auf 205 mmHg (27 kPa) [und ohne Speicherblase auf 142 mmHg (19 kPa)]. An diesem Meßbeispiel ist die große Überlegenheit des Applikators mit Speicherblase gegenüber den anderen Applikatortypen zu erkennen.

In der gleichen Abbildung rechts sind mit dem Sauerstoffselector „Pro Vital" erzielte Meßergebnisse bei gleichzeitiger Speisung von zwei Applikatoren eingetragen. Diese Messungen lehren, daß der O_2-Selector (Sauerstoffselector) „Pro Vital" der Hauni Elektronik GmbH, Hamburg-Bergedorf, bei Einstellung des Atemgasflusses auf Maximalwerte von 8 bis 9 l pro min für zwei Patienten ausreicht (genügende Reserve zur Auslösung der schon mehrfach erwähnten Schaltschwelle für diesen Prozeß). Nach diesen Meßergebnissen genügt die Leistung des besprochenen O_2-Selectors für die gleichzeitige Behandlung von zwei Personen. Eine solche Nutzung des neuen Geräts während geistiger Arbeit wird durch die Abb. 22 illustriert.

Sauerstoff - Selectoren Pro Vital Stückzahl	O_2 - Fluß $l\ min^{-1}$	Prozeßvariante der Sauerstoff - Mehrschritt - Therapie	O_2 - Bedarf $l\ min^{-1}$	Zahl zu versorgender Patienten
1 Selector (Später 1 Selector mit Kompressor-Speicher-Zusatzeinheit ausreichend für O_2-Flus $\geq 30\ l\ min^{-1}$)	7,5	36 h - 18 Tage - O_2 - Mehrschritt - Prozeß GK 4 (GK 4 - I, GK 4 - II, GK 4 - III, GK 4 - IV) [auch im eigenen Heim] 10 h - O_2 - Mehrschritt - Kurzprozeß GK 3 - III (oft ausreichend auch für Kurzprozeß GK 3 - I 80 min - O_2 - Mehrschritt - Nikotinsäure - Prozeß KA 1	4 8 (12) 6	2 1 (1) 1
2 Selectoren parallel geschaltet	15	3h - O_2 - Mehrschritt - Kurzprozeß GK 3 - I	12	1
4 Selectoren parallel geschaltet	30	15 min - O_2 - Mehrschritt - Schnellprozeß GK 2 (GK 2 - I, GK 2 - II, GK 2 - III)	20 bis 30	1

Abb. 23: Vorschlag zur O_2-Bereitstellung in Sauerstoff-Mehrschritt-Therapiezentren mittlerer und kleinerer Größe oder im eigenen Heim (1 Selector) aus Sauerstoffselectoren „Pro Vital" der Hauni Elektronik GmbH, D-2050 Hamburg 80, Kampchaussee 32.
Im eigenen Heim ist in der Regel die Nutzung *eines* O_2-Selectors mit O_2-Kreislauf oder mit dem 1000 l-O_2-Speicher-Zusatzgerät ökonomischer.

Die Möglichkeit der O_2-Versorgung von zwei Behandlungsplätzen ist von hohem Wert für alle Einrichtungen, welche nicht über eine große zentrale O_2-Versorgungsanlage verfügen. Auch für die Therapiedurchführung in der eigenen Wohnung ist die Möglichkeit einer Speisung von zwei Behandlungsplätzen aus einem Gerät nicht ohne Bedeutung, weil nicht selten zwei, z. B. ältere Familienmitglieder zu behandeln sind und sich dann die evtl. Mietkosten für solche Geräte durch Verkürzung der Mietdauer herabsetzen lassen. – Einen Vorschlag für die O_2-Bereitstellung aus der Zusammenschaltung von mehreren Sauerstoffselectoren des besprochenen Typs bei Therapievarianten mit höherem O_2-Bedarf bringt Abb. 23.

Dieser Vorschlag wendet sich an Einrichtungen, in denen mehrere O_2-Selectoren „Pro Vital" für den flexiblen Einsatz zur Verfügung stehen.

Literatur

[1] M. von Ardenne: Sauerstoff-Mehrschritt-Therapie, 4. Auflage, Georg Thieme Verlag, Stuttgart 1987.

1.10 Die Varianten der Sauerstoff-Mehrschritt-Therapie

In den letzten Jahren ist aus den Erfahrungen in der Praxis eine größere Zahl von *Prozeßvarianten der Sauerstoff-Mehrschritt-Therapie und der Sauerstoff-Mehrschritt-Immunstimulation* entwickelt worden. Diese Varianten sind in Tab. 1 aufgeführt mit Angabe ihrer Kurzbezeichnung, ihres Zeitbedarfs, ihres Sauerstoffbedarfs, ihrer Zusatzschritte und ihrer Hauptindikationen.

Die verschiedenen Varianten erlauben eine weitgehende *Anpassung der Sauerstoff-Mehrschritt-Behandlung an den individuellen Patientenfall.* Die Auswahl der günstigen Therapievariante ist Aufgabe des behandelnden Arztes. Ausführlich sind die verschiedenen Varianten mit ihrer Programmierung, ihrer wissenschaftlichen Konzeption, ihren Wirkungen und ihren Indikationen in [1] dargestellt, so daß sich in diesem Buch, welches sich in erster Linie an Patienten und Laien wendet, eine Wiederholung erübrigt. Spezielle Literatur zu den einzelnen Varianten wird für den behandelnden Arzt unten im zweiten Buchteil über „Anwendung der Sauerstoff-Mehrschritt-Therapie" jeweils am Ende der einzelnen Kapitel zitiert. Hierdurch dürfte sich der behandelnde Arzt die Informationen erschließen können, welche er braucht, um die dem individuellen Fall zugeordnete Therapievariante zu ermitteln und anzuwenden.

Besonders sei auf den 3 h-O_2-Mehrschritt-Kurzprozeß GK 3-I aufmerksam gemacht, der mit seiner Programmierung Abb. 24 an die (hohe) O_2-

Leistung des O_2-Selectors „Pro Vital" der Hauni-Elektronik GmbH, Hamburg-Bergedorf speziell angepaßt ist.

Durch Behandlung nur eines Patienten und Wahl einer Belastung von 30 Watt konnte die Gesamtsitzungsdauer ohne wesentlichen Effizienzverlust von 36 h auf 3 h herabgesetzt werden. Anstelle der ergometrischen Belastung mit 30 Watt kann oft auch die meist etwa 30 Watt-Belastung entsprechende Wirkung des Präparates Alupent®, dessen kritische Nebenwirkung bei O_2-Gabe wegfällt [1], genutzt werden. – Wegen der geringen Belastung mit nur 30 Watt ist die Variante GK 3-I auch für geschwächte Personen mit anfänglich nur geringer Leistungsreserve einsetzbar. – Durch die Verkürzung der Gesamtsitzungsdauer von 36 h auf 3 h wird bei unverändertem Aufwand an Betreuungszeit die 12fache Zahl von Behandlungen möglich.

Auf die Programmierung und Durchführung des 15 min-O_2-Mehrschritt-Schnellprozesses sowie des 36 h – 18 Tage-O_2-Mehrschritt-Therapieprozesses wurde schon oben in den Abschnitten 1.8. und 1.9. ausführlich eingegangen. – Große Bedeutung hat, wie wir später sehen werden, der Prozeß der *36 h – 18 Tage-O_2-Mehrschritt-Immunstimulation* GK 4-IV. Er unterscheidet sich von dem Therapieprozeß GK 4-I durch die Gabe von Immunmodulatorpräparaten mindestens zu jeder Behandlungssitzung. Besonders bei oraler Gabe des Immunmodulators in Drageeform ist der Mehraufwand so gering, daß im Hinblick auf die eintretende große Erweiterung des Wirkungsbereichs der Standardprozeß GK 4-I stets in der Variante GK 4-IV durchgeführt werden sollte. Weitere Einzelheiten zur Programmierung der Variante GK 4-IV mit Immunstimulation sind aus Abb. 25 zu entnehmen.

Welche Präparate als Immunmodulatoren zum Einsatz kommen, hängt zum Teil von den Versorgungsmöglichkeiten in den verschiedenen Ländern ab. Messungen und Kommentare zu zahlreichen bekannten Immunmodulatoren sind in [1] veröffentlicht. Gegenwärtig bevorzugt der Verfasser die orale Gabe von Thymus-Dragees [2] oder die i.m.-Injektion von Thymus-Injektionslösung (gemäß Abb. 25).

Literatur

[1] M. von Ardenne: Sauerstoff-Mehrschritt-Therapie, 4. Auflage, Georg Thieme Verlag, Stuttgart 1987.

[2] M. von Ardenne, P. G. Reitnauer: Vergleich zwischen oraler Gabe und i.m.-Injektion von Thymus-Präparaten im Leukopoesetest bei Ratten und einige aus dem Ergebnis resultierende Möglichkeiten. Ztschr. Alternsforsch. *40* (1985), 225 (Nr. 286).

30 min-Sitzung 6 mal innerhalb von 3 Tagen[1]. Maskenapplikator mit Speicherblase. Atem-Zeit-Volumen AZV durch Wahl der Belastung angepaßt an den O_2-Fluß des Sauerstoff Selectors Pro Vital. Wegen der geringen Belastung für geschwächte Patienten fast immer anwendbar. Auch als Einzelsitzung vor oder nach besonders starkem Streß

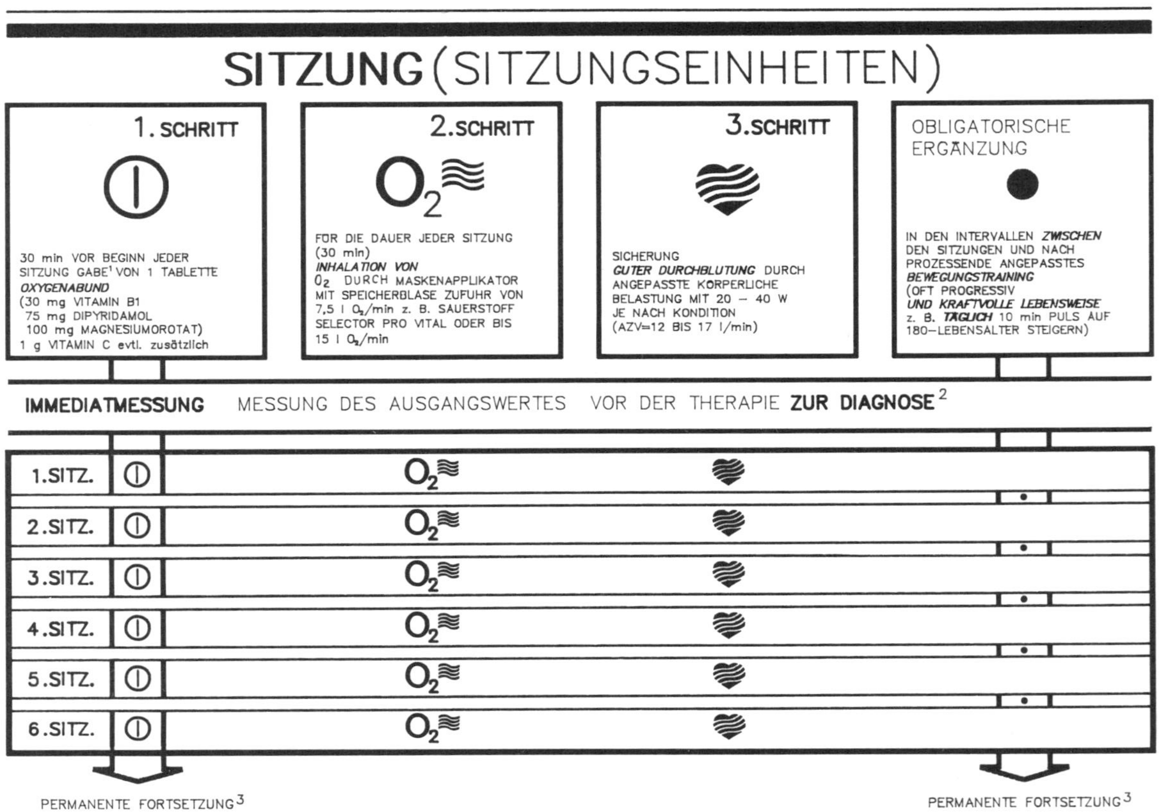

KURERFOLGSMESSUNG	MESSUNG ETWA 2 TAGE NACH **BEENDIGUNG** DES THERAPIEPROZESSES[2]
KONTROLLMESSUNGEN	NACH MONATEN BIS JAHREN ZUR BEURTEILUNG, OB EINE **PROZESSWIEDERHOLUNG** NOTWENDIG IST[2]

[1] oder z. B. 20 min Sitzungen 9 mal innerhalb von 4½ Tagen

[2] Messung des arteriellen Sauerstoff-Partialdruckes (pO_{2-art}) am Ohrläppchen nach Arterialisierung und 10 min Ruhe etwa zur gleichen Tageszeit (nüchtern, kein Kaffee, kein Tee u. ä.)! Spezialisiertes Gerät z. B. MO 10 Universal-pO_2-Meter des VEB Präcitronic Dresden/DDR oder besser Messung der körperlichen Leistungfähigkeit PWC

[3] Tägliche Einnahme von Oxygenabund 30 min vor Bewegungstraining (bewirkt Senkung des pO_{2-ven})

<u>Dauerwirkungen</u> nach Prozeßende: Anhebung Ruhe-pO_{2-art} . Senkung Ruhe-pO_{2-ven} . Anhebung der Ruhe-Werte von η , O_2-Aufnahme und CO_2-Abgabe also anhaltende Verbesserung des O_2-Status (Energie-Status) des Körpers. Damit gleichzeitig die <u>Wirkungen der O_2-Mehrschritt-Immunstimulation</u> GK3-II (Senkung Infektanfälligkeit. Hilfe bei Strahlenschäden, Senkung Krebswarscheinlichkeit bei einmaliger Wiederholung pro Jahr) ausgelöst werden, ist mit jeder Sitzung die Gabe von <u>3 Thymus Dragees</u> zu verbinden (z. B. Thym-Uvocal Fa. Dr. Kurt Mulli Nachf. D-7844 Neuenburg, Otto-Hahn-Str. 2, BRD. 240 mg Trockenextrakt aus Kälberthymus)

Abb. 24: Programmierung des 3 h-O_2-Mehrschritt-Kurzprozesses mit anhaltender Wirkung nach Manfred von Ardenne (Stand 1.5.1988) Variante GK 3-I für universellen Einsatz bei geringem Zeitaufwand angepaßt an die Leistung des Sauerstoffselectors „Pro Vital“ der Hauni Elektronik GmbH, Hamburg-Bergedorf

Kurzbezeichnung[1]	Bezeichnung (Gesamter O_2-Bedarf in l)	Zusatzschritte	O_2-Fluß l min⁻¹	Patientenzustand	Hauptindikationen
1 GK 1	O_2-Mehrschritt-Sauna-Prozeß 18 Sauna-Besuche (1080 ÷ 2160)	Fußbäder 37 und 43 °C im Wechsel. 2 Gänge à 10 ÷ 20 min. Am Ende 18 °C-Tauchbad	6 Spezial-Masken-applikat.	herzgesunde, auch ältere Personen (leichte Hyperthermie)	Bekämpfung von Distreßfolgen Kreislaufstabilisierung
2 GK2-I	15 min-O_2-Mehrschritt-Schnellprozeß mit Belastung für Puls f = 170 − Alter [min⁻¹] (375 ÷ 450)	Prozeßwiederholung nach 1 und 2 Tagen nach Ende tägl. 10 bzw. 2·5 min HZV-Minimaltraining (Kraftvolle Lebensweise!)	25 bis 30	herzgesunde bewegungsfähige Personen mit besonders wenig Zeit	Sicherung guter Gesundheit und hoher Leistungsfähigkeit. Prävention
3 GK2-II	15 min-O_2-Mehrschritt-Immunstimulation (375 ÷ 450)	orale Gabe z. B. von Thymus-Dragees (1·3 + 44 = 47 Dragees)	25 bis 30	herzgesunde bewegungsfähige Personen	Allgemeine Krebs-Prophylaxe bei jährlicher Wiederholung Senkung Anfälligkeit gegen Krankheiten
4 GK2-III	25 min-O_2-Mehrschritt-Fieber-Prozeß (625)	(therapeutische Nutzung des bei hohem Fieber eintretenden Anstieges von HZV und HZV, Mobile O_2-Station)	25	Patienten in der Endphase von hohem Fieber	Abkürzung der Rehabilitationszeit auf wenige Stunden, Risikosenkung
5 GK2-IV	30 bis 60 min-O_2-Mehrschritt-Geburtshilfe-Prozeß (vor und während Austreibungsphase) (900 ÷ 3600)	(Anpassung der Größe des O_2-Flusses an das sehr stark erhöhte AZV d. Mütter)	30 bis 60	auch ältere Frauen	Steigerung der körperlichen Leistungsfähigkeit vor und nach Geburt. Vermeidung von O_2-Mangel beim Kind
6 GK3-I	3 h-O_2-Mehrschritt-Kurzprozeß 6 Sitzungen à 30 min (1350 ÷ 2700)	Belastung mit 20 bis 40 W je nach Kondition (auch als Einzelsitzung vor oder nach starkem Streß	7,5 bis 15	Wegen der geringen Belastung für geschwächte Patienten fast immer andwendbar	Steigerung der Leistungsreserve O_2-Mangel-Krankheiten, Leiden und Beschwerden
7 GK3-II	9 h-O_2-Mehrschritt-Kurzprozeß 3 Sitzungen à 3 h (3270 ÷ 3780)	orale Gabe von 2·20 mg Alupent® gemäß Abb. 140 [1] 3 HOT*-Behandlungen, je am Beginn der Sitzungen	8	Bewegungsbehinderte Patienten. Patienten in Schwächezuständen oder im Koma-Schlaf	Notsituationen Bewustlosigkeit Gelähmte Patienten Sofort nach apoplektischem Insult
8 GK3-III	10 h-O_2-Mehrschritt-Kurzprozeß (O_2-Selektor. Ein Patient) 5 Sitzungen à 2 h (4800)	orale Gabe von 20 mg Alupent® 30 min vor jeder Sitzungsstunde	8	Herzgesunde Patienten mit wenig Zeit (Manager, Politiker)	Steigerung der Leistungsreserve Bekämpfung der Folgen von längerem starken Streß

9 **GK4-I**	**36h-18 Tage-O_2-Mehrschritt-Therapieprozeß** (8640)	möglichst während der Sitzungen im Abstand von 20 min für 2 min körperliche Belastung	4	auch bewegungsunfähige oder behinderte Patienten ältere Personen herz-insuffiziente Patienten	O_2-Mangel Krankheiten, Leiden- und Beschwerden. Prävention. Steigerung der Lebensqualität und Leistungsfähigkeit
10 **GK4-II**	**36h-18 Tage-O_2-Mehrschritt-Therapieprozeß und Minimaltraining** zur Erhöhung des HZV (8640)	Erhöhung HZV durch Sympathikomimetikum (z.B. Alupent®, fakultativ u. am oder nach Sitzungsende 10 min ohne O_2-Applik. Bewegungstraing)	4	bewegungsfähige Personen	Minderung der Gefährlichkeit von Krankheiten Steigerung der Lebenserwartung
11 **GK4-III**	**Intensivvariante des 36h-18 Tage O_2-Mehrschritt-Therapieprozesses** (8640)	mit 5 HOT*-UVB-Behandlungen und fakultativ Maßnahmen, wie bei GK4-II	4	auch bewegungsunfähige oder behinderte Patienten	Durchblutungsstörungen Pflegefälle
12 **GK4-IV**	**36h-18 Tage-O_2-Mehrschritt-Immunstimulation** (8640)	mit oraler Gabe von Thymus-Dragees oder (und) anderen Immunmodulatoren (18·3+27 =81 Dragees)	4	Patienten mit Abwehr-Schwäche Krebspatienten im Stadium I nach Primär-Ca-Therapie	Minderung der Anfälligkeit gegen Krankheiten. Prophylaxe gegen Krebs-Metastasierung und Krebs (Wiederholung 1×jährlich)
13 **GK5**	**O_2-Mehrschritt-Soforthilfe-Prozeß** (≥1200)	Am Beginn eine HOT*-UVB-Behandlung 0,25 mg g-Strophanthin i.v.	10	Schnellhilfe bei Notsituationen und bei hohem Fieber	Milderung Ausfallserscheinungen nach Gehirninsulten Vergiftungen, Verbrennungen
14 **GK6**	**O_2-Mehrschritt-Dauerhilfe** (O_2-Langzeittherapie) (3600 pro Tag)	Strodival m.r. täglich	25 nahezu permanent	kritisch verminderte Lungenfunktion	Beseitigung von Lungen bedingter Atemnot. Steigerung Lebensqualität
15 **GK7**	**O_2-Überdruck-Mehrschritt-Schnellprozeß mit Belastung** für Puls f≑170-Alter [min^{-1}] (450)	fakultativ vor Beginn HOT*-UVB-Behandlung oder (und) Blutverdünnung (Intensivstvariante)	30	Pflegefälle	Schwerste Durchblutungsstörungen
16 **KA1**	**80 min-O_2-Mehrschritt-Nikotinsäure-Prozeß** (480)	(Nikotinsäure 0,5g Vitamin C 0,5g) Prozeßwiederholung nach 7 bis 14 Tagen	6 während Flush	herzgesunde	Hypotonie, regulatorisch bedingt.

Tab. 1: Prozeßvarianten der Sauerstoff-Mehrschritt-Therapie und der Sauerstoff-Mehrschritt-Immunstimulation

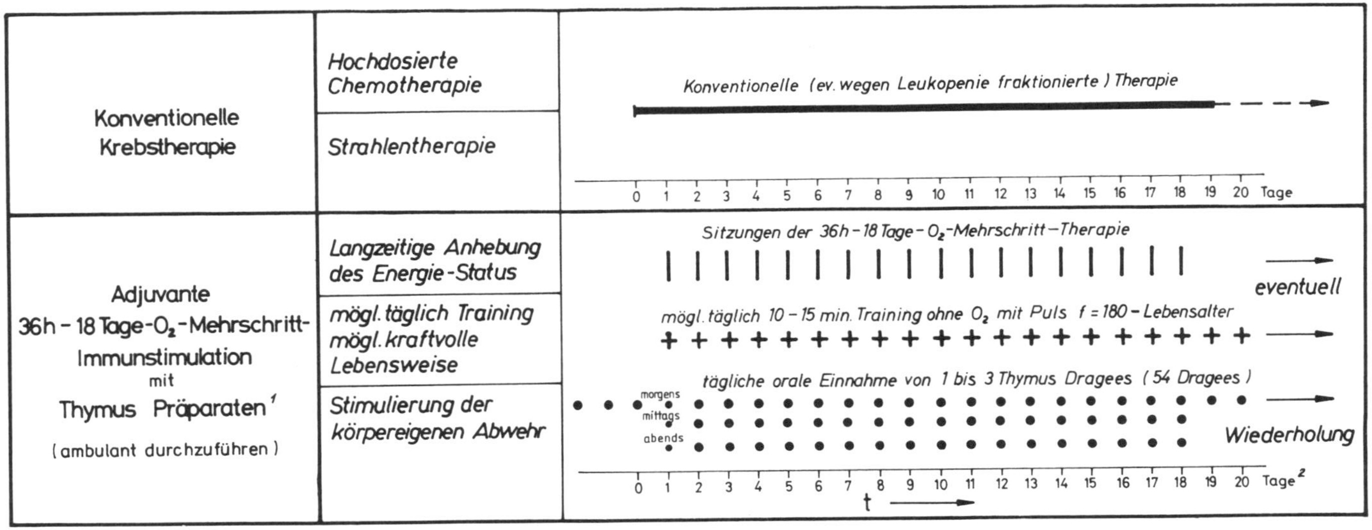

[1] Thymus-Mulli-Dragee (240 mg Trockenextrakt aus Kälberthymus) bzw. 2 ml-Ampullen Thymus Injektionslösung i.m. in der Dosierung 1. bis 4. Tag je 2 Ampullen, 5. bis 19. Tag je 1 Ampulle (24 Ampullen). Fa. Dr. Kurt Mulli Nachf., D-7844 Neuenburg, Otto-Hahn-Str. 2.

[2] Möglichst gleichzeitig mit der konventionellen Therapie, sonst unmittelbar anschließend!

Abb. 25: Programmierung des sofort anwendbaren Konzepts mit dem Prozeß der 36 h – 18 Tage-O_2-Mehrschritt-Immunstimulation GK 4-IV zur Verbesserung von Blutbild sowie Lebensqualität bei Chemotherapie und Strahlentherapie bei Krebs. Prophylaxe gegen Krebsmetastasierung. *Unverzichtbare* Ergänzung und Effizienzsteigerung konventioneller Krebstherapien. Vernichtungsleistung 10^8 bis 10^{10} Krebszellen.

2. Physiologische Wirkungen der Sauerstoff-Mehrschritt-Therapie

2.1 Die zwei Grundarten des Effekts der Sauerstoff-Mehrschritt-Therapie

In letzter Zeit wurden von uns häufiger als bisher Fälle beobachtet, bei denen nach O_2MT-Behandlungen keine Verbesserung des *Ruhe-O_2-Status* zu erkennen war. Meist handelte es sich hierbei um relativ gut konditionierte Probanden mit hoher Ausgangs-Ruhe-O_2-Aufnahme. Um diesen Tatbestand aufzuklären, gab der Verfasser an den Sportmediziner unserer Ärztegruppe den Auftrag, *an zwei größeren Personengruppen I mit erniedrigter und II mit erhöhter Ausgangs-Ruhe-O_2-Aufnahme, spirometrische Messungen nach Abb. 1 und 2 mit einer Hellige-Oxycon-4-Anlage durchzuführen.* Das Ergebnis unserer Messungen ist auf der Basis der ausführlichen Arbeit [1] in Abb. 26 zusammengefaßt.

Bei der Gruppe I (36 Personen) handelte es sich um Patienten mit durch Krankheit bzw. Distreß oder (und) höheres Alter herabgesetzter Ausgangs-Ruhe-O_2-Aufnahme. Der durch die O_2MT bewirkte *anhaltende Anstieg der Ruhe-O_2-Aufnahme* lag in ungefährer Übereinstimmung mit unseren früheren Befunden zwischen +10 und +100% sowie mit statistischer Signifikanz ($p < 0{,}001$) im Mittel um +19%. Einzelwerte aus den Messungen der Gruppe I sind in Abb. 27 eingetragen.

Bei der Gruppe II (30 Personen), die aus Probanden oder Patienten mit gegenüber dem Alterserwartungswert erhöhter Ruhe-O_2-Aufnahme bestand, wurde nach der O_2MT mit statistischer Signifikanz ($p < 0{,}02$) sogar ein *leichter Abfall der Ruhe-O_2-Aufnahme* von im Mittel −3% gefunden mit einer Streuung zwischen −20 und +18%. Trotz ihrer nach der O_2MT nahezu unverändert gebliebenen Ruhe-O_2-Aufnahme behaupteten die Personen dieser Gruppe, daß sie subjektiv eine Steigerung ihrer körperlichen Leistungsfähigkeit und eine Verbesserung ihrer Lebensqualität empfänden.

Die Nachprüfungen mit weiteren Personen des Typs Gruppe II ergaben, daß bei fehlendem Anstieg der *Ruhe*-O_2-Aufnahme (Versagen des O_2MT-Effekts I) als O_2MT-Effekt II ein *Anstieg der maximalen O_2-Aufnahme* und auf der Basis von Arbeiten der Kölner Schule um W. Hollmann [2]

Art der Probanden	Gruppe I (37 Personen) Patienten mit durch Krankheit und /oder Alter herabgesetzter Ruhe-O_2-Aufnahme (Ausgangs-Ruhe-Q_{O_2} < 1,25 metabolische Einheiten)					Gruppe II (19/31 Personen) Probanden oder Patienten mit gegenüber dem Alters-Erwartungswert erhöhter Ruhe-O_2-Aufnahme (Ausgangs-Ruhe-Q_{O_2} > 1,25 metabolische Einheiten)[1]					
Meß-Größen	Ruhe-O_2-Aufnahme[2]	Ruhe-CO_2-Abgabe[2]	Ruhe-AZV[2]	Maximale O_2-Aufnahme[3]	Körperliche Leistungsfähigkeit PWC[4]	Ruhe-O_2-Aufnahme[2]	Ruhe-CO_2-Abgabe[2]	Ruhe-AZV[2]	Maximale O_2-Aufnahme[3]	Maximale aerobe Ausdauerleistungsfähigkeit	Körperliche Leistungsfähigkeit PWC[4]
Therapie-Effekte (anhaltend)	Starker Anstieg	Starker Anstieg	Starker Anstieg	Starker Anstieg	Starker Anstieg	kein Anstieg oder leichter Abfall	kein Anstieg oder leichter Abfall	kein Anstieg oder leichter Abfall	Starker Anstieg	Anstieg	Starker Anstieg
Mittelwert Effekte in %	+ 19	+ 25	+ 23	(+ 27)	+ 29	– 3	– 1	– 1	+ 28	+ 9,1	+ 17
Bereich	+ 10 bis 100	+ 10 bis 100	+ 10 bis 100	+ 14 bis 100	+ 10 bis 94	– 20 bis + 18	– 23 bis + 27	– 17 bis + 16	0[3] bis 103	+ 4 bis + 25	+ 3 bis + 94
Literatur Iv A-Nr.	M. v. Ardenne, Sauerstoff-Mehrschritt-Therapie, 4. Aufl., Thieme, Stuttgart 1987 250	250	250			297/373				P. E. Nowacki[6]	Doppel-Blindstudie 297
	O_2MT-Effekt I: Anhaltende Erhöhung der Ruhe-O_2-Aufnahme[5]			O_2MT-Effekt II: Anhaltende Erhöhung der Leistungsreserven					O_2MT-Effekt II: Anhaltende Erhöhung der Leistungsreserven		

Abb. 26: Die zwei Grundarten des Effekts der Sauerstoff-Mehrschritt-Therapie

1 Früher oft als Therapieversager irrtümlich eingestuft!

2 Spirometrische Messung mit der Hellige-Oxycon-4-Anlage unter Vermeidung Hyperventilation

3 Spirometrische Messung mit der Hellige-Oxycon-4-Anlage. Auf submaximalen Stufen Ökonomisierung Reduktion Q_{O_2} für gleiche Belastungsstufe.

4 Ergometrische Messung PWC_{130}. 14 Tage nach zwei 15 min-O_2-Mehrschritt-Schnellprozessen GK2-I

5 Für Monate bis Jahre, je nach Lebensweise

6 Nowacki, P. E. in Mellerowicz, H., J.-W. Franz (Hrsg.) „Standardisierung, Kalibrierung und Methodik in der Ergometrie", Perimed-Fachbuch-Verlags-Gesellschaft; Erlangen 1983 (3, 259) (Freizeit- und Erholungssportler. Messung 4 Tage nach einem Schnellprozeß GK2-I)

Auf die Übereinstimmung der Effekt I-Messungen von D. Nolte [4], W. Schnitzer [5], A. Hendrik [6] mit unseren hier zusammengefaßten Ergebnissen sei hingewiesen, aber auch darauf, daß die Schlußfolgerung dieser Autoren, die O_2-Mehrschritt-Therapie habe keine Wirkung, falsch war.

der *maximalen aeroben Ausdauerleistungsfähigkeit* [3] gefunden wurde. Es wurde nach der O_2MT ein Anstieg dieser sportmedizinischen Größe um 4 bis 25% (im Mittel + 9,1%) bestimmt. Als Probanden dienten 18 Freizeit- und Erholungssportler. Das durchschnittliche Alter betrug 38,6 Jahre. Der körperliche Trainingszustand wurde nach [7] als alters- und gewichtskorrigierter Standardwert vor und vier Tage nach einem 15 min-Schnellprozeß GK 2-I ermittelt. Zur Charakterisierung der Ausgangssituation *vor* dem Schnellprozeß ist anzugeben, daß die Sportler mit 88 bis 168% (Mittel 103%) über dem Erwartungswert lagen.

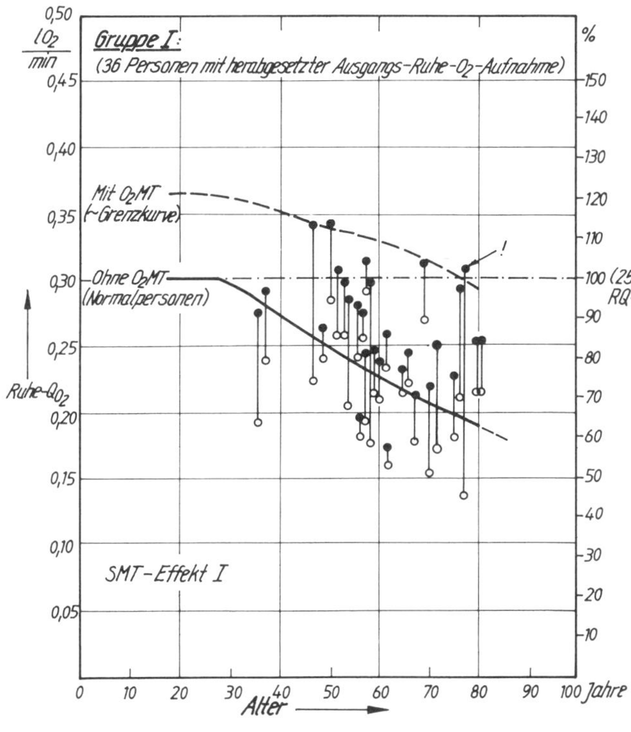

Abb. 27: Die Abhängigkeit der Ruhe-O_2-Aufnahme Q_{O_2} vom Lebensalter für Normalpersonen ohne und mit permanenter Hochhaltung des O_2-Status durch O_2-Mehrschritt-Therapie-(-Kurven).
Probanden Gruppe I Einzelergebnisse vor (○) und nach (●) O_2MT[1]. Eintragung des momentanen Ruhe-Q_{O_2} als diagnostische Kennzahl für den O_2- bzw. Energiestatus.

[1] Bei Vorliegen mehrerer Messungen für das gleiche Alter ist hier im Interesse besserer Übersichtlichkeit jeweils nur ein Wertepaar eingetragen.

Weiter wurde ein *Anstieg der ergometrisch gemessenen körperlichen Leistungsfähigkeit* (z. B. PWC_{130}) gemessen. Dieses Ergebnis entspricht dem Befund an 20 Probanden bei unserem *früheren Doppelblindstudie-Versuch [7], wo kein Anstieg des Ruhe-O_2-Status, wohl aber ein Anstieg der körperlichen Leistungsfähigkeit nach O_2MT* um +2,5 bis +45% (im Mittel +17%) gemessen wurde. Ein Beispiel zur Steigerung der körperlichen Leistungsfähigkeit vor und nach der O_2MT bei Probanden der Gruppe II bringt Abb. 28.

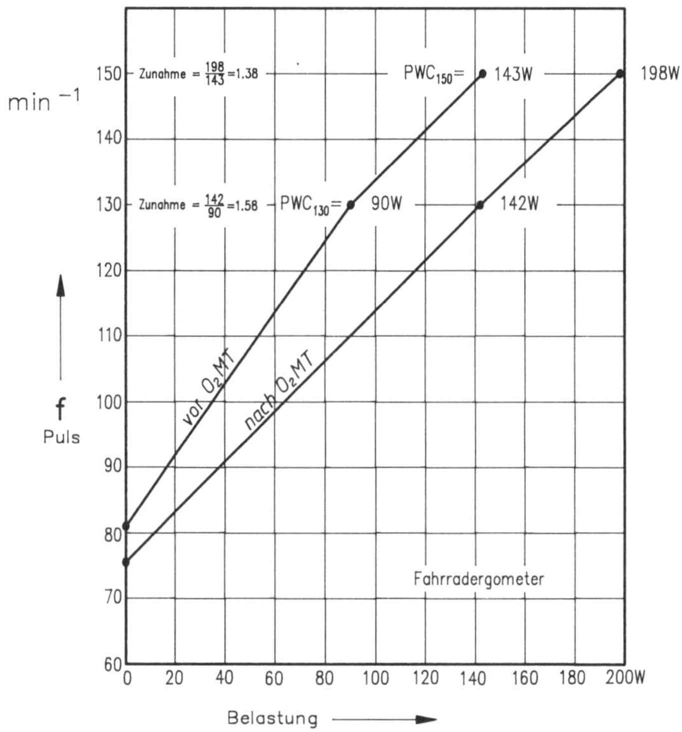

Abb. 28: Ergometrisch gemessene körperliche Leistungsfähigkeit PWC_{150} bzw. PWC_{130} bei einem 46-jährigen Probanden vor und nach Sauerstoff-Mehrschritt-Therapie mit zwei Prozessen GK 2-I.
Messung 4 Tage nach Ende der Therapie
Proband Gruppe II. PWC-Gewinne = $55_{(150)}$ bzw. $52_{(130)}$ W

Aus den mitgeteilten Ergebnissen folgt, daß es *zwei Grundarten des Effekts der Sauerstoff-Mehrschritt-Therapie* gibt. Beide Arten des Effekts haben hohe medizinische Bedeutung. Welcher der beiden Effekte bei

Nachprüfung der O_2MT-Wirkung bevorzugt beobachtet wird, hängt allein von Zufälligkeiten bei der Zusammensetzung des Probandenguts ab! Ein Werturteil über die O_2MT kann nur aus Studien mit Messungen zum O_2MT-Effekt I *und* II abgeleitet werden! In allen bisherigen O_2MT-Studien mit negativen Befunden in bezug auf den O_2MT-Effekt I [4], [5] und [6] ist der O_2MT-Effekt II *nicht* gemessen worden wie in [7]. Er war den Autoren dieser Studien, wie auch uns selbst vor 1984, nicht bekannt. Das ist eine harmonische Aufklärung der bisherigen unterschiedlichen Ergebnisse, welche heftige Meinungsverschiedenheiten auslösten. Beide Seiten hatten richtig gemessen, aber die Autoren von [4], [5] und [6] hatten eine Größe zuwenig, nämlich die maximale O_2-Aufnahme bzw. körperliche Leistungsfähigkeit nicht gemessen!

In den zwei Grundarten des Effekts der Sauerstoff-Mehrschritt-Therapie (Abb. 26) findet die eigentliche *Primärwirkung* der Therapie, die *anhaltende Verbesserung des Energiestatus* ihren Ausdruck. Die 10 primären Meßgrößen zur Bestimmung des anhaltenden Effekts der O_2MT sind in der Tabelle 2 zusammengefaßt.

Die Verbesserung der Energieversorgung spiegelt sich als *Sekundärwirkungen* der Therapie in der Veränderung von 21 sekundären Meßgrößen (physiologischen Kenngrößen) wider, welche in Tab. 3 angegeben sind.

Es sind also heute insgesamt 31 Meßgrößen, mit denen die anhaltende Wirkung (Therapieerfolg) der Sauerstoff-Mehrschritt-Therapie gemessen und bewiesen worden ist bzw. kontrolliert werden kann. Die Art und die sehr große Zahl der Kenngrößen deutet an und erklärt die *außergewöhnliche Universalität der Sauerstoff-Mehrschritt-Therapie* (Buchteil 2). Der Inhalt der beiden Tabellen und die Ausführungen dieses Abschnitts bestätigen unsere Auffassung, daß es in der Geschichte der Medizin kaum eine Therapie gibt, deren Effizienz an so vielen Meßgrößen nachgewiesen worden ist bzw. nachgewiesen werden kann. Bei einer solchen Lage ist die Durchsetzung der wissenschaftlichen Wahrheit nur eine Frage der Zeit.

Wie lange wollen gewisse Gegner unserer Forschungen die unwahre und viele Patienten schwer schädigende Behauptung noch aufrechterhalten: „Die Sauerstoff-Mehrschritt-Therapie sei ohne Wirkung!" Fehlt der Mut zur öffentlichen Zurücknahme dieser falschen Behauptung? Tatsachen schafft man nicht aus der Welt, indem man sie ignoriert.

Status	Primäre Meßgrößen zur Bestimmung von Therapieeffekt, Gesundheitszustand und Leistungsreserve	Erzielbare Gewinne (Richtwerte)		Literatur	
		Mittelwert	Streuung	J. v. A.- Nr.	Lit. Verzeichnis
1 Energie-Status	1.1 **Maximale Belastbarkeit** in Watt (2 min.) (Status-Messung) Symptom limitiert	Altersabhängigkeit Abb. 49, 118		Nr. 373, 380	[1] [26]
	1.2.1 Gewinn mechanische Leistungsfähigkeit (PWC Messung)	+17 bis +29% Abb. 28, 42 u. 43	+3 bis +94%	Nr. 297, 373, 380	[1] [7] [14] [26]
	1.2.2 Maximale aerobe Ausdauerleistungsfähigkeit (Messung des maximalen aeroben Lactat-steady-state)	+9% Abb. 26	+4 bis +25%	Nr. 374, 378	[11] [27]
	1.2.3				
2 Sauerstoff-Status	2.1 **Maximale O_2-Aufnahme** Symptom limitiert (spiroergometrische Messung, z.B. Hellige Oxycon 4)	Altersabhängigkeit Abb. 6, 7 u. 34	+14 bis +103%	Nr. 373, 374	[1] [27]
	2.2.1 Ruhe-O_2-Aufnahme (spirometrische Messung, z.B. Hellige Oxycon 4)	Altersabhängigkeit Abb. 5, 27 u. 24	−20 bis +100%	Nr. 373, 374	[1] [27]
	2.2.2 Ruhe-CO_2-Abgabe (spirometrische Messung, z.B. Hellige Oxycon 4)	Abb. 2	−23 bis +100%	Nr. 374	[27]
	2.2.3 Arterieller Ruhe-pO_2	Altersabhängigkeit Abb. 53 +19% (Alter > 60 Jahre)	55 bis 100 mmHg	Nr. 199	[9]
	2.2.4 Venöser Ruhe-pO_2	Altersabhängigkeit Abb. 33	55 bis 20 mmHg	Nr. 267	[9]
	2.2.5 Arteriovenöse Sättigungsdifferenz η	Altersabhängigkeit Abb. 33 u. 4	10 bis 60%	Nr. 289	[9] [28]
	2.2.6 Weitere η-Steigerung z.B. nach 6 Monaten bei Personen im Alter über 70 Jahre	bis +10% vorwiegend bedingt durch Abnahme pO_{2-ven}			[30] unveröffentlicht

Tab. 2: Die Meßgrößen zur absoluten oder relativen Bestimmung des Energie- und Sauerstoffstatus vor und nach Behandlung mit Sauerstoff-Mehrschritt-Therapie
Hauptwirkung: Anhaltende Erhöhung des Energiestatus, d. h. der mechanischen Leistungsreserve, 10 primäre Meßgrößen

Zur anhaltenden Verbesserung fast aller in Tabelle 2 aufgeführten Primärmeßgrößen durch Sauerstoff-Mehrschritt-Therapie sind *Studien mit Patientenzahlen* durchgeführt worden, *welche zwischen 20 und 1000* liegen. Diese Studien sind in der Literaturspalte der Tabelle zitiert. – Auch über die Verbesserung der sekundären, in Tabelle 3 genannten Meßgrößen durch Sauerstoff-Mehrschritt-Therapie liegen Untersuchungen mit zum Teil hohen Patientenzahlen vor, welche in der Literaturspalte der Tabelle angegeben sind. Nur bei wenigen sekundären Meßgrößen erfolgte die Aufnahme in der Tabelle aufgrund der Auswertung weniger Fälle. Die Mitnennung dieser Meßgrößen (1,2; 2,3; 5,2; 9,2) erfolgte, um damit aufzufordern, diese Pilotbeobachtungen mit gründlichen Untersuchungen fortzusetzen. Bei den Meßgrößen der Tabellen 2 und 3 mit höheren Probandenzahlen haben die in unseren Arbeiten aufgeführten Ergebnisse statistische Signifikanz.

Trotz vorstehender Fakten ist wieder, offenbar aus Unkenntnis der Originalarbeiten, behauptet worden, es lägen keine statistisch gesicherten Ergebnisse über die Wirkungen der Sauerstoff-Mehrschritt-Therapie vor. Auch wurde wiederholt gesagt, man wünsche „prospektive randomisierte klinische Studien“ mit hohen Patientenzahlen zu sehen. Vorstehender Wunsch hat, an uns gerichtet, keine Berechtigung, denn seine Erfüllung würde die Kapazität der Ärztegruppe unseres Instituts weit übersteigen. Außerdem steht uns keine eigene Klinik zur Verfügung, wo wir das Sagen haben. Deshalb hatte der Verfasser schon seit vielen Jahren in zahlreichen Veröffentlichungen an die Leitung zuständiger Fachkliniken appelliert, Untersuchungen der genannten Art mit hohen Patientenzahlen zu den Wirkungen der Sauerstoff-Mehrschritt-Therapie durchzuführen und seine Beratung zur Programmierung solcher Studien angeboten. Leider blieben diese Appelle ohne Echo, und erst in jüngster Zeit kommen Studien zu wichtigen klinischen Wirkungen (hauptsächlich in Kliniken der DDR) in Gang.

In diesem Zusammenhang sei eine grundsätzliche Bemerkung zur Problematik und Prüfung von Therapiewirkungen gestattet: Zur Urteilsbildung z. B. über die Wirkungsverbesserung von Pharmaka (Cancerostatica gegen Krebs), wo die erzielten Verbesserungen in der Regel bei wenigen Prozenten liegen, sind prospektive randomisierte Studien sogar in der Form sogenannter Doppelblindstudien notwendig. Bei Fortschritten im Bereich zwischen 10 und 100%, wie sie bei der Sauerstoff-Mehrschritt-Therapie erzielt werden, sind solche aufwendigen Untersuchungen nicht notwendig, um zu statistisch gesicherten Aussagen zu kommen. Es besteht

Wirkungsart	Sekundäre Meßgrößen mit Wertverbesserung durch anhaltende Erhöhung des Energie-Status	Erschlossene Gewinne (Richtwerte)		Literatur	
		Mittelwert	Streuung	J.v.A - Nr.	Lit. Verzeichnis
1 *Gehirn ZNS*	1.1 *Testgrößen zur Kurzzeitspeicherkapazität*	*+21 %*	*19 bis 23 %*	*Nr. 379*	*[13] [14]*
	1.2 *Flimmerverschmelzungsfrequenz*				
	1.3 *Nervenleitgeschwindigkeit*	*+ 10 %*			*Holzhüter / Vogel 1988*
	1.4 *Visuelle und akustische Reaktionszeit*	*- 14 %* (*≈ 60 Jahre*)	*-3 bis -40*	*Nr. 336*	*[15]*
2 *Augen*	2.1 *Verminderung Alterssichtigkeit (Reduktion Dioptrienzahl)*	*Häufige Beobachtung*			*[9]*
	2.2 *Blendungsempfindlichkeit Augendruck*	*Häufige Beobachtung*			*[9]*
	2.3 *Akkomodationsbreite*	*Häufige Vergrößerung*			*Auch Augenhintergrund-Änderungen*
3 *Herz*	3.1 *Ruhe-EKG Belastungs-EKG*	*Meist Normalisierung*		*Nr. 273*	*[1] [9]*
	3.2 *Arrhythmien*	*Meist Verschwinden*		*Nr. 273*	*[1] [9]*
4 *Lunge*	4.1 *Ruhe-Atem-Zeit-Volumen AZV*	*+ 23 %*	*1 bis +100 %*	*Nr. 373, 374*	*[1]*
	4.2 *Vitalkapazität peak flow*	*+ 6,5* *+15 %*			*[1]*

5 Blutdruck	5.1 Ruhe-Blutdruck (Verminderung Medikamentenbedarf)	Verbesserung der RR-Werte		Nr. 129 (Hypotonie)	[9] [29]
	5.2 Belastungs-Blutdruck				
6 Mikrozirkulation	6.1 Durchblutungsmessungen z.B. mit der ^{133}Xenon-Clearence	+10 bis +400 % (Extremitäten)			von Ardenne / Mayer 1988
	6.2 Gehstreckentest (Standard Gehstrecke, Taktgeber, Laufband)	bis 1000 %			[9]
	6.3 Bestimmung der Güte G arterieller Gefäßabschnitte (RR-$tcpO_2$-Test)		0,019 (45 Jahre) 0,0096 (80 Jahre)		[9]
7 Klin. chem. Laborparameter	7.1 Bestimmung von dystrophischen Enzymparametern z.B. Senkung Transaminasen (Leber)				[9]
8 Biolog. Alter	8.1 Bestimmung z.B. mit Gerätesystem „Geromat" nach Ries u. Pöthig		Senkung um 15 bis 22 Jahre (Altersbereich um 75 J)		[9]
9 Körpereigene zelluläre Abwehr	9.1 Bestimmung der Krebszellen-Vernichtungsleistung bei Krebskranken ohne und mit Prozeß GK4-IV		10^4 bis 10^{11} Krebszellen	Nr. 380	[26]
	9.2 Bestimmung der Phagozytose-Aktivität durch Chemilumineszenz an zymosanstimulierten Granulozyten		400 bis 1000 %		von Ardenne / Günther 1988
	9.3				

Tab. 3: Die sekundären Meßgrößen der verschiedenen Körperbereiche mit Wertverbesserung durch anhaltende Erhöhung des Energiestatus. Wertverbesserungen in fast allen Bereichen des Organismus. 20 sekundäre Meßgrößen.
In jüngster Zeit ist noch die unmittelbare Messung des Anstiegs der ATP-Konzentration im Muskelgewebe mit der NMR-Methode nach O_2MT-Behandlung hinzugekommen (K. S. Zänker – R. Holzhüter, Bremen, Hamburg 1988).

ein mathematischer Zusammenhang zwischen der mittleren Größe des Effekts, der gegebenen Streuung und der notwendigen Fallzahl, um zu einer statistisch gesicherten Aussage zu kommen. Zu dieser Frage wurde eine spezielle quantitative Untersuchung eingeleitet. Qualitativ gilt, daß die notwendige Fallzahl für eine statistisch gesicherte Aussage mit zunehmender Größe des Wirkungsfortschritts stark abnimmt.

Im folgenden werden die wichtigsten in den Tabellen 2 und 3 genannten Meßgrößen einzeln besprochen und möglichst durch typische Meßbeispiele veranschaulicht:

2.2 Arterieller Ruhe-Sauerstoff-Partialdruck

Die Messung dieser leicht zu bestimmenden Größe ist für die rohe Einschätzung des Therapieerfolgs bei geschwächten Patienten Gruppe I, für die Erkundung der Stärke und Dauer von Distreßfolgen (Abb. 16) und für die Erkennung der Notwendigkeit von Therapiewiederholungen von hoher praktischer Bedeutung. Direkt maßgebend ist der Zahlenwert dieser Größe für die O_2-Versorgung des mittleren Bereichs der arteriellen Gefäßwände durch O_2-Diffusion vom Gefäßlumen [8] (Arteriosklerose) und für die O_2-Versorgung des Augen-Glaskörpers.

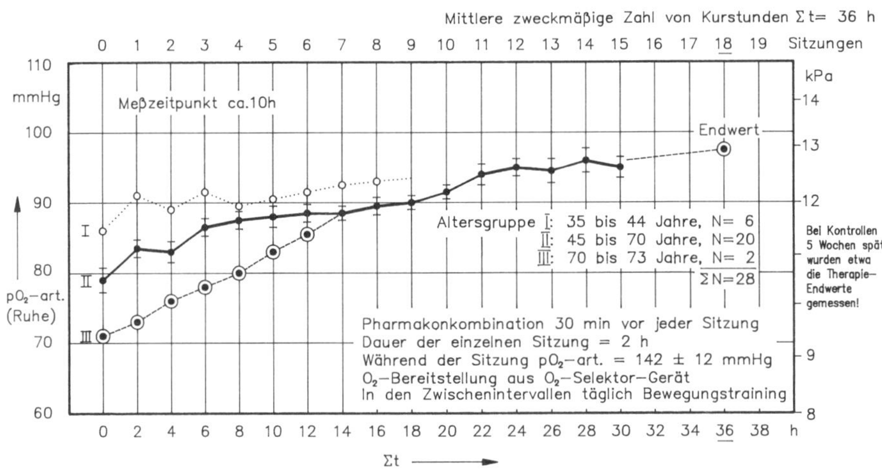

Abb. 29: Verhalten des arteriellen Ruhe-pO_2 als Funktion der Gesamtstundenzahl Σt der O_2-Mehrschritt-Therapie-Behandlung bei Patienten verschiedener Altersgruppen. Patientenzahl N = 28. Mittelwerte ± Standardabweichung. Messungen H. G. Lippmann. Spezielle Versuchsreihe zur Erkundung der zweckmäßigen Zahl von Sitzungsstunden bei der Therapievariante GK 4-I.

Das *Meßbeispiel* Abb. 29 zeigt die Ermittlung der zweckmäßigen Zahl von Sitzungsstunden für den Standard-O_2-Mehrschritt-Therapieprozeß GK 4-I mit Hilfe dieser Größe.

Die Abbildung ist auch insofern instruktiv, als aus den Kurven für verschiedene Altersgruppen hervorgeht, daß der Therapieeffekt bei älteren Personen sehr viel ausgeprägter ist, als bei im mittleren Lebensalter stehenden Probanden.

2.3 Körperliche Leistungsfähigkeit PWC_f, Energiestatus

Die Messung dieser mit einer einfachen Einrichtung (Ergometer mit Wattanzeige, Puls-Time-Meter, Meßergometer „Pro Vital" der Hauni Elektronik GmbH, Hamburg-Bergedorf, Abschnitt 8.4) zu bestimmenden Größe PWC_f ist zur wichtigen Meßaufgabe für fast alle Varianten der Sauerstoff-Mehrschritt-Therapie geworden. Die Messung dieser relativen Größe liefert eine recht genaue Auskunft über den Therapieerfolg sowohl bei Personen der Gruppe I als auch der Gruppe II (Abb. 26). Diese Meßgröße hat den großen Vorteil, daß auch der Laie ihren Sinn sofort versteht. Wenn die zur gleichen Pulssteigerung (z. B. auf 150, 130, 110 oder in Sonderfällen auch 100 bis 90 pro min) führende Belastung in Watt infolge der Therapie anhaltend zugenommen hat, so ist unmittelbar einzusehen, daß die Leistungsreserven des Organismus bzw. seine Kräfte im Verhältnis der nachher und vorher abgelesenen Wattzahlen sich erhöht haben. - Die Wahl des Ergometertyps hängt von der Kondition des Probanden ab (Herzzustand, Bewegungsbehinderungen). Die Messung der körperlichen Leistungsfähigkeit sollte stets unter Aufsicht des behandelnden Arztes erfolgen.

Die in Abb. 30 eingetragenen *Meßbeispiele* geben eine Vorstellung von der mittleren Zunahme (17%, wie auch bei der Doppelblindstudie [7]) und der Streuung der Ergebnisse.

Den *Energiestatus* definieren wir als maximale ergometrische Leistung in Watt über die Zeitdauer von zwei Minuten. Die Messung erfolgt ebenfalls durch ein Ergometer mit möglichst genauer Anzeige der erbrachten Leistung in Watt. Bei älteren oder geschwächten Personen stößt die Bestimmung auf Schwierigkeiten, weil das Risiko einer Herzüberlastung zu berücksichtigen ist. Die Messung des Energiestatus sollte daher stets in Anwesenheit eines Arztes unter EKG und Pulskontrolle sowie unter Bereitstellung eines Defibrillators erfolgen.

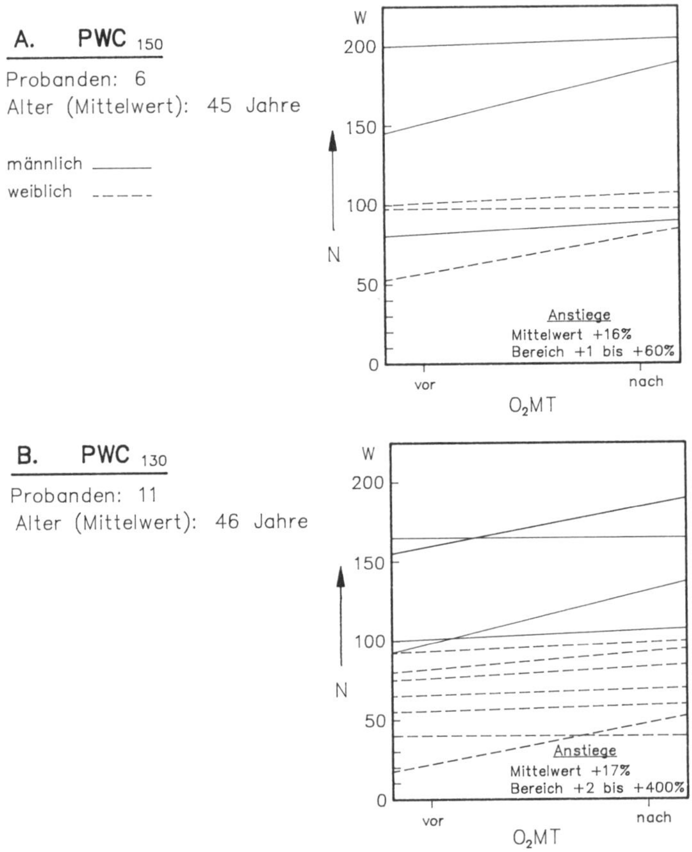

Abb. 30: Ergometrisch gemessene körperliche Leistungsfähigkeit PWC_{150} (A) und PWC_{130} (B) vor und nach Sauerstoff-Mehrschritt-Therapie. (Fahrradergometer)
Mittlere Zunahme: + 17%, Probanden Gruppe II

2.4 Ruhe-Blutdruck

Zur Renormalisierung von zu niedrigem Blutdruck (Hypotonie) und von zu hohem Blutdruck (Hypertonie) kann die Sauerstoff-Mehrschritt-Therapie wesentlich beitragen [7]. Die Messung des Blutdrucks nach Riva-Rocci (RR-Messung) kann mit preiswerten im Handel befindlichen Geräten nach Art Abb. 31 vom Patienten selbst durchgeführt werden.

Die Messung gibt Auskunft über den Therapieerfolg in bezug auf die Blutdruckrenormalisierung. Bei Hypertoniebekämpfung ist die Selbstmessung dreimal am Tag notwendig, weil der Patient oft nach den gemessenen Werten die infolge der Therapie meist reduzierte Dosis seiner Hypertoniepharmaka wählen muß.

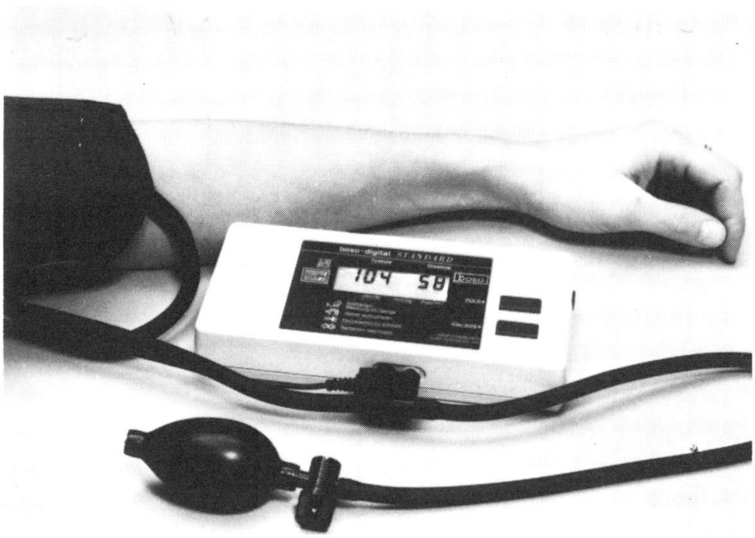

Abb. 31: Im Handel befindliches Gerät zur digitalen Anzeige des systolischen und diastolischen Blutdrucks, sowie der Pulsfrequenz in Aktion.

Speziell zur Bekämpfung von regulatorisch bedingter Hypotonie wurde die Therapievariante *80 min-O_2-Mehrschritt-Nikotinsäure-Prozeß KA 1* entwickelt. – Ebenso wie beim Einsatz der anderen Therapievarianten zur Blutdruckrenormalisierung sollte die RR-Messung stets erst einen Tag nach Behandlungsende vorgenommen werden.

2.5 Arterio-venöse Partialdruck- bzw. Sättigungsdifferenz (entspricht η-Wert)

Die Messung dieser Größe, welche mit der gleichen Einrichtung wie die Bestimmung des arteriellen Ruhe-Sauerstoff-Partialdrucks erfolgen kann, informiert bei Patienten der Gruppe I über den partiellen Therapieerfolg in bezug auf Erhöhung der arterio-venösen O_2-Sättigungs-Differenz (η-Wert), d. h. in bezug auf die Verbesserung der Ausnutzung der Sauerstoffbindungskapazität des Bluts. Beispiele für diese Verbesserung bringt Abb. 32.

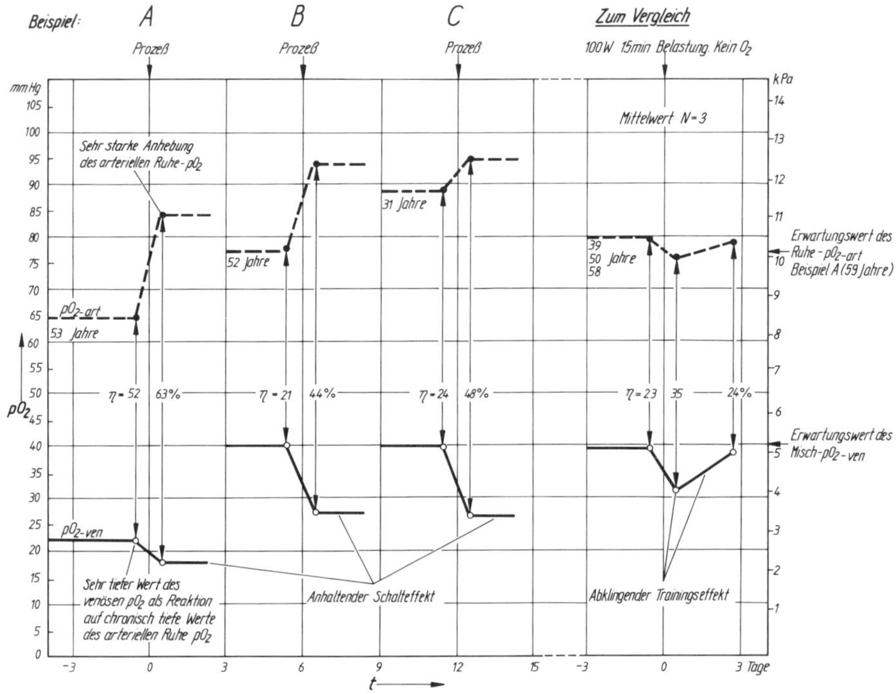

Abb. 32: Drei typische Beispiele zur Anhebung des arteriellen Ruhe-pO_2 und zur Senkung des venösen peripheren Ruhe-pO_2 durch einen 15 min-O_2-Mehrschritt-Schnellprozeß mit gleichzeitiger körperlicher Belastung (O_2-Mehrschritt-Gymnastik, GK 2 mit Fahrradergometer, 100 W). Von A bis C zunehmende Höhe des $pO_{2\text{-art}}$-Ausgangswerts (vorher niemals durch O_2-Mehrschritt-Prozesse behandelten Probanden).
Kontrollgruppe mit Preßluft: Geringe schnell abklingende Erhöhung von η ohne O_2-Schritt! Probanden Gruppe I

Zum Vergleich ist in der Abbildung rechts ein Meßergebnis für die gleiche 100 Watt-15 min-Belastung von 3 Probanden ohne Sauerstoffapplikation gegenübergestellt. Aus diesem Vergleich ist die Schlußfolgerung zu ziehen, daß eine anhaltende Statusverbesserung bei dieser Belastungsdosierung ohne Sauerstoff nicht gelingt!

Ein weiteres Beispiel für die 36 h – 18 Tage-Therapievariante GK 4-I mit 88 selektierten Patienten (Gruppe I) bringt Abb. 33.

Zu den Meßwerten bei diesen kranken bzw. geschwächten Patienten einer Kurklinik ist zu bemerken, daß vor der Therapie die arteriellen Ruhe-pO_2-Werte zum großen Teil ungünstiger, d. h. unter der altersgemäßen Erwartungswertkurve (gestrichelt) und nach der Therapie fast alle oberhalb dieser Kurve, also günstiger liegen. Entsprechend befinden sich die Meßwerte für den venösen Ruhe-pO_2 vor der Therapie zum großen Teil oberhalb der altersgemäßen Erwartungswertkurve und nach der Therapie unterhalb dieser Kurve. Da Messungen dieser Art im Routinebetrieb leicht vorgenommen werden können, dienen sie auch heute in den Behandlungszentren sehr häufig zur Abschätzung des Therapieerfolgs bei den vielen Patienten der Gruppe I, vor allen Dingen bei geschwächten, wenig belastungsfähigen oder bewegungsbehinderten Patienten von Kureinrichtungen.

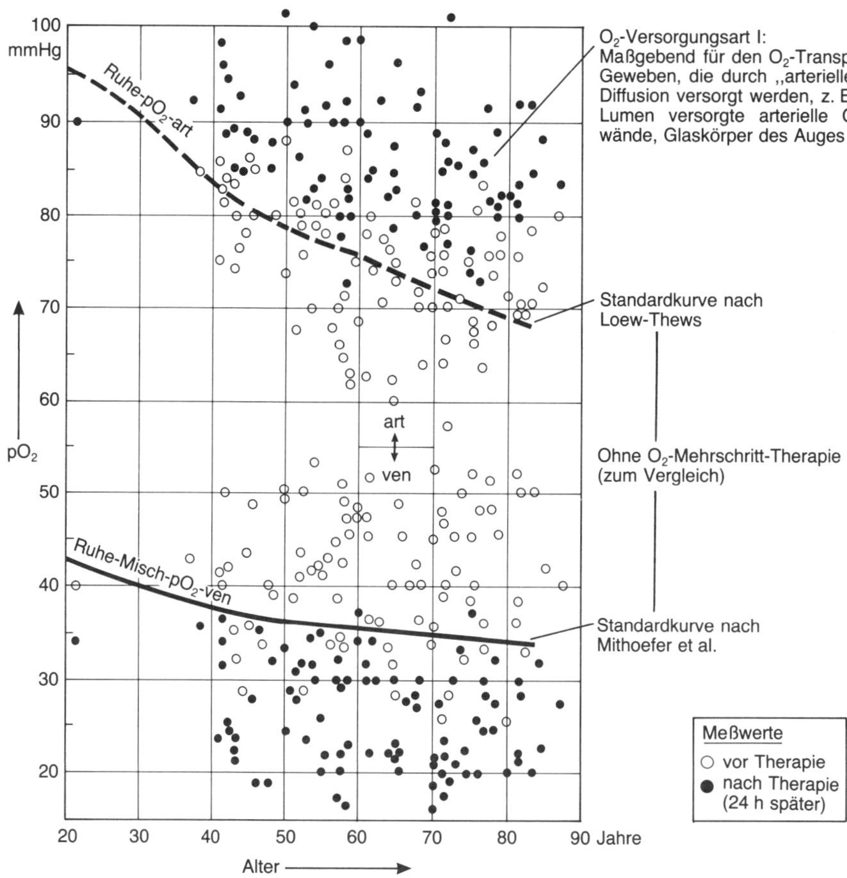

Abb. 33: Messungen des arteriellen und des venösen Ruhe-Sauerstoff-Partialdrucks vor (○) und nach (●) Sauerstoff-Mehrschritt-Therapie (meist Variante GK 4-1) in Abhängigkeit vom Lebensalter bei behandlungsbedürftigen Patienten des Sanatoriums Dr. med. S. H. Wolf, D-3590 Bad Wildungen, Dr.-Born-Straße.
Meßwerte in Gegenüberstellung zu den Standard-Erwartungswert-Kurven nach Loew-Thews und Mithoefer. Mittlere Erhöhung von η durch Therapie von 100 auf 230%! 88 Patienten (1984).

Bei einer Studie [30] mit 96 unselektierten Patienten eines Krankenhauses wurde sechs Monate nach Therapieende bei Personen im Alter über 70 Jahre eine zusätzliche Erhöhung des η-Wertes gefunden. Diese überraschende „Nachwirkung" (hauptsächlich mit einer Abnahme des venösen Ruhe-O_2-Partialdrucks verbunden) ist offenbar dadurch zu erklären, daß sehr alte Personen in natürlicher Ausnutzung der O_2MT-bedingten Kräftezunahme zu einer wesentlich kraftvolleren Lebensweise übergehen, welche dann den O_2- bzw. Energiestatus weiter erhöht.

2.6 Ruhe-O_2-Aufnahme

Bei spirometrischen Messungen der Ruhe-O_2-Aufnahme ist darauf zu achten, daß keine zu hohen Meßwerte durch Hyperventilation des Probanden vorgetäuscht werden (z. B. Aufregung beim Meßgeschehen). Dieser mögliche Meßfehler läßt sich reduzieren, wenn der Proband durch Kopfhörer-Musikdarbietungen abgelenkt wird. Meßbeispiele für diese Größe, bei der im Gegensatz zur alleinigen Verwendung des η-Wertes auch die Herzeigenschaften (Herzzeitvolumen) mit berücksichtigt sind, waren schon in Abb. 27 für Probanden der Gruppe I wiedergegeben. – Die absolute Größe des Therapieeffekts ergibt sich dadurch, daß man die maximale Sauerstoffaufnahme (maximale 2 min-Belastung) in Beziehung setzt zur Ruhe-O_2-Aufnahme vor und nach der Behandlung, d. h. den Anstieg der *Leistungsreserven* bestimmt (Abb. 7). Die Ruhe-O_2-Aufnahme hat, vor allem im Vergleich zur altersabhängigen Erwartungswertkurve, eine *hohe diagnostische Bedeutung*. So liefert sie z. B. einen wesentlichen Beitrag zur Bestimmung des biologischen Alters.

2.7 Ruhe-CO_2-Abgabe

Die spirometrische Bestimmung der Ruhe-CO_2-Abgabe erfolgt, wie das Meßbeispiel Abb. 2 zeigt, in der Regel im gleichen Meßvorgang wie die Bestimmung der Ruhe-O_2-Aufnahme (und des Atemzeitvolumens). Das Verhältnis der beiden Meßwerte liefert den *respiratorischen Quotienten*. – Der Zahlenwert der Ruhe-CO_2-Abgabe erlaubt *Rückschlüsse auf die O_2-Nutzung im Organismus* und darüber hinaus Rückschlüsse auf die Art des Stoffwechsels (Fettstoffwechsel kleinerer RQ, Kohlenhydratstoffwechsel größerer RQ).

2.8 Maximale symptom-limitierte O_2-Aufnahme

Die spirometrische Messung der maximalen Sauerstoffaufnahme erfolgt nach ständig steigender Belastung bis zur Erschöpfung in der höchsten

Stufe bei 2 min-Belastungsdauer (bei jungen gesunden Probanden) und bei alten bzw. kranken Probanden bis zum Auftauchen von limitierenden Symptomen. Meßbeispiele für männliche Personen von verschiedenem Alter sind in Abb. 34 wiedergegeben.

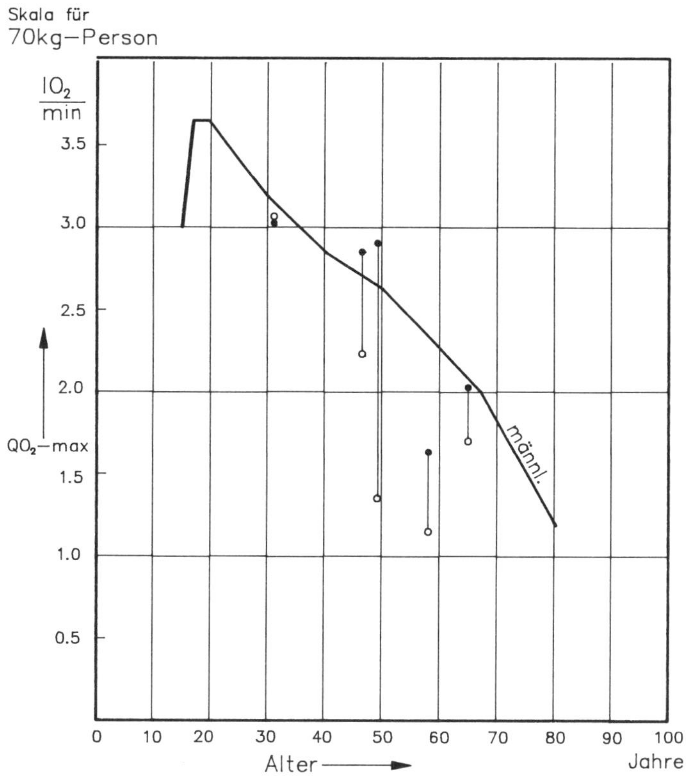

Abb. 34: Beispiele für die Erhöhung der maximalen O_2-Aufnahme durch Sauerstoff-Mehrschritt-Therapie. 2 × Therapievariante GK 2-I. Meßpunkte vor (○) und nach (●) der Therapie.

Zur starken Erhöhung dieser Meßgröße durch die Sauerstoff-Mehrschritt-Therapie sei auf die hierzu in Abb. 26 eingetragenen Ergebnisse hingewiesen (Erhöhung im Durchschnitt 27 %).

2.9 Lungenfunktionsparameter

Im Gegensatz zu Auffassungen von Pulmologen [8] stand die Erwartung des Verfassers, daß durch die Hochschaltung der Blutmikrozirkulation auch im Lungenbereich und durch die anhaltende Verbesserung des energetischen Status (Steigerung des Leistungsvermögens der Atmungsmuskulatur) eine Verbesserung von Parametern der Lungenfunktion auf Dauer eintritt. Zur Klärung dieser Frage wurde daher eine Pilotstudie zunächst von Frau G. CASPERS und anschließend von uns durchgeführt. Benutzt wurde hierbei ein Spirotron-2-Gerät der Drägerwerk-AG Lübeck. Das Gerät mißt aus einem einzigen exspiratorischen Atemstoß, der nach einer adäquaten Pause zweimal wiederholt werden kann, die im folgenden mit Meßbeispielen genannten Parameter. Diese Parameter werden aus einem Speicher abgerufen und im Gerät bereits ausgewertet. Die Resultate werden von einem Drucker nebst Flow-Kurve und Volumen-Zeit-Kurve geschrieben. Auf diese Weise wurden die nachstehenden Ergebnisse dokumentiert, aus welchen hervorgeht, daß anhaltende *Verbesserungen von Lungenparametern durch Sauerstoff-Mehrschritt-Therapie* zu messen sind!

Meßbeispiele:

1. 24jähriger männlicher Patient mit funktionellen vegetativen Beschwerden. O_2MT: Zwei 15 min-O_2-Mehrschritt-Schnellprozesse GK 2-I

Parameter	vor O_2MT	nach O_2MT	Differenz absolut	Differenz relativ
Peak flow ($l \cdot s^{-1}$)	8,21	10,50	+2,29	+28%
FVC (l)	5,27	6,04	+0,77	+15%
FEV_1 (l)	4,28	4,26	−0,02	0%

2. 54jähriger männlicher Patient mit obstruktiver Ventilationsstörung. O_2MT: Ein 36 h - 18 Tage-O_2-Mehrschritt-Therapieprozeß GK 4-I

Parameter	vor O_2MT	nach O_2MT	Differenz absolut	Differenz relativ
Peak flow ($l \cdot s^{-1}$)	4,68	5,81	+1,13	+24%
FVC (l)	3,39	3,60	+0,21	+ 6%
FEV_1 (l)	1,87	2,08	+0,21	+11%

Erklärung der Abkürzungen:

- Peak flow = maximaler Wert des exspiratorischen Atemstromflusses
- FVC = Vitalkapazität bei forcierter (maximal schneller) Exspiration
- FEV_1 = exspiratorisches Volumen (bei forcierter Exspiration) in der 1. Sekunde, sog. Atemstoßtest bzw. 1-s-Kapazität bzw. Tiffeneau-Test.

An 15 Patienten unserer Gruppe fanden wir eine *Zunahme der Vitalkapazität um 6,5% und des Peak flow (PF) um 15,5% nach O_2MT* [9].

Zu ähnlichen positiven Befunden mit Verbesserung dieser und weiterer Lungenfunktionsparameter nach Messung an 171 Patienten war auch Frau G. Caspers in der Klinik für Naturheilverfahren, Bad Füssing, gelangt [10].

2.10 Maximale aerobe Ausdauerleistungsfähigkeit

Eine in der Sportmedizin etablierte Methode ist die Messung der *maximalen aeroben Ausdauerleistungsfähigkeit.* Mit dieser Methode erschließt sich die Möglichkeit zur Urteilsbildung von Leistungsreserven bei Freizeit- und Erholungssportlern, also bei einem Personenkreis, der sportlich motiviert ist. Die Messung erfolgt in einem Fahrradergometertest mit stufenweiser Belastungszunahme bis zum Belastungsabbruch bei Erreichen der maximalen Herzfrequenz. Parallel dazu wird am Ende einer jeden Belastungsstufe die Milchsäurekonzentration im Blut und während der Belastung die Sauerstoffaufnahme gemessen. Von entscheidender Bedeutung hierbei ist die Milchsäurekonzentration zum Zeitpunkt des Belastungsabbruchs. Das Belastungsprogramm wurde in Analogie zu [3] entwickelt. In einem ersten Pilotversuch wurden 18 Freizeit- und Erholungssportler *einem* 15 min-O_2-Mehrschritt-Schnellprozeß GK 2-I unterzogen, nachdem vorher nach oben beschriebener Methode die maximale aerobe Ausdauerleistungsfähigkeit gemessen war. Bei der Kontrolle nach einer Woche ergab sich eine durchschnittliche Leistungssteigerung von 9,1% (Probanden Gruppe II). – In einer zweiten ausgedehnteren Studie an 39 Kurpatienten war nach dreiwöchigem körperlichen Trainingsregime und andererseits wöchentlich zwei Schnellprozessen GK 2-I der Effekt identisch, so daß die Erschließung der körperlichen Leistungsreserven mit Sauerstoff-Mehrschritt-Therapie-Varianten als wesentlich zeitökonomischer angesehen werden kann [11]. Da die Laktatkonzentrationen kaum von psychogenen Faktoren verfälscht werden können, eignet sich diese Methode besonders für den intraindividuellen Vergleich.

2.11 Geistige Leistungsfähigkeit

Nach den wegweisenden Arbeiten von B. Fischer und S. Lehrl [12], [13] war es naheliegend, auch Parameter der geistigen Leistungsfähigkeit in die Untersuchungen über die Effekte der Sauerstoff-Mehrschritt-Therapie, d. h. der anhaltenden Verbesserung des Sauerstoff- bzw. Energiestatus einzubeziehen [14]. Der Forderung des 3. Schritts der Sauerstoff-Mehrschritt-Therapie, die Durchblutung der betroffenen Region zu steigern, wurde Rechnung getragen durch aktivierende Maßnahmen in Form des „Gehirn-Joggings". Mit Vorrang interessierte die Frage der Beeinflussung der mit dem Alter stark abnehmenden *Kurzzeitspeicherkapazität* des Gehirns als wichtigstem Parameter von informationspsychologischen Untersuchungen. Nach [14] liegt dieser Wert im Mittel bei etwa 150 bit im Alter von 20 Jahren und bei 60 bit im Alter von 80 Jahren. Sein Zahlenwert wurde durch Bestimmung von zwei Grundgrößen ermittelt: Informationsfluß zum Kurzzeitspeicher und Messungen der Gegenwartsdauer. Beide Grundgrößen werden multipliziert und ergeben dann die Kurzzeitspeicherkapazität (ausgedrückt in der Dimension bit). – Bei der Untersuchung von 59 männlichen und weiblichen Patienten im Altersbereich von 36 bis 84 Jahren ergab sich nach Durchführung der Sauerstoff-Mehrschritt-Therapie-Behandlung mit den Varianten GK 2-I und GK 4-I *eine Zunahme der Kurzzeitspeicherkapazität um 20,7 bit bzw. 21%.* Diese Zunahme war statistisch signifikant ($p < 0{,}001$).

In schweren Fällen mit hochgradiger cerebraler Leistungsminderung dürfte sich noch eine wesentlich größere Zunahme der Kurzzeitspeicherkapazität ergeben, wenn die Sauerstoff-Mehrschritt-Therapie-Behandlung kombiniert wird mit der Gabe folgender Pharmaka, sogenannter „Nootropika" nach Joachim Schmidt (Rektor der Medizinischen Akademie Dresden):

1. Pyritinol (Encephabol)
2. Pirazetam (Normobrain)
3. Meklophenoxat (Cerutil)
4. Magnesiumorotat

Tägliche Einnahme in Dosierungen gemäß ärztlicher Verordnung.

2.12 Augenparameter

Nach Sauerstoff-Mehrschritt-Therapie-Behandlungen wurden im Bereich des Nah- und Weitsehens (der sogenannten Brechungsanomalien) Verbesserungen, wie z. B. Veränderungen der Dioptrienzahl, in Richtung der Verhältnisse jüngerer Jahre beobachtet. Brillen, die vor Jahren ausgeschieden wurden, lieferten wieder scharfe Bilder. Bei eingeschränktem Gesichtsfeld ergaben sich bedeutende Erweiterungen. Sehr oft wurde beobachtet, daß eine starke Blendungsempfindlichkeit und auch zu hoher Augeninnendruck (Grüner Star) sich zurückbildeten. Auch die Verzögerung von Diabetes mellitus-Spätschäden an der Retina ist in diesem Zusammenhang zu erwarten.

Die quantitativen Unterlagen über die eingetretenen Verbesserungen ergeben sich aus den vom Augenarzt protokollierten Daten für die Mehrzahl der genannten Größen.

2.13 Reaktionszeit

Um die Wirksamkeit der Sauerstoff-Mehrschritt-Therapie auf cerebrale Funktionen weiter nachzuweisen, liegt es nahe, die Untersuchungen auch auf Messung der optischen oder akustischen Reaktionszeit auszudehnen. Bei solchen Studien wurden zur Ermittlung der *optischen Reaktionszeit* (meist etwas länger als die akustische Reaktionszeit) 20 Messungen innerhalb von 3 min an 20 Probanden im Alter von 60 Jahren vor und nach der Sauerstoff-Mehrschritt-Therapie vorgenommen. Die optisch-sensomotorische Reaktion verkürzte sich von 279 ms auf 235 ms. Diese Verkürzung um 44 ms bzw. 15% ist signifikant [15]. Die Verkürzung entspricht einer „biologischen Verjüngung" von etwa 20 Jahren, wenn man die altersabhängige Reaktionszeitkurve zugrundelegt.

Bekanntlich spielt die Größe der Reaktionszeit zur Vermeidung von Verkehrsunfällen und zur Minimierung der bei ihnen entstehenden Schäden eine entscheidende Rolle. Nicht selten wird bei im höheren Alter stehenden Personen nach amtsärztlicher Untersuchung die Fahrerlaubnis entzogen, weil die Reaktionszeit schon bei zu großen Werten lag. In solchen Fällen kann die anhaltende Reaktionszeitverkürzung durch Behandlung mit Sauerstoff-Mehrschritt-Therapie den betroffenen Personen wesentlich helfen.

2.14 Ruhe-EKG

Ausrüstungen zur EKG-Aufzeichnung gehören aus mehreren Gründen zu den Standardeinrichtungen größerer und mittlerer Zentren für Sauerstoff-Mehrschritt-Therapie. Sie ermöglichen die Dokumentationen über *Therapieerfolge am Herzen*. Ihr Einsatz ist obligatorisch bei Therapievarianten und Prozessen mit Belastung von älteren oder möglicherweise nicht herzkreislaufgesunden Patienten mit Ergometern (WHO-Vorschriften) [16].

Durch Registrierung des Ruhe-EKG vor und nach der Sauerstoff-Mehrschritt-Therapie können bei herzkranken Patienten in vielen Fällen anhaltend günstige Wirkungen der Sauerstoff-Mehrschritt-Therapie eindrucksvoll dokumentiert werden. In ähnlicher Weise läßt sich mit Langzeit-Aufzeichnungsgeräten, z. B. Momentankardiotachographen, welche den Zeitabstand zwischen Herzschlägen registrieren, *das Verschwinden oder die Häufigkeitsabnahme von Herzarrhythmien* nach Sauerstoff-Mehrschritt-Therapie nachweisen.

Um die Herzüberlastung beim Bestehen einer Herzkreislaufkrankheit zu vermeiden, wird der Patient während seiner Arbeit am Ergometer an ein einfaches EKG-Aufzeichnungsgerät oder Sichtgerät angeschlossen. Sobald sich Anomalien im EKG andeuten, muß die ergometrische Belastung abgebrochen werden. Auf Patienten dieser Art sollte der ohne kritische Belastung auskommende 36 h – 18 Tage-O_2-Mehrschritt-Prozeß GK 4-I Anwendung finden.

2.15 Mikrozirkulation (Durchblutung)

Mit Hilfe der ^{133}Xenon-Clearance-Methode kann die nutritive Gewebsdurchblutung und somit der funktionell wirksame Gefäßquerschnitt, z. B. vor und nach Sauerstoff-Mehrschritt-Therapie direkt ermittelt werden. Das Verfahren beruht auf einer Injektion von in unserem späteren Beispiel 0,1 ml ^{133}Xenon in physiologischer NaCl-Lösung (spezifische Aktivität ca. 1 – 1,5 MBq). Über die Blutmikrozirkulation kommt es zur Auswaschung des Präparats in das Kreislaufsystem und nach Lungenpassage zur Exhalation. Aufgrund ihrer hohen Sensitivität können mit der Methode der ^{133}Xenon-Clearance *direkte Messungen über die Zunahme der Mikrozirkulation nach Auslösung des entdeckten kapillaren Schaltmechanismus durchgeführt werden.* Weiter können neben der Verlaufsbeurteilung durchgeführter O_2MT-Behandlungen auch *Aussagen über Maß und Milderung organischer, arterieller und venöser Durchblutungsstörungen der unteren und oberen Extremitäten* gegeben werden [17]. – Das Behandlungsergebnis einer erfolgten Sauerstoff-Mehrschritt-Therapie spiegelt sich in der Zunahme der biologischen Halbwertzeit des Radioisotops und der Zunahme des funktionell wirksamen Gefäßquerschnitts wider.

Mit Hilfe einer speziellen Meßtechnik (Halbleiterdetektor-γ-Sonden mit kleinen Abmessungen) wird in Abhängigkeit von der Belastbarkeit des Patienten die ^{133}Xenon-Clearance (Biologische Halbwertzeit – HWZ) und der funktionell wirksame Gefäßquerschnitt (A) an der arbeitenden Muskulatur, wie in Abb. 35 dargestellt, im Liegen (Fußergometer mit einstellbaren Belastungsstufen), im Stehen (Zehenstandsübungen nach einer vorgegebenen Frequenz bzw. auf dem Fahrradergometer) gemessen.

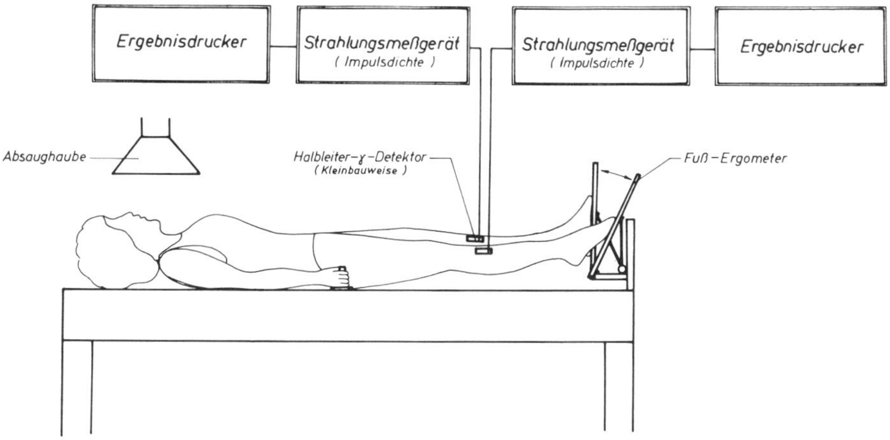

Abb. 35: Meßplatz zur Bestimmung der Blutmikrozirkulation in den Beinen aus der ^{133}Xenon-Muskel-Clearance vor und nach O_2-Mehrschritt-Therapie
Applikation des ^{133}Xenon (γ-Emission 30 und 81 keV) erfolgt i.m.
Physikalische Halbwertzeit 5,2 d. Biologische Halbwertzeit 2 bis 5 min.

Um die Leistungsfähigkeit dieser Isotopenmethode [18] für die Sauerstoff-Mehrschritt-Therapie-Forschung zu charakterisieren, sei folgendes Meßbeispiel (Paradefall) beschrieben:

Patientin: A. H.; Alter: 54 Jahre. Schwere Durchblutungsstörungen im rechten Unterschenkel. Messung im nuklearmedizinischen Labor (Inst. M. von Ardenne).

Diagnose: chronisch venöse Insuffizienz mit Varikosis und Zustand nach Thrombophlebitis

Behandlung: zweimal 15 min-Sauerstoff-Mehrschritt-Schnellprozeß GK 2-I
Parameter der erfolgten nuklearmedizinischen Diagnostik:

- ^{133}Xenon-Clearance an der Wadenmuskulatur
- Belastung mit 30 Zehenstandsübungen pro min. über fünf Minuten
- Halbleiterdetektorsonden auf die Wadenmuskulatur aufgesetzt. Messung ein und drei Monate nach Therapieende

Biologische Halbwertzeit		Funktioneller Gefäßquerschnitt	Blutfluß	Blutflußerhöhung
in Minuten		A in mm^2	ml/100 g	
linkes Bein:				
vor Therapie	1,87	5,70	26,90	
nach Therapie	1,11	6,93	45,02	68%

Biologische Halbwertzeit		Funktioneller Gefäßquerschnitt	Blutfluß	Blutfluß-erhöhung
in Minuten		A in mm^2	ml/100 g	
rechtes Bein:				
vor Therapie	6,67	3,02	7,56	
nach Therapie	1,58	5,85	31,91	322%
nach drei Monaten	1,00	8,46	50,41	568%

Eine anhaltende *Steigerung der schwer gestörten Durchblutung im rechten Unterschenkel durch Sauerstoff-Mehrschritt-Therapie um 568%* (!) nach drei Monaten wurde in diesem Behandlungsbeispiel *mit der Radioisotopenmethode direkt nachgewiesen.* – Beispiele dieser Art gibt es viele, welche die Effizienz unserer Therapie und den entdeckten Schaltvorgang der Blutmikrozirkulation direkt beweisen. Daß bei so starken Verbesserungen der Beindurchblutung oft Amputationen vermieden werden können, ist nicht überraschend.

2.16 Biologisches Alter

Im Gegensatz zu den bisher besprochenen Meßgrößen führt die *Ermittlung des biologischen Alters* nicht zu einem bestimmten Zahlenwert, weil die nach verschiedenen Methoden resultierenden Werte sich stark voneinander unterscheiden.

Die Methode nach Ries/Pöthig [19], [20] berücksichtigt sechs Vitalparameter: Messung der visuellen Reaktionszeit auf einen Lichtreiz analog Abschnitt 2.13 und eine Zeigerbewegung, Messung der akustischen Reaktionszeit auf einen Ton bestimmter Frequenz und Stärke, Aufzeichnung von optomotorischen Fähigkeiten, Messung der psychomotorischen Grundtempos (Tapping), Suchtest nach Millner. Für die Durchführung dieser Bestimmung wurde ein sogenanntes „Geromat-Gerät" entwickelt, in dem das genannte Testarsenal vereinigt ist.

Bei einer weiteren Methode werden Rückschlüsse auf das biologische Alter aus einer Abschätzung der Gefäßgüte der Armarterie gezogen. Es wird dabei der Anstieg des transcutan am Handrücken gemessenen Sauerstoffgewebedrucks nach Lösung einer am Oberarm bewirkten Blutstauung gemessen. Die Steilheit des O_2-Gewebedruckwiederanstiegs ist dann von dem gemessenen Blutdruck (RR-Werte) und von der Güte des Armgefäßes abhängig [9, Abb. 212].

Ein weiterer Weg zur Abschätzung des biologischen Alters besteht in der Messung der arteriellen Ruhe-Sauerstoffaufnahme und Eintragung des erhaltenen Meßpunkts relativ zu einer Kurve, welche den Erwartungswert dieser Größe in Abhängigkeit vom Lebensalter zeigt (siehe oben Abb. 5).

Schließlich wird eine Methode diskutiert zur Abschätzung des biologischen Alters aus der Hautelastizität [9, Abb. 25]. – Auch könnte die Bestimmung des Energiestatus zur Ermittlung eines energetischen Alters ausgenutzt werden.

Zwei Beispiele zur Bestimmung des biologischen Alters nach vier angegebenen Methoden bei Probanden, welche 15 Jahre fast ohne Zeitlücken für einen guten Wert des arteriellen Sauerstoffpartialdrucks (durch rechtzeitig wiederholte Durchführung von Sauerstoff-Mehrschritt-Behandlungen) gesorgt hatten, sind in Abb. 36 zusammengefaßt.

Nr.	Geschlecht		Wahres Alter	Ruhe-$pO_{2\text{-}art}$ in mm Hg		Bestimmungs-methode	Biologisch Alter
	m	w	Jahre	Erwart. Wert	15 J. Verum W	(Vitalparameter)	Jahre
1	m		79	69 ($\eta \sim 22\%$)	84 ($\eta \sim 50\%$)	Methode: Ries-Pöthig Geromat-Gerätesystem (> 6 Parameter)	64
						Methode: Bestimmung der Güte G des Blutgefäßsystemes (1 Parameter)	50
						Methode: Ruhe-O_2-art-Erwartungswert-Kurve (1 Parameter)	40
						Methode: Bestimmung der Haut-Elastizität (1 Parameter)	55
2		w	70	72 ($\eta \sim 23\%$)	82 ($\eta \sim 40\%$)	Methode: Ries-Pöthig Geromat-Gerätesystem (> 6 Parameter)	47
						Methode: Bestimmung des Güte G des Blutgefäßsystemes (1 Parameter)	40
						Methode: Ruhe-O_2-art-Erwartungswert-Kurve (1 Parameter)	41
						Methode: Bestimmung der Haut-Elastizität (1 Parameter)	45

Abb. 36: Bei einer Pilotstudie mit dem Geromat-System nach Ries-Pöthig und weiteren angegebenen Methoden wurden an Probanden, welche 15 Jahre fast ohne Zeitlücken durch O_2MT für einen guten O_2-Status gesorgt hatten, folgende Ergebnisse erzielt, die eine bedeutende Herabsetzung des „biologischen" Alters durch Sauerstoff-Mehrschritt-Therapie erkennen lassen. (Hauptsächlich als Erfolg des Gelingens einer Arteriosklerose-Prophylaxe zu werten!)

Bei diesen zwei Probanden ist zu verzeichnen, daß die ermittelten *Werte des biologischen Alters erheblich gegenüber dem kalendarischen Alter verringert sind.*

2.17 Klinisch-chemische Laborparameter

Ein gutes Beispiel für die positive Beeinflussung klinisch-chemischer Laborparameter durch Sauerstoff-Mehrschritt-Therapie ist die *Verbesserung von Transaminasewerten bei geschädigter Leber*. Zur Erfüllung ihrer Entgiftungsfunktion im Körper braucht die Leber viel Energie, deshalb ist es nicht überraschend, daß der Sauerstoff- bzw. Energiestatus beim Entstehen von Leberschädigungen und auch bei der Rehabilitation dieses Organs eine große Rolle spielt. Bei Fällen von *chronisch progredienter Hepatitis* konnte ein Erfolg der Sauerstoff-Mehrschritt-Therapie aus der Verminderung der Transaminasewerte zahlenmäßig in vielen Fällen nachgewiesen werden.

2.18 Immunfunktion

Bereits in [9] und in den dort zitierten früheren Arbeiten wurde darauf hingewiesen, daß *alle körpereigenen Abwehrmechanismen energiefordernder Natur* sind und daß aus diesem Grund eine enge *Beziehung zwischen Stärke der körpereigenen Immunabwehr und Güte des Sauerstoff- bzw. Energiestatus* besteht. Dieser Entdeckung verdankt die Variante Sauerstoff-Mehrschritt-Immunstimulation ihre später besprochene Bedeutung für die Bekämpfung der Krebskrankheit.

Im Rahmen der Forschung sind viele Teste zur zahlenmäßigen Erfassung der Immunfunktionen entwickelt worden. Erwähnt seien hier Leukozytenzahl im Blut, Phagazytosefähigkeit der weißen Blutzellen, Immunglobuline, Ausmessungen von Entzündungsreaktionen im Hautbereich usw. – Leider führten diese Teste auch in sinnvoller Kombination nicht zu *einem* Zahlenwert, der die Stärke der körpereigenen Abwehr zum Meßzeitpunkt hinreichend charakterisiert. Die Erreichung eines solchen Ziels ist auch wegen der Komplexität der ineinandergreifenden Immunmechanismen nicht zu erwarten. Um trotzdem zu einer nützlichen Aussage zu kommen, sind wir in Dresden pragmatisch vorgegangen und haben z. B. *das Verschwinden von erkannten Krebszellenaggregaten mit bestimmter Zellzahl nach der Therapie* als Maß für die aktuelle Stärke der körpereigenen Krebsabwehr benutzt [9], [21] (siehe Abb. 47, unten).

Ein experimenteller Befund am Menschen aus jüngster Zeit, welcher einmal mehr unsere Entdeckung der Korrelation zwischen Vernichtungsleistung der körpereigenen zellulären Abwehr und der Höhe des energetischen Status bestätigt, findet sich in Arbeit [25] beschrieben.

Die Chemilumineszenz von Granulozyten ist als Indikator für deren bakterizide Potenz bekannt. Um den Einfluß von Sauerstoff-Mehrschritt-Therapie auf diesen Parameter zu untersuchen, wurden Chemilumineszenz-Messungen an zymosanstimulierten Granulozyten in Vollblutproben mit einem Flüssigkeitsszintillationszähler, Typ LKB Wallac 180000 (Institut für Pharmakologie und Toxikologie der Medizinischen Akademie Dresden) durchgeführt. *Nach Behandlung mit dem 15 min-O_2-Mehrschritt-Schnellprozeß GK 2-I ergab sich schon bei gesunden Probanden (N=8) ein Anstieg der Photonenemission im Mittel um das Fünf- bis Zehnfache gegenüber dem Meßwert vor der Therapie.* Die durch körperliche Belastung allein ausgelöste Aktivitätszunahme wurde ebenfalls gemessen und war gegenüber dem referierten Effekt vernachlässigbar. Untersuchungen über den Einfluß anderer Sauerstoff-Mehrschritt-Therapie-Programme bei gesunden, geschwächten oder tumorkranken Personen stehen kurz vor dem Abschluß (siehe Anhang). In diesen am Menschen gewonnenen Ergebnissen deutet sich an, daß der Prozeß der Sauerstoff-Mehrschritt-Immunstimulation zu einem unverzichtbaren Element der künftigen Ganzkörper-Krebsbekämpfung werden wird.

Unbestritten ist, daß die körpereigene Abwehr mit der *Leukozytenzahl im Blut zusammenhängt.* Bekannt ist, daß die Infektanfälligkeit lebensbedrohend wird, wenn die Leukozytenzahl unter etwa 1000 pro mm^3 sinkt [22]. Deshalb wird bei der Dosierung und Fraktionierung der Chemo- und Strahlentherapie gegen Krebs stark darauf geachtet, daß die eintretende zeitweilige Abnahme der Leukozytenzahl (Leukopenie) die genannte kritische Grenze nicht überschreitet [23], [24]. Das Eintreten einer starken Leukopenie ist nicht nur wegen der zunehmenden Infektanfälligkeit von erheblicher pathogenetischer Bedeutung, sondern schwächt zugleich die Effizienz der konventionellen Krebstherapie und erhöht die Bildungswahrscheinlichkeit von Tochtergeschwülsten. Aus diesem Grund repräsentiert die sehr leicht durchzuführende Bestimmung der Leukozytenzahl im Blut eine sehr wesentliche Meßgröße. In diesem Zusammenhang ist darauf hinzuweisen, daß die *Leukopenie durch den Prozeß der Sauerstoff-Mehrschritt-Immunstimulation*, wie das Beispiel Abb. 37 zeigt, *oft sehr wirksam bekämpft werden kann.*

Genutzt wird dieses Ergebnis in einer schnell wachsenden Zahl von Zentren zur *Wirkungssteigerung der konventionellen Krebstherapie*, zur *Be-*

kämpfung von Strahlenschäden (Besuch der Tschernobyl-Experten aus Kiew in Dresden 1986) und zur *Desensibilisierung von normalem Gewebe gegen ionisierende Strahlung.*

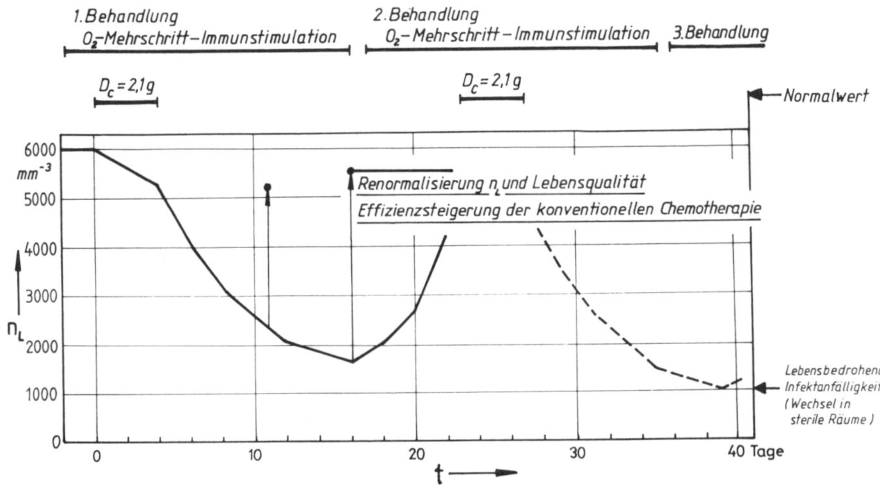

Abb. 37: Absinken der Zahl n_L von Leukozyten (Abwehrzellen) im Blut bei Chemotherapie mit dem bekannten Antikrebsmittel Cyclophosphamid in der Dosierung D_c von 2,1 g über 4 Tage [23]. Renormalisierung der Leukozytenzahl und der Lebensqualität nach wenigen Tagen durch Sauerstoff-Mehrschritt-Immunstimulation [9].

Bei einem Rückblick auf diesen Buchabschnitt ist festzustellen, daß die nach Ende der O_2-Applikation anhaltende Wirkung der Sauerstoff-Mehrschritt-Therapie bzw. -Immunstimulation sich in der *Veränderung des Zahlenwerts von 31 Meßgrößen* widerspiegelt. Für viele dieser Größen liegen bereits Studien mit großen Probandenzahlen in [9] und in speziellen Veröffentlichungen vor, welche die eintretenden Verbesserungen statistisch signifikant nachweisen. Diese Ergebnisse, unter denen sich auch eine bizentrische Doppelblindstudie befindet, können, da sie mit genügendem Kommentar zur Methodik veröffentlicht wurden, leicht nachgeprüft werden. Ein Zweifel an der Effizienz der Sauerstoff-Mehrschritt-Therapie beweist daher heute nur noch das Nichtinformiertsein eines Kritikers über den Gegenstand seiner Kritik.

Literatur

[1] M. von Ardenne, W. Klemm: Messungen über die anhaltende Steigerung der Ruhe-O_2-Aufnahme, der CO_2-Abgabe, des Atemzeitvolumens und der Leistungsreserven nach Sauerstoff-Mehrschritt-Therapie. Ztschr. Klin. Med. *43* (1988), 2233 (Nr. 373).

[2] H. Liesen und W. Hollmann: Ausdauersport und Stoffwechsel. Hofmann, Schorndorf 1981.

[3] P. E. Nowacki: in H. Mellerowicz, J.-W. Frank (Hrsg.) „Standardisierung, Kalibrierung und Methodik in der Ergometrie", Perimed-Fachbuch-Verlags-Gesellschaft. Erlangen 1983.

[4] D. Nolte, B. Häusl: Zur Effektivität der Sauerstoff-Mehrschritt-Therapie. Med. Klin. *75* (1980), 166.

[5] W. Schnizer, B. Siebert, J. Kleinschmidt, R. Erdl: Untersuchungen zur Sauerstoff-Mehrschritt-Therapie. Dtsch. Ärzteblatt *82 A* (1985), 2026.

[6] A. Hendrik, A. Pirrwitz, M. Schlegel: Untersuchungen zur Sauerstoff-Mehrschritt-Therapie nach M. von Ardenne, Dtsch. Gesundheitswes. *39* (1984), 585.

[7] M. von Ardenne, W. Klemm, J. Klinger: Doppelblindstudie zur starken anhaltenden Steigerung der körperlichen Leistungsfähigkeit nach Sauerstoff-Mehrschritt-Therapie-Behandlungen. Ztschr. Alternsforsch. *39* (1984), 17 (Nr. 297).

[8] M. von Ardenne: Naturwissenschaftliche Bestätigung contra autoritäre Ablehnung der Sauerstoff-Mehrschritt-Therapie. Folgenschwere Fehlhaltung der Gesellschaft für Pneumologie und Tuberkulose in der BRD. Erfahrungsheilkunde *34* (1985), 929 (Nr. 340).

[9] M. von Ardenne: Sauerstoff-Mehrschritt-Therapie, 4. Auflage, Georg Thieme Verlag, Stuttgart 1987.

[10] G. Caspers, K. Ch. Schimmel, K. H. Caspers: Der Einfluß der Sauerstoff-Mehrschritt-Therapie auf die Lungenfunktion. Ärztezeitschr. f. Naturheilverf. *28* (1987), im Druck.

[11] M. von Ardenne, W. Dauterstedt, E. Hagemoser, V. Netz: Erschließung körperlicher Leistungsreserven bei Freizeit- und Erholungssportlern durch Sauerstoff-Mehrschritt-Therapie und Training. Ergometrische Untersuchungen zur Wirkung des 15 min-O_2-Mehrschritt-Schnellprozesses. Dtsch. Ztschr. f. Sportmed. *12* (1989), im Druck (Nr. 378).

[12] S. Lehrl, A. Gallwitz, L. Blaha: Kurztest für allgemeine Intelligenz KAJ. Vless. Verlagsges. Vatterstetten, München 1980.

[13] S. Lehrl, T. A. Moesler, B. Fischer: Sinnvolle Therapiestudien in der Gerontologie. Fünfte Klausenbacher Gesprächsrunde, Günter Narr Verlag, Tübingen 1984.

[14] M. von Ardenne, W. Klemm: Steigerung der geistigen Leistungsfähigkeit durch Sauerstoff-Mehrschritt-Therapie. Computergestützte Messungen der Informationsverarbeitungskapazität, des Kurzzeitgedächtnisses, der Intelligenz und weiterer Größen cerebraler Leistungsfähigkeit. Ztschr. Alternsforsch. *44* (1989), 37 (Nr. 379).

[15] M. von Ardenne, W. Klemm: Messungen zur Beeinflussung der optischen Reaktionszeit durch Sauerstoff-Mehrschritt-Therapie. Funktionelle Biol. und Med. *5* (1986), 315 (Nr. 336).

[16] K. L. Andersen, R. J. Schephard, H. Wenolin, E. Vernanska, R. Masironi: Fundamentals of exercise testing WHO. Geneva 1971.

[17] D. Strangfeld, W. Mohnike, J. Schmidt, H. Heine, H.-J. Correns: Perfusionsbestimmung der peripheren Muskulatur. Gustav Fischer Verlag, Jena 1986.

[18] M. von Ardenne: Die physikalischen Grundlagen der Anwendung radioaktiver oder stabiler Isotope als Indikatoren. Springer Verlag, Berlin 1944 (Zusammenfassung der frühen Literatur).

[19] W. Ries: Gerontologie. Forschungsvorhaben im Feierabend- und Pflegeheim „Emma Gerbig". Bd. 26. Schriftenreihe des Forschungsprojekts soziale Gerontologie der DDR, Berlin 1983.

[20] D. Pöthig: Untersuchungen zum biologischen Alter in einem Feierabend- und Pflegeheim. Bd. 26. Schriftenreihe des Forschungsprojekts soziale Gerontologie der DDR, Berlin 1983.

[21] M. von Ardenne: Anpassung der Strategie gegen den Krebs an Fortschritte der Tumorimmunologie. Arch. f. Geschwulstforsch. *56* (1986), 457 (Nr. 344).

[22] V. T. De Vieta Jr, S. Hellmann, S. A. Rosenberg: Cancer, Principles and Practice of Oncology. 2. Ed. Lippincott Comp. Philadelphia. 1985. Seiten 1934 und 1963 ff.

[23] H. Wilmans: Chemotherapie maligner Tumoren. Schattauer-Verlag, Stuttgart 1964. Seite 27.

[24] R. Gross, C. G. Schmidt: Klinische Onkologie. Georg Thieme Verlag, Stuttgart 1985.

[25] M. von Ardenne, H. Günther, Erika Rudolph, W. Krüger: Messungen der Granulozyten-Chemilumineszenz im Behandlungsverlauf mit Sauerstoff-Mehrschritt-Therapie 1988. Unveröffentlicht.

[26] M. von Ardenne: Das energetische Schicksal des Menschen und seine günstige Beeinflussung durch Sauerstoff-Mehrschritt-Therapie. Ztschr. Alternsforsch. *44* (1989), 7 (Nr. 380).

[27] M. von Ardenne: Die zwei Grundarten des Effekts der Sauerstoff-Mehrschritt-Therapie. Überraschende Aufklärung bisheriger Meinungsverschiedenheiten über die Therapieeffizienz. therapeutikon *1* (1988), 49 und in Cardiologisch-Angiologisches Bulletin *25* (1988), 35 (Nr. 374).

[28] M. von Ardenne, W. Klemm: Grundlagen der O_2-Mehrschritt-Prozesse mit lang anhaltender Vergrößerung der arterio-venösen O_2-Sättigungsdifferenz. Dtsch. Gesundhwes. *38* (1983), 1469 (Nr. 289).

[29] M. von Ardenne: Versuche mit einem O_2-Mehrschritt-Prozeß anhaltender Wirkung gegen Hypotonie. Ztschr. f. Naturheilkunde *25* (1973), 59 (Nr. 129).

[30] M. von Ardenne, D. von Ardenne, A. von Ardenne, H. Langer: Klinik Weißer Hirsch, 8051 Dresden, 1987/88, unveröffentlicht.

3. Die Messung des erzielten Leistungsgewinns mit dem PWC-Test und die Bestimmung der maximalen körperlichen Leistungsfähigkeit als Kenngröße des Energiestatus

Wie schon im Abschnitt 2.3 begründet, gehört die Bestimmung des Energiestatus und von Kennzahlen über die körperliche Leistungsfähigkeit zur wichtigen Meßaufgabe fast aller Varianten der Sauerstoff-Mehrschritt-Therapie. Wegen seiner großen praktischen Bedeutung soll dieses Thema hier ausführlich behandelt werden. Gegenüber den früher bevorzugten Methoden [1] zur Erfassung der Therapiewirkung (Messung des arteriellen und venösen Ruhe-O_2-Partialdrucks, η-Wert, Messung der Ruhe-O_2-Aufnahme) [Abschnitte 2.2; 2.5; 2.6] dürfte in Zukunft die nicht ganz unproblematische Messung des Energiestatus und der mechanischen Leistungsreserven an Bedeutung gewinnen, denn nach Abb. 26 und Abschnitt 2.1 ist bei der Messung dieser Größen das Ergebnis unabhängig davon, ob die Probanden einen herabgesetzten Ruhe-O_2-Status (Gruppe I) haben oder sich in guter Kondition befinden (Gruppe II).

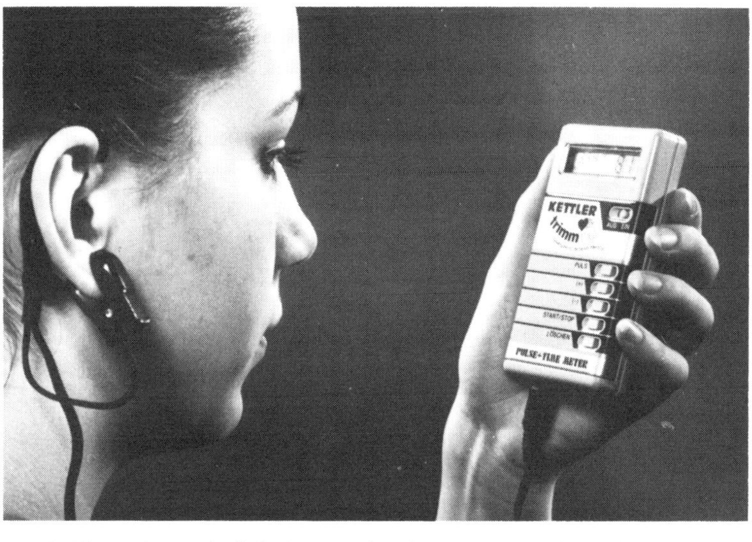

Abb. 38: Puls-Time-Meter mit digitaler Anzeige der momentanen Pulsfrequenz f. Hilfsgerät bei der Bestimmung des PWC_f-Wertes und der maximalen körperlichen Belastung ML. (Firma Kettler, Postfach 1020, D-4763 Ense-Parsit)

Zur Information von Patient und Arzt über das Ergebnis der Behandlung genügt in der Regel die schon im Abschnitt 2.3 besprochene *PWC-Methode,* welche jedoch nur *relative Zahlenwerte* liefert. Zur Durchführung der Messung wird der Patient auf einer ergometrischen Einrichtung mit Wattanzeige im Laufe von etwa 5 bis 12 min zunehmend stärker belastet, bis eine der Patientenkondition angemessene Pulsfrequenz f (z. B. 130 bis 150 pro min bei gut konditionierten Personen, 90 bis 110 pro min bei älteren oder insuffizienten Personen) erreicht wird. Dann wird die zugeordnete Leistung N in Watt abgelesen. Aus dem *Verhältnis der Leistung nach der Behandlung zur Leistung vor der Behandlung (bei gleicher Pulsfrequenz) ergibt sich der relative Kraftgewinn durch die Therapie.*

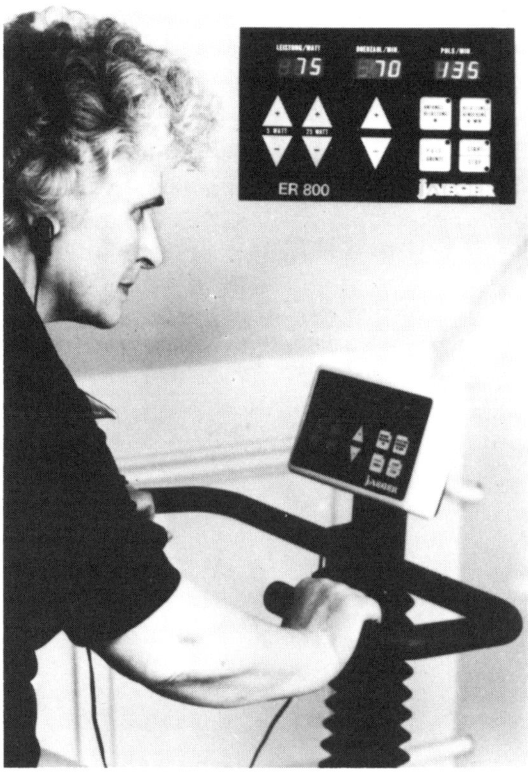

Abb. 39: Fahrradergometer für variable Belastung und genauer digitaler Wattanzeige mit Puls-Time-Meter. Station zur Bestimmung der körperlichen Leistungsfähigkeit (PWC_f-Werte) und der maximalen ergometrischen 2 min-Leistung (Energiestatus) vor und nach der O_2-Mehrschritt-Behandlung.
(Fahrradergometer Typ ERGOTEST 800 der Firma Erich Jäger GmbH & Co. KG, Postfach 5846, D-8700 Würzburg 1).

Zur *laufenden Anzeige der Pulsfrequenz* hat sich der in Abb. 38 fotografierte *Puls-Time-Meter* mit Ohrklipp-Lichtsensor sehr bewährt.

Die Nutzung dieser elektronischen Methode bei einem Fahrradergometer mit genauer digitaler Wattanzeige ist in Abb. 39 und bei einer einfachen *Stufensteigeinheit* in Abb. 40 gezeigt.

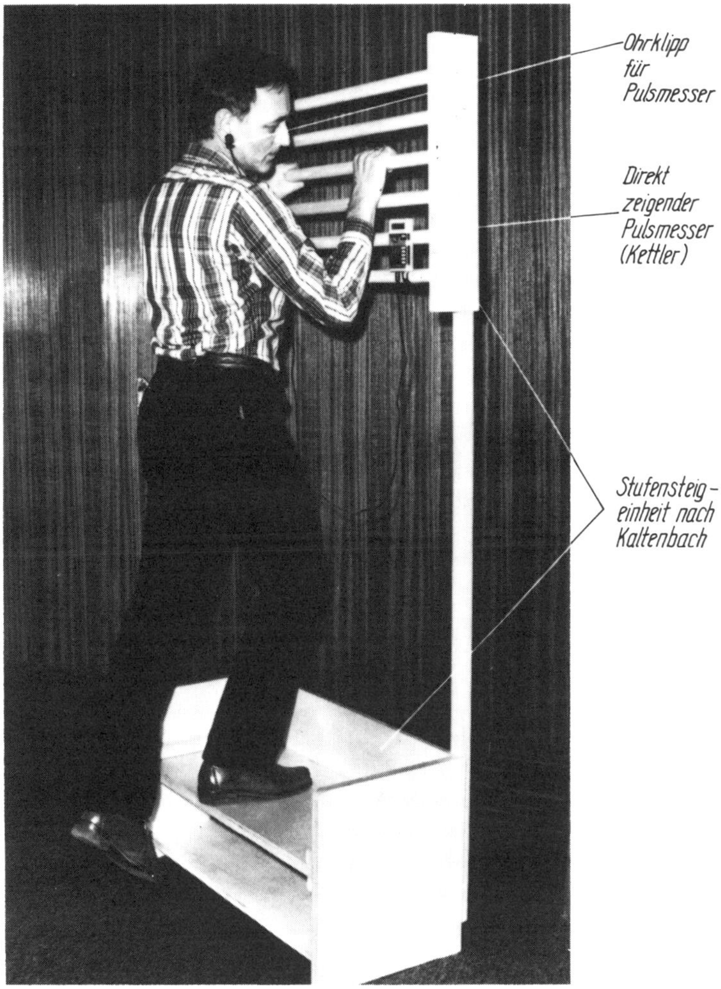

Abb. 40: Bestimmung der relativen körperlichen Leistungsfähigkeit vor und nach der Therapie mit der Stufensteigeinheit und Puls-Zeit-Messer
Wahl der Steig-Absteig-Frequenz Sf so, daß die Pulsfrequenz sich auf die PWC-Frequenz (z. B. 130 oder 110 pro min) erhöht.
$N = h \cdot Sf \cdot KM \cdot 0{,}163$ [Watt]
h = Höhe Treppenstufe [min], Sf = Stufensteigfrequenz [min^{-1}], KM = Körpermasse [kg]

Stationen dieser Art zur Bestimmung der PWC_f-Werte oder der maximalen ergometrischen 2 min-Leistung (Energiestatus) dürften bei kleineren Zentren zur Ermittlung des Therapieerfolgs oft ausreichen und das teure Meßgerät für die Ermittlung des arteriellen und venösen Ruhe-O_2-Partialdrucks oft entbehrlich werden lassen.

Auch *Laufbandeinrichtungen* nach Abb. 41 mit einstellbarer Bandgeschwindigkeit und verstellbarer Steilheit mit Bestimmung des Leistungswerts in Watt aus einem Nomogramm (Abb. 110, unten) oder auch Handkurbelergometer (z. B. Querschnittsgelähmte) sind in Verbindung mit elektronischer Pulsmessung für die Ermittlung der relativen körperlichen Leistungsfähigkeit gut geeignet (hohe Reproduzierbarkeit der Ergebnisse, keine Gewöhnungsvorgänge).

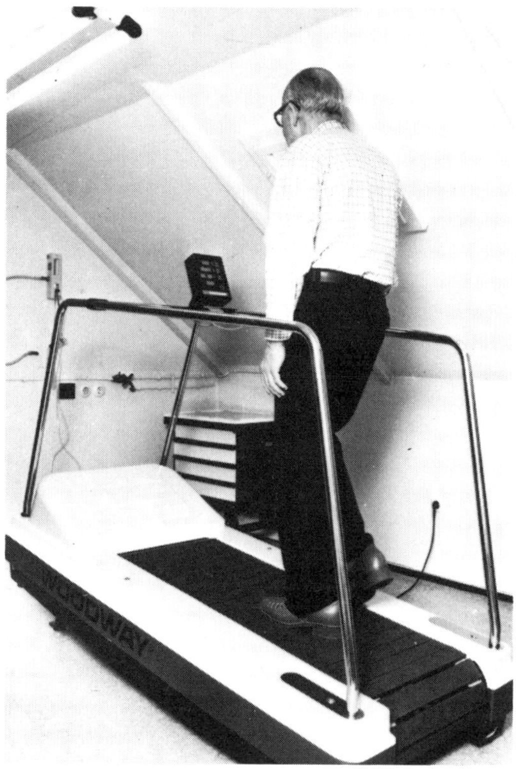

Abb. 41: Laufband mit einstellbarer Bandgeschwindigkeit und Bandsteilheit sowie Leistungsbestimmung mit Hilfe eines Nomogramms (Abb. 110) zur Durchführung des 15 min-O_2-Mehrschritt-Schnellprozesses und zur Ermittlung der relativen körperlichen Leistungsfähigkeit (PWC_f) sowie auch der maximalen Belastung (Energiestatus ML). (Firma Woodway, Steinackerstraße 20/Blauenstraße 75, D-7858 Weil am Rhein)

Über Meßergebnisse mit Stationen der beschriebenen Art berichtet eine *zweizentrische Doppelblindstudie* [2]. Gefunden wurde an 20 gesunden männlichen Probanden aus der arbeitenden Bevölkerung (mittleres Alter, 54 Jahre) im Zeitabstand von 14 Tagen nach Durchführung von zwei 15 min-O_2-Schnellprozessen GK 2-I ein *Mittelwert des Anstieges der körperlichen Leistungsfähigkeit von 17%.* Mitgeteilte Einzelwerte bei geschwächten Personen zeigten Zunahmen der körperlichen Leistungsfähigkeit von 25, 33 und 45%. – Ein Beispiel für die PWC_{130}-Messung vor und nach einer einzelnen O_2-Mehrschritt-Behandlung GK 4-I bringt Abb. 42.

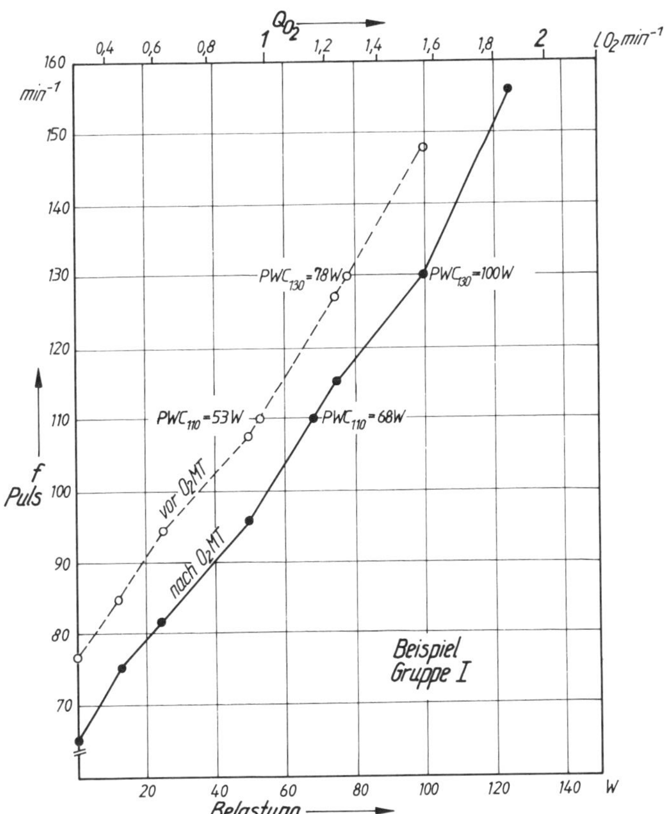

Abb. 42: Mit Fahrradergometer gemessene körperliche Leistungsfähigkeit PWC_{130} bei einer 38jährigen Frau (60 kg Körpermasse) vor und nach Sauerstoff-Mehrschritt-Therapie GK 4-I

Ergebnisse: $\frac{PWC_{130}\text{ (nach)}}{PWC_{130}\text{ (vor)}} = \frac{100}{78} = 1{,}28.$ $\frac{Q_{O_2}\text{-max (nach)}}{Q_{O_2}\text{-max (vor)}} = \frac{188}{156} = 1{,}2.$

Zum Vergleich ist hier auch das Meßergebnis bei einer auf 110 pro min reduzierten Bezugspulsfrequenz miteingetragen. Es ergibt sich etwa der gleiche relative Gewinn wie bei der Bezugspulsfrequenz von 130 pro min. – Ein weiteres Beispiel, bei welchem PWC_{130}-Messungen mit spirometrischen Messungen der O_2-Aufnahme verglichen werden, ist in Abb. 43 wiedergegeben.

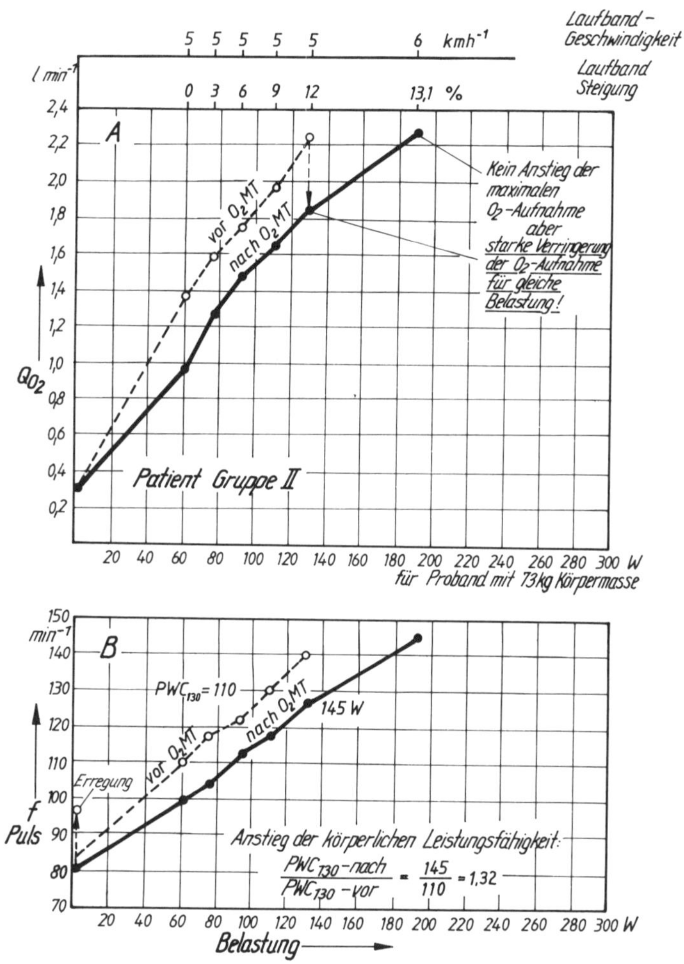

Abb. 43: Spirometrische Messung der O_2-Aufnahme Q_{O_2} (A) und der Herzfrequenz (B) in Abhängigkeit von der Belastung mit einem Laufband-Ergometer bei einem 57jährigen Patienten mit koronarer Herzkrankheit vor und nach zwei 15 min-O_2-MT-Schnellprozessen GK 2-I. Ergebnis: Ökonomisierung des O_2-Bedarfs!

Als eine zweckmäßige Größe zur Einschätzung der allgemeinen körperlichen Leistungsfähigkeit kann die *maximale Sauerstoffaufnahme* angesehen werden [3] (Abb. 6). Als Maß für die Leistungsreserve gilt die Differenz zwischen maximaler Sauerstoffaufnahme und Ruhe-Sauerstoffaufnahme ΔQ_{O_2}-max (Abb. 7). Leider scheiden solche spirometrischen Messungen wegen des hohen Preises der Meßeinrichtungen (Abb. 1) für den Routinebetrieb aus. Deshalb wird in diesem Buch die einfache mit Ergometer und Pulsmessung auskommende Bestimmung der mechanischen Leistungsreserven bevorzugt betrachtet. Wegen des Nutzeffekts von nur etwa 22% bei der Umwandlung der chemischen Energie des Organismus in Arbeit am Fahrradergometer [3] ist bei Umrechnungen der gemessenen mechanischen Arbeit auf chemische Werte (Stoffwechsel-Gesamtumsatz!) ein Multiplikationsfaktor von etwa 5 (je nach Ergometerart) zu verwenden.

Zur Beurteilung des augenblicklichen Energiestatus bestimmen wir die maximale mechanische Leistung des Organismus bei einer Leistungsdauer von 2 min ergometrisch. In bezug auf die Leistungsdauer von 2 min folgen wir dem Ausmaß physiologischer Alltagsbelastungen. Etwa die gleiche Leistungsdauer wird in der mittleren Austreibungsphase bei Geburten beobachtet. Der Zahlenwert des Energiestatus hat große diagnostische Bedeutung. Er kennzeichnet, wie kaum eine andere Größe, den augenblicklichen Gesundheitszustand des Probanden. Die Eintragung des gefundenen Werts in eine Darstellung nach Art der Abb. 7 ermöglicht es dem Probanden, sich ein Urteil darüber zu bilden, wie sein Meßpunkt gegenüber der Kurve altersgemäßer Erwartungswerte liegt, welches „energetische Alter“ für ihn gilt und wie notwendig es für ihn ist, durch regelmäßiges körperliches Training und durch seinem Alter angepaßte Varianten der Sauerstoff-Mehrschritt-Therapie den Energiestatus (die Leistungsreserve ML) seines Organismus zu erhöhen. Der Einfachheit halber wird in diesem Buch zur Kennzeichnung des Energiestatus ausschließlich von der mechanischen ergometrischen Leistung (2 min Leistungsdauer), gemessen in Watt, gesprochen. Sinkt der Energiestatus (die mechanische Leistungsreserve) unter etwa 75 Watt bzw. unter 1 Watt pro kg Körpermasse (bei weiblichen Personen liegt dieser Wert noch etwas niedriger), so nähert sich der Proband einer lebensbedrohenden Krise. Es genügt dann schon der erhöhte Energiebedarf oder eine Minderung der Leistungsreserve durch unbedeutende Krankheiten, um die zu stark erniedrigte Reserve zu erschöpfen und den Tod herbeizuführen.

Zur direkten Gewinnung des Zahlenwerts ML für den Energiestatus (die mechanische Leistungsreserve) durch maximale 2 min-Belastung des

Probanden werden die gleichen Einrichtungen verwendet, die für die PWC_r-Messung besprochen wurden. Zusätzlich sind EKG- und Blutdruckmeßgeräte erforderlich. Praktisch wird besonders bei Probanden im höheren Alter die ergometrische Bestimmung des Energiestatus wegen des hohen Risikos für den Probanden meist nicht zulässig sein. Schon bei den PWC_r-Messungen, noch viel mehr aber bei der Bestimmung der maximalen 2 min-Belastung gilt es, die strengen Vorschriften [3] der World Health Organization (WHO) in Genf zu berücksichtigen. Das bedeutet, daß die ergometrische Bestimmung dieser Wirkung einer Sauerstoff-Mehrschritt-Therapie-Behandlung prinzipiell unter ärztlicher Aufsicht stattfinden muß. Dieser Hinweis richtet sich vor allem an Probanden, welche in der eigenen Wohnung, beraten durch ihren Arzt, mit geringer Belastung auskommende Varianten der Sauerstoff-Mehrschritt-Therapie wiederholen (Zeitersparnis, Kostenersparnis, größere Bequemlichkeit). Der Arzt hat dann unter Berücksichtigung von [4] zu entscheiden, welche Probanden oder Patienten er von der ergometrischen Bestimmung der körperlichen Leistungsfähigkeit oder Leistungsreserve (ML-Wert) ausschließt. In der Regel wird der behandelnde Arzt während der ergometrischen Belastung die Herztätigkeit durch ein EKG-Sichtgerät und den Blutdruck laufend kontrollieren und bei pathologischen Erscheinungen sofort die Belastung einstellen. – Schließlich sei darauf hingewiesen, daß zur technischen Ausstattung der ergometrischen Meßstation auch ein *Defibrillator* gehört, um bei extrem seltenen Fällen mit Herzkammerflimmern oder Herzstillstand sofortige Hilfe geben zu können.

Literatur

[1] M. von Ardenne: Sauerstoff-Mehrschritt-Therapie, 4. Auflage, Georg Thieme Verlag, Stuttgart 1987.

[2] M. von Ardenne, W. Klemm, J. Klinger: Doppelblindstudie zur starken anhaltenden Steigerung der körperlichen Leistungsfähigkeit nach Sauerstoff-Mehrschritt-Therapie-Behandlungen. Ztschr. Alternsforsch. *39* (1984), 17 (Nr. 297).

[3] F. Grosse-Brockhoff: Pathologische Physiologie. 2. Auflage, Springer Verlag, Heidelberg 1963.

[4] K. L. Andersen, R. J. Schephard, H. Wenolin, E. Vernanska, R. Masironi: Fundamentals of exercise testing. WHO. Geneva 1971.

4. Entdeckung und Bedeutung des Zusammenhangs zwischen Stärke der körpereigenen Immunabwehr und Energiestatus

Die Entdeckung des *Zusammenhangs zwischen Stärke der körpereigenen Immunabwehr und Stärke des energetischen Status* ist zugleich die Entdeckung der Bedeutung dieser Korrelation für die Bekämpfung des Krebses und der Infektanfälligkeit. Wegen der Wichtigkeit dieses Themas für das medizinische Handeln soll es hier ausführlich in einem speziellen Abschnitt diskutiert werden. Die theoretische Überlegung, daß alle immunologischen Mechanismen Energie verbrauchen, führte 1974 zum Konzept der Sauerstoff-Mehrschritt-Immunstimulation [1], [2], [3]. Das Konzept bestand schon damals aus den unverändert beibehaltenen und im Abschnitt 1.7 besprochenen drei Grundschritten der Sauerstoff-Mehrschritt-Therapie und ihrer Kombination mit einer sogenannten immunmodulierenden Substanz, welche die Neubildung von Zellen der körpereigenen Abwehr steigert. In Tabelle 4 sind die beteiligten Schritte und Wirkungen zusammengefaßt.

Schritt	*Phänomen*	*Wirkung* [1]
1 Chemische Reizung der Neubildung von Abwehrzellen durch z. B. Thymus-Präparate	*Zeitweilige Steigerung der Zahl von Leukozyten und Lymphozyten. Neubildung begünstigt durch Besserung der Energielage.*	*1 Bedeutende Steigerung der Abwehrzellenzahlen für mehrere Tage bis Wochen durch Neubildung*
2 Sehr bedeutende Erhöhung des (z. B. stark erniedrigten) Energie-Status des Organismus durch O_2-Mehrschritt-Therapie	*Nachgewiesener Anstieg der Phagozytoseaktivität mit Faktoren um 5 bis 10*	*2.1 Förderung des Zell–Platzwechsels durch Verbesserung der energetischen Situation*
		2.2 Förderung der chemotaktischen Anziehung (selektive Übersäuerung der Herde)
		2.3 Förderung der Phagozytose durch erhöhte Bildung von Peroxiden in den phagozytierenden Zellen

[1] Energie- bzw. O_2-verbrauchende Mechanismen

Tab. 4: Die vier synergistischen Wirkungen bei der O_2-Mehrschritt-Immunstimulation. Beobachtete Steigerung der Krebszellen-Vernichtungsleistung etwa von $3 \cdot 10^6$ (jugendliche Personen) bzw. $2 \cdot 10^4$ (Patienten bei konventioneller Krebstherapie) auf 10^8 bis 10^{10}. Faktor 30 bis $5 \cdot 10^5$!

Am Anfang benutzten wir hierfür Stoffe bakterieller Herkunft wie BCG. 1975 entdeckten wir den leicht synthetisierbaren 2-Cyanethylharnstoff als Immunmodulator und chemisch definierte Vergleichssubstanz [4], [5], [6]. Da sich niemand bereitfand, die im Arzneimittelwesen vorgeschriebenen Zulassungsarbeiten für diese Substanz zu übernehmen, gingen wir bei der klinischen Forschung zur Verwendung von Thymus-Präparaten für die Reizung der zellulären Abwehr über, d. h. zu Präparaten wie Thym-Uvocal® in Form von Injektionslösung oder von Dragees (Firma Dr. Kurt Mulli, Nachf., Otto-Hahn-Straße 2, D-7844 Neuenburg) oder Neythymun® (Firma VitOrgan, Prof. Theurer, Brunnwiesenstraße 21, D-7302 Ostfildern). Instruktive Messungen an Ratten zur Reizung des Systems der zellulären Abwehr mit solchen oral oder intramuskulär applizierten Substanzen sind in Abb. 44 wiedergegeben. Eine starke Zunahme der Krebszellen-Vernichtungsleistung des Prozesses der O_2-Mehrschritt-Immunstimulation ist zu erwarten, wenn nach dem Vorschlag des Verfassers als Immunmodulator das für AIDS-Behandlung eingesetzte Glycoprotein G-CSF vorgesehen wird. Dieses Präparat soll beim Menschen die Leukozytenzahl nach 14 Tagen auf das Drei- bis Zehnfache erhöhen.

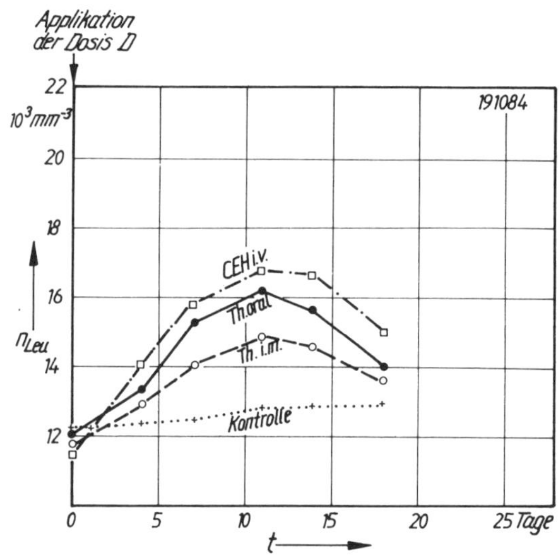

Abb. 44: Anstieg der Zahl Leukozyten n_{Leu} im zirkulierenden Blut nach Reizung des Abwehrsystems durch einmalige Applikation folgender Thymus-Extrakt-Dosen:
oral: $1/50$ Dragee $(200\ g)^{-1} \triangleq 24\ mgkg^{-1}$
i. m.: $1/10$ Ampulle $(200\ g)^{-1} \triangleq 3{,}25\ mgkg^{-1}$
Ergebnis: Orale Gabe und i. m.-Injektion etwa gleichwertig.
45 Wistar-Ratten, ♂, Körpermasse ≈ 180 g
Thymus-Extrakt Fa. Dr. K. Mulli KG, D-7844 Neuenburg
orale Gabe: aus Thymus-Dragee Thym Uvocal®
i. m.-Injektion: aus Thymus-Ampullen Thym Uvocal®

Nachdem schon in den ersten Arbeiten mit dieser Konzeption bei Kleintierversuchen eine Senkung der Metastasierungsrate gefunden worden war, wurden zwischen 1974 und 1978 an der Frauenklinik der Medizinischen Akademie Dresden (Direktor Prof. Dr. B. Sarembe) Behandlungen mit dem Prozeß der O_2-Mehrschritt-Immunstimulation (BCG und 32 h-O_2MT-Prozeß) vorgenommen, deren Ergebnisse in Abb. 45 zusammengefaßt sind.

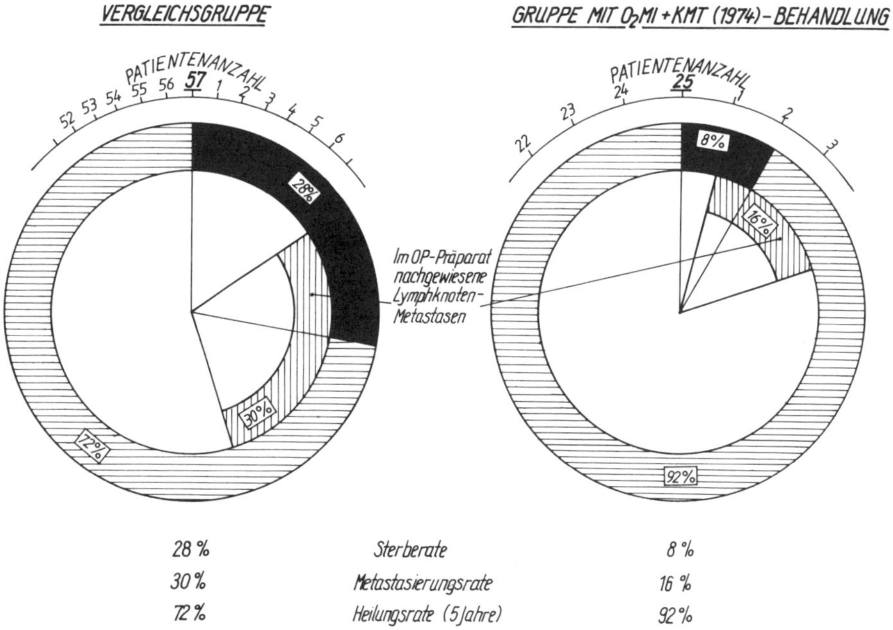

Abb. 45: Herabsetzung der Metastasierungsrate beim histologisch gesicherten Zervixkarzinom (meist Stad. II b) durch O_2-Mehrschritt-Immunstimulation (BCG und 32 h-O_2MT-Prozeß) + KMT (Konzept 1974[1]) von 30 auf 16%.
O_2-Mehrschritt-Immunstimulation (O_2MI) + KMT als Adjuvanstherapie zur konventionellen Onkotherapie (OP nach Wertheim-Meigs, Strahlentherapie).
Behandlungen zwischen 1974 und 1978 an der Frauenklinik der Medizinischen Akademie Dresden (Direktor Prof. Dr. B. Sarembe) Dissertation C. Kaiser.

[1] M. von Ardenne: Prinzipien und Konzept 1974 der „Krebs-Mehrschritt-Therapie", Radiobiol.-Radiother. 16 (1975) 99–119. Seit 1974 wurde die Effizienz des Konzepts durch methodische und technische Entwicklung (z. B. Thymus statt BCG, Selectotherm-Anlage III. Generation) wesentlich verbessert.

Diese klinische Studie am Zervixkarzinom (meist Stadium II b) mit 25 Patientinnen der Gruppe behandelter Patientinnen und 57 Patientinnen der Vergleichsgruppe brachte den Nachweis, daß der Prozeß der Sauerstoff-Mehrschritt-Immunstimulation als Ergänzung zur konventionellen Krebstherapie einen bedeutenden Fortschritt bringt. Die Heilungsrate (Fünf-Jahre-Kriterium) stieg von 72% auf 92%, und die Metastasierungsrate nahm von 30% auf 16% ab. Dieses in einer Dissertation von C. Kaiser [7] festgestellte klinische Ergebnis ist hoch zu werten, weil damals noch nicht mit den besseren Thymus-Präparaten, sondern mit BCG zur Immunmodulation gearbeitet wurde.

Obwohl sich in diesem Ergebnis die Richtigkeit unserer Auffassungen über die große Bedeutung des Sauerstoff- bzw. Energiestatus für die Krebsbekämpfung andeutete, sind in der Tumorimmunologie bis zum heutigen Tage noch kaum Hinweise, geschweige denn Studien über die Bedeutung des Sauerstoff- bzw. Energiestatus für die immunologische Krebsbekämpfung zu finden [8]. In jüngster Zeit wurden aus O_2MT-Zentren mehrere Ergebnisse über das *Verschwinden (oder den Stopp der Proliferation) von kleinfleckigen Lungenmetastasen nach Behandlung mit dem Prozeß der Sauerstoff-Mehrschritt-Immunstimulation* GK 4-IV bekannt, aus denen hervorgeht, daß dieser Prozeß allein für die Erzielung ungewöhnlicher Ergebnisse bei der Bekämpfung des Krebses in nicht zu spätem Stadium ausreichen kann. Diese Aussage verdient nach den vielen Jahren der Enttäuschung über das Leistungsvermögen der Tumorimmunologie besondere Aufmerksamkeit. Die Gegenüberstellung zweier Röntgenaufnahmen der Behandlung einer kleinfleckigen Lungenmetastase bei einer konventionell „austherapierten“ Patientin, aus denen Rückbildung der Metastasen nach etwa 12 Wochen hervorgeht, sind in Abb. 46 A wiedergegeben.

In Abb. 46 B wird ein weiteres Beispiel dokumentiert, welches an einer Melanomknochenmetastase im Bereich des Oberarms und ausgelöster spontaner Knochenfraktur die überraschend starke Wirkung unseres Prozesses erkennen läßt (schnelle Callusbildung, Gymnastik nach drei Wochen)[1].

Aus der gefundenen und besprochenen Korrelation geht hervor, daß die körpereigene Abwehr gegen Infekte und Krebs bei schlechtem Sauerstoff- bzw. Energiestatus sehr schwach wird. Daraus ergibt sich eine Erklärung, z. B. für die Beobachtungen, daß nach sehr starkem Streß die Infektanfälligkeit erhöht ist und im hohen Lebensalter die Krebshäufigkeit größer ist als in jüngeren Jahren. Weiter erklärt sich so die hohe Metastasierungswahrscheinlichkeit und die geringe Heilungsquote der konventionellen Krebstherapie, weil die sowohl bei der Strahlentherapie als auch bei der Chemotherapie des Krebses anflutenden Toxine, worauf schon

---

[1] Die beiden Röntgenbildpaare, welche kurz vor Manuskriptschluß eintrafen, sind nicht optimal aufgenommen. Auf ihre Wiedergabe konnte jedoch nicht verzichtet werden, weil sie den außergewöhnlichen Effekt der Therapie erkennen lassen.

A

Zustand 16.6.1987
vor der Behandlung

Metastasen in beiden Lungen
Kleinfleckige Rundherde

Behandlung 8.1987

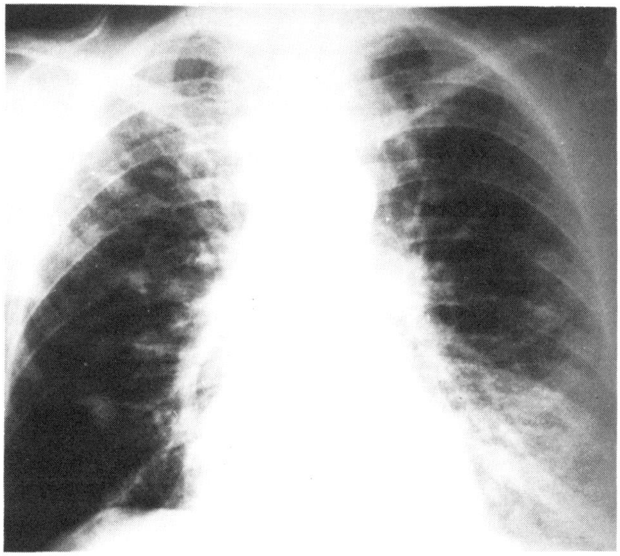

B

Zustand 27.11.1987
12 Wochen nach Ende der O_2-Mehrschritt-Immunstimulation GK4-IV-Behandlung

Weitgehende Rückbildung der Lungenmetastasen
Auch klinische Besserung

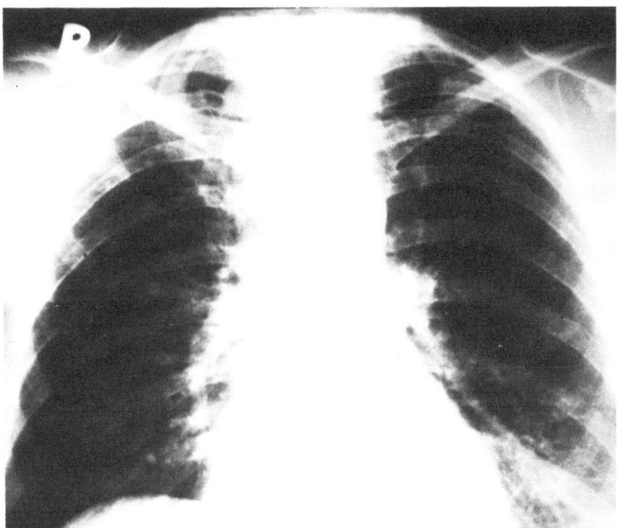

Abb. 46 A: Röntgenbilder, welche die weitgehende Rückbildung von Lungenmetastasen nach einmaliger Behandlung mit dem Prozeß der Sauerstoff-Mehrschritt-Immunstimulation GK 4-IV erkennen lassen. Aufnahmen Dr. med Maruschka, Waren/Müritz, DDR. Konventionell „austherapierte" Patientin: U. H. 49 Jahre, 1979 Mamma Amput. Seit 1985 Lungenmetastasen. Zunehmende Tendenz unter Chemotherapie (abgesetzt Januar 1987). Schlechter Allgemeinzustand. Behandlung im August 1987.

früher hingewiesen wurde, den Sauerstoff- bzw. Energiestatus und damit dann die Wirkung der körpereigenen Abwehr stark senken. – Diese aus unserer Forschung gewonnenen Erkenntnisse erhellen nur die eine, die negative Seite des Problems. Auf seiner positiven Seite liegt die Möglichkeit einer sehr bedeutenden Erhöhung der Abwehrwirkung durch die Verbesserung des Sauerstoff- bzw. Energiestatus mit Hilfe des Prozesses der Sauerstoff-Mehrschritt-Immunstimulation.

A

Seit 8.2.1988

Beginn der Metastasen-Behandlung. Am 17.2. spontaner Knochenbruch im Bereich des Oberarmes nach Bagatelltrauma.

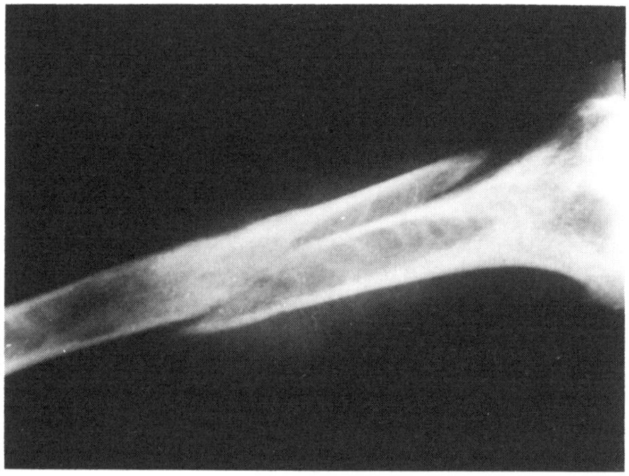

Laufende Behandlung

B

Zustand 17.3.1988

Schnelle Callusbildung beginnender knöcherner Durchbau.

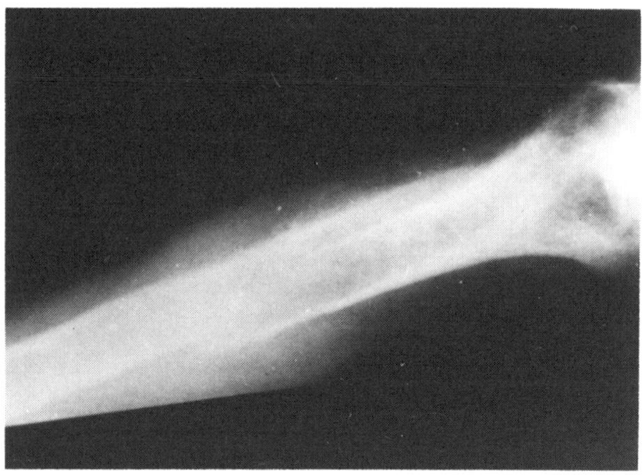

Abb. 46 B: Röntgenbilder einer Melanommetastase im Bereich des Oberarms vor und nach einmaliger Behandlung mit dem Prozeß der Sauerstoff-Mehrschritt-Immunstimulation GK 4-IV. Rasche Heilungstendenz des spontanen Knochenbruchs (Humerusfraktur). Aufnahmen Dr. med. Maruschka, Waren/Müritz, DDR. Patientin: M. K. 63 Jahre. 1981/82 histologisch gesichertes Melanom. 1987 Metastasenbildung (Lymphknotenexstirpation aus Axilla).

Wegen der schon oben geschilderten Schwierigkeiten bei der Gewinnung von Meßwerten über den Abwehrstatus sind wir pragmatisch vorgegangen und haben aus einer Reihe von Beobachtungen, z. B. über das Verschwinden von Krebszellenaggregation unter bestimmten Bedingungen durch Extrapolation die in Abb. 47 dargestellte *Skala für die Krebszellenvernichtungsleistung der körpereigenen Abwehr* Bedingungen abgeleitet.

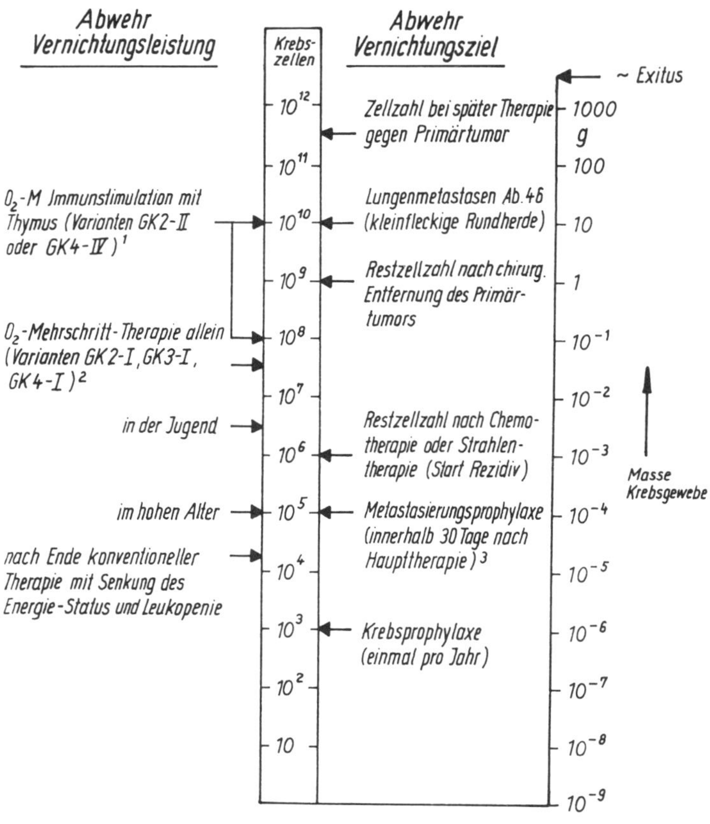

[1] Extrapoliert aus dem Verschwinden von Krebszellaggregaten der Masse 10 g
[2] Extrapoliert aus dem Verschwinden von Basaliomen der Masse $2 \cdot 10^{-2}$ g
[3] Extrapoliert aus der Zahl beim Primärvorgang der Metastasierung ausgestreuter Zellen Annahme von 2 Verdoppelungen und einer mittleren Metastasierungsrate von 50%.

Abb. 47: Ungefähre Vernichtungsleistung der unspezifischen körpereigenen Krebsabwehr ohne und mit Sauerstoff-Mehrschritt-Therapie bzw. -Immunstimulation in Gegenüberstellung zu den Vernichtungszielen bei Krebsprophylaxe, Metastasierungsprophylaxe, Metastasenfrühstadien und Bekämpfung von Restzellzahlen nach konventioneller Krebstherapie.

Diese Skala signalisiert auf der linken Bildseite die *Vernichtungsleistung der körpereigenen Abwehr* unter den angegebenen Bedingungen und auf der rechten Seite die verschiedenen *therapeutischen Zielsetzungen.*
Seit mehr als 15 Jahren ist an unserem Institut unter Leitung eines Immunologen eine Abteilung für Tumorimmunologie eingerichtet. In dieser Zeit wurden dort unzählige Experimente vorgenommen und Methoden ausprobiert. Die Entwicklung und die Literatur dieses komplizierten Gebiets wurde sorgfältig verfolgt. Mit einigen führenden Immunologen haben wir in all diesen Jahren im engen wissenschaftlichen und oft freundschaftlichen Kontakt gestanden. Wiederholt wurden uns Beratungen zuteil, die eine wesentliche Förderung unserer Bemühungen bedeuteten und uns wichtig erschienen, denn wir sahen *in dem tumorimmunologischen Weg, der den gesamten Körper erfaßt, den Weg der Zukunft gegen Krebs.*
Aber wir erkannten in dieser Zeit auch immer deutlicher, daß die nicht genügende Berücksichtigung der starken Dynamik sowie die Beeinflußbarkeit des Sauerstoff- bzw. Energiestatus eine große Lücke in der tumorimmunologischen Forschung offen ließ. Diese Erkenntnis führte dazu, daß wir uns in den letzten Jahren verstärkt der Aufgabe zuwandten, die Ergebnisse der Sauerstoff-Mehrschritt-Forschung in Tumorimmunologie und Krebstherapie einzubauen.

Gesundheitsstatus	Normal (nach O_2MT)	Grippe	Normal (nach weiteren O_2MT)		
arterieller Ruhe-pO_2	85	69	84	91	mm Hg
venöser Ruhe-pO_2	~23	~44	~23	20	mm Hg
Hb-O_2-Sättig.Diff. ϱ	~52	~14	~51	62	%

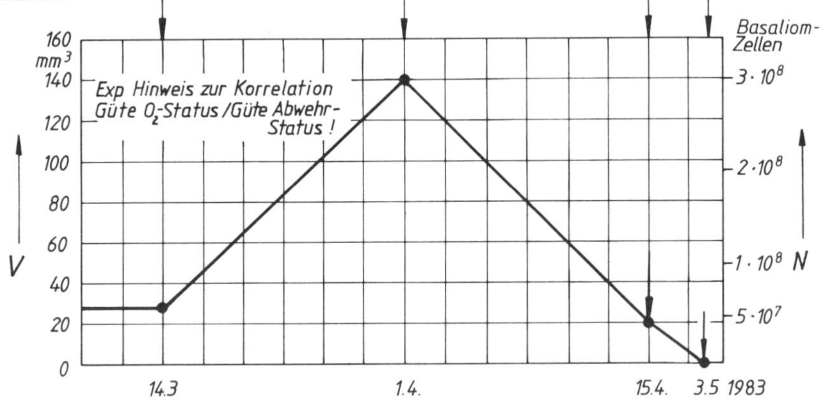

Abb. 48: Beispiel zur Abhängigkeit des Fließgleichgewichtes zwischen Zellneubildung und Zellvernichtung durch zelluläre körpereigene Abwehr vom O_2-Status des Organismus bei einem Basaliom. *Vernichtung von mindestens $5 \cdot 10^7$ Zellen allein durch O_2-Mehrschritt-Therapie!* (Variante GK 2-1) ♂ 76 Jahre

Aus verschiedenen Beobachtungen verdichtete sich der Eindruck, daß der Beitrag zur Gesamteffizienz des Sauerstoff-Mehrschritt-Immunstimulationsprozesses durch die *Anhebung des Sauerstoff- bzw. Energiestatus aus großer Tiefe zur Höhe nicht kleiner ist als der Beitrag, welcher durch immunmodulierende Substanzen gegeben ist.* Hierzu sei auf die in Abb. 48 dargestellte in-vivo-Beobachtung verwiesen. Dieses Paradebeispiel zeigt, wie das Volumen eines der Messung gut zugänglichen Hautbasalioms unter dem Einfluß der Statusverschlechterung durch eine Grippe auf das Sechsfache des Ausgangswerts ansteigt und wie das Volumen nach Ende der Grippeerkrankung im Zuge der Rehabilitation des Patienten auf seinen Ausgangswert wieder zurückkehrt. Es zeigt dann aber weiter, wie nach Behandlung mit einem 15 min-O_2-Mehrschritt-Schnellprozeß das Basaliom völlig verschwindet, also Heilung eintritt. In diesem Fall wurden ohne Einsatz von immunmodulierenden Substanzen *allein durch die Anhebung des Sauerstoff- bzw. Energiestatus mit Hilfe eines 15 min-O_2-Mehrschritt-Schnellprozesses GK 2-I etwa 50 Millionen Krebszellen vernichtet.* Abschließend sei auf eine tierexperimentelle Studie fremder Autoren [9] verwiesen, in deren Ergebnissen sich ein sehr günstiger Einfluß des Sauerstoff- bzw. Energiestatus auf Krebsabwehr und Tumorwachstum widerspiegelt.

Als Beispiel für die starke therapeutische Wirkung des Prozesses der 36 h – 18 Tage-O_2-Mehrschritt-Immunstimulation GK 4-IV sei hier ein *Patientenbrief zur erfolgreichen Bekämpfung von Melanommetastasen* wiedergegeben:

„Es drängt mich, Ihnen meine Erfahrungen als ehemaliger Krebspatient mitzuteilen. Ich erkrankte an einem Melanom, einem besonders bösartigen Hautkrebs. Im Krankenhaus wurde es weggeschnitten. Auf meine Frage an die Ärzte, was ich tun könnte, um Metastasen oder einem erneuten Ausbrechen des Krebses vorzubeugen, wurde mir geantwortet: ‚Es ist alles im Gesunden entfernt worden, mehr kann man nicht tun.‘ Das hat mich beruhigt, und ich unternahm nichts, leider. Denn nach einiger Zeit waren *Tochtergeschwülste* da, im Unterbauch. Der Hauptteil wurde wieder mit dem Messer entfernt. Der Rest des Tumors sollte mit Strahlen und Chemotherapie bekämpft werden. Mir wurden auch die Nebenwirkungen erläutert. Als ich ablehnte und nach biologischen Behandlungsmöglichkeiten fragte, wurde das Gespräch frostig. Im NEUEN BLATT hatte ich von Dr. N. gelesen, der eine biologische Nachbehandlung bei Krebs durchführt. Ich ging daraufhin in meiner Not zu Dr. N., ich wurde mit der sogenannten *Sauerstoff-Mehrschritt-Immunstimulation nach Prof. von*

Ardenne behandelt. Man bekommt Thymusspritzen zur Abwehrstärkung und atmet konzentriert Sauerstoff ein. Zusätzlich bekam ich Zellspritzen. Ich stelle meine Ernährung um. Als ich nach zwei Jahren meinen Hausarzt aufsuchte und er mein gutes Befinden sah, meinte er, das sei ein „Wunderkrebs“ gewesen, das könnte nicht durch ärztliche Heilkunst erreicht worden sein. Ich hätte Gott ganz schön zu danken. Nun: dann steht der liebe Gott eben hinter der biologischen Medizin!“

Wir wissen aus den Ergebnissen Abb. 46 A und B sowie aus dem vorstehenden etwa äquivalenten Befund über die Vernichtung von Melanommetastasen und vielen ähnlichen Ergebnissen unserer Partner sowie der Ärztegruppe unseres Hauses sicher, daß *durch unseren Prozeß der „Sauerstoff-Mehrschritt-Immunstimulation“ Krebsgewebe des Organismus mit Gesamtzellzahlen von 10^8 und 10^{10} vernichtet werden können*, also Gewebe mit einer Gesamttumormasse von 0,1 bis 10 g! Übersteigt in weiter fortgeschrittenen Krankheitsstadien die Krebsgewebemasse bereits diesen Wert, so ist von diesem Prozeß allein kein Erfolg in Richtung einer Krebsheilung zu erwarten. Aber es wird kaum bestritten werden, daß die *heutigen konventionellen Krebstherapien so hochgezüchtet sind, daß sie in der Regel die Zahl der überlebenden Krebszellenreste auf Werte zwischen 10^6 und 10^7 reduzieren* (Abb. 95). Diese Zahlen liegen um etwa zwei Zehnerpotenzen unterhalb der beobachteten hochgetriebenen Vernichtungsleistung des Prozesses der Sauerstoff-Mehrschritt-Immunstimulation. Das bedeutet die *Erfüllung der Bedingung für den Durchbruch der ganzheitlichen Tumorimmunologie*, an welche seit Jahrzehnten große Hoffnungen geknüpft wurden. Daher dürfte die nahe Zukunft der Krebsbehandlung in unserem Konzept einer sinnvollen *Kombination der konventionellen Krebstherapie mit dem adjuvanten Prozeß der Sauerstoff-Mehrschritt-Immunstimulation* liegen! Die Frage einer Senkung der Metastasierungswahrscheinlichkeit sowie der Erzielung höherer und hoher Heilungsquoten beim Krebs ist damit zu einer Frage des Studiums und der Anerkennung unserer Forschungsergebnisse durch die zuständigen Ärzte geworden! Die Krebsforschung ist in ein Stadium getreten, wo das offene Wort zur Pflicht geworden ist und dem Patienten Hoffnung gegeben wird. Der Krebspatient kann den entdeckten, durch Anhebung seines Energiestatus erschlossenen Fortschritt der Tumorimmunologie für sich selbst sofort nutzen, denn es sind schon einige hundert Zentren für Sauerstoff-Mehrschritt-Therapie (Adressenliste wird auf Anforderung zugesandt) eingerichtet für die ambulante oder stationäre Behandlung mit dem Prozeß *36 h – 18 Tage-O_2-Mehrschritt-Immunstimulation GK 4-IV* mit Gabe von Immunmodulatoren wie Thymuspräparaten.

Literatur

[1] M. von Ardenne: Theoretische und experimentelle Grundlagen der Krebs-Mehrschritt-Therapie, 2. Auflage, Volk und Gesundheit, Berlin 1970/71.

[2] M. von Ardenne, R. A. Chaplain: In-vivo-Versuche zur Krebsmetastasen-Mehrschritt-Prophylaxe durch starke Intensivierung des O_2-Stoffwechsels aller Gewebe. Naturwiss. *58* (1971), 221 (Nr. 105).

[3] M. von Ardenne: Über die Methode der intensivierten O_2-Mehrschritt-Prophylaxe gegen Krebs bzw. Krebsmetastasen. Technik Med. *2* (1972), 91 (Nr. 120).

[4] M. von Ardenne, P. G. Reitnauer: Nachweis krebshemmender Eigenschaften einer stark immunstimulierenden Verbindung kleiner Molekülmasse. Arzneimittelforsch. *25* (1975), 1369 (Nr. 163).

[5] M. von Ardenne, P. G. Reitnauer: Erhöhung der Anzahl Leukozyten und Thrombozyten im peripheren Blut mit Thymus-Extrakt im Vergleich mit 2-Cyanethylharnstoff. Pharmazie *36* (1981), 703 (Nr. 264).

[6] M. von Ardenne, P. G. Reitnauer: Vergleich zwischen oraler Gabe und i.m.-Injektion von Thymus-Präparaten im Leukopoesetest bei Ratten und einige aus dem Ergebnis resultierende Möglichkeiten. Ztschr. Alternsforsch. *40* (1985), 225 (Nr. 286).

[7] C. Kaiser: Klinische Prüfung des Krebs-Mehrschritt-Konzeptes 1974 nach Manfred von Ardenne, Therapieeffizienz beim Zervix-Carzinom. Aus der Frauenklinik der Medizinischen Akademie Dresden (Direktor OMR Prof. Dr. B. Sarembe) Dr. Dissertation 1985 an der Med. Akademie.

[8] M. von Ardenne: Anpassung der Strategie gegen den Krebs an Fortschritte der Tumorimmunologie. Arch. f. Geschwulstforsch. *56* (1986), 457 (Nr. 344).

[9] R. C. Lindenschmidt, A. F. Tryka, H. P. Witsche: Inhibition of Mouse Lung Tumor Development by Hyperoxia. Cancer Res. *46* (1986), 1994.

[10] M. von Ardenne: Gesundheit durch Sauerstoff-Mehrschritt-Therapie. Nymphenburger Verlag, München 1985.

[11] W. Werk: Zur Frage des Resorptionsverhaltens von Peptiden aus Thymus-Extrakt bei oraler Applikation. Erfahrungsheilkunde *32* (1983), 817.

5. Indikationen und Kontraindikationen der normobaren Sauerstoff-Mehrschritt-Therapie

5.1 Informationsquellen für die bisher ermittelten Indikationen

Den meisten Zentren für Sauerstoff-Mehrschritt-Therapie übergaben wir die Programmierungstabellen für die wichtigsten Varianten dieser Therapie und erhielten die Zusage, daß bei ihren Behandlungen die Angaben in den Tabellen exakt eingehalten werden. Hierdurch wurde die Erzielung vergleichbarer und guter Behandlungsergebnisse gesichert. Eine periodisch nach dem aktuellen Stand neugedruckte Liste mit den nach Postleitzahlen geordneten Adressen dieser Zentren steht auf Anforderung zur Verfügung. Gleichzeitig wurde mit den medizinischen Leitern der Zentren verabredet, daß die Protokolle wichtiger oder interessanter Behandlungen der Ärztegruppe unseres Instituts zur Verfügung gestellt werden. Wir erhielten daher auf Basis von weit über 100.000 Behandlungen zahlreiche Informationen, welche kombiniert mit den im eigenen Bereich gesammelten Erfahrungen [1] die Aufstellung einer *Liste der Indikationen und Kontraindikationen der Sauerstoff-Mehrschritt-Therapie bzw. -Immunstimulation* ermöglichte. Diese in erster Linie für Ärzte bestimmte Liste ist nachstehend abgedruckt. Sie wurde in Zusammenarbeit und unter Mitnutzung der im eigenen Hause gesammelten Erfahrungen der Ärztegruppe unseres Instituts aufgestellt.

Ärztegruppe des Forschungsinstituts Manfred von Ardenne, Zeppelinstraße 7, DDR-8051 Dresden:

Dr. med. W. Dauterstedt	(Internist)
Dr. med. M. A. Bodammer	(Internist, Onkologe)
Dr. med. H. Günther	(Chirurg. Internist)
Dipl.-Med. H.-J. Schreckling	(Diabetologe)
Dr. med. W. K. Mayer	(Pathophysiologe, Nuklearmedizin)
Dipl.-Med. D. von Ardenne	(Allgemeinmedizinerin)
Dr. rer. nat. W. Krüger	(Biochemiker, Immunologe)
Dr. rer. nat. P. G. Reitnauer	(Biologe, Physiologe)

5.2 Liste der Indikationen für normobare Sauerstoff-Mehrschritt-Therapie und hyperbare Sauerstofftherapie (für Ärzte)

Indikationen für die normobare Sauerstoff-Mehrschritt-Therapie (Sauerstoff-Mehrschritt-Energie-Kur)

I. Indikationen:

A. Zentralnervensystem
- pseudoneurasthenisches Syndrom
- chronische cerebrovaskuläre Insuffizienz
- akute „Schübe“ cerebrovaskulärer Dekompensation kardialer Genese (z. B. nach Herzschrittmacher-Implantation)

B. Herz-Kreislauf-System
- stabile Angina pectoris (z. B. als Infarktprophylaxe)
- Distreß-induzierte Brustschmerzen (Effort-Syndrom, Da Costa-Syndrom)
- Dekompensationszeichen bei stärkeren körperlichen Belastungen (NYHA II)
- belastungsinduzierte Extrasystolie
- bei der chronisch arteriellen Verschlußkrankheit Stadium I-II nach Fontaine
- adjuvant bei der chronisch arteriellen Verschlußkrankheit im Stadium Fontaine IV
- obligat beim Morbus Raynaud und Raynaud-Syndrom
- obligat bei Digitus mortuus
- idiopathische Hypotension
- orthostatische Dysregulation (auch als medikamentöses Nebenwirkungsphänomen), d. h. Kreislaufstörungen
- arterielle essentielle Hypertonie Stadium I-II (WHO); (Stadium III ohne körperliche Belastung)

C. Magen-Darm-Trakt
- Steatosis hepatis mit reaktiven Entzündungszeichen
- Colica mucosa (in Verbindung mit lokaler Applikation)
- chronisch arterielle Insuffizienz der Mesenterialgefäße im höheren Lebensalter (Maldigestionssymptome ohne Nachweis einer exkretorischen Pankreasinsuffizienz)

D. Urogenitalsystem
- *Niereninsuffizienz* im Stadium der dekompensierten Retention (Dauerdialyse)

E. Blut
- als symptomatische adjuvante Maßnahme bei allen Formen der Anämie (hier allerdings *ohne* körperliches Bewegungstraining)

F. Gynäkologie/Geburtshilfe
- als unterstützende Maßnahme in der Geburtshilfe (Austreibungsphase)
- bei menses-assoziierten Kopfschmerzsyndromen
- bei vegetativen Beschwerdekomplexen während des Klimakteriums (Hitzewellen, labile arterielle Hypertonie). (Achte auf Pseudo-Renormalisierung der Menstruationszyklen!)
- Plazenta-Insuffizienz

G. Stütz- und Bewegungsapparat, Bindegewebe
Im Vordergrund der Indikation steht *nicht* die *akute Schmerzsymptomatik*, sondern die *Einschränkung der Bewegungsfähigkeit.*
- adjuvant zur Physiotherapie (Bewegungstherapie) nach allen chirurgischen Behandlungen von Erkrankungen des Stütz- und Bewegungsapparats (op./konserv. Behandlung von OS-Halsfrakturen, Gelenkimplantate, Diskotomie)
- adjuvant zur Injektionsbehandlung von Arthrosen mit Chondroanabolika *ohne* lokale entzündliche Begleiterscheinungen
- Beschleunigung von Frakturheilungen
- Beschleunigung von Wundheilungen, Decubitus

H. Onkologie
- Erhöhung der Selektivität von Cancerostatica, Renormalisierung Lebensqualität
- Milderung von Strahlenschäden (blutbildendes System)
- Stimulierung der körpereigenen Abwehr, Krebsprophylaxe
- unverzichtbare Erhöhung von Effizienz und Verträglichkeit konventioneller Krebstherapien (Senkung der Metastasierungsrate und Erhöhung der Heilungsrate, Bekämpfung von Metastasen)

I. Unspezifische Indikationen
- Verkürzung der Rehabilitationszeit, Steigerung der Leistungsreserven
- Milderung der Nebenwirkungen vieler Pharmaka
- Bekämpfung von Depressionen und psychischer Instabilität
- Konditionierung vor großen Belastungen (Operationen, Sport usw.)
  Minimierung der Bildung von aktivierten Sauerstoff-Spezies (Radikale, Verlangsamung von Alterungsvorgängen)
- Aussicht auf Lebensverlängerung

II. Einsatzbereiche mit postulierten günstigen Effekten – A: auf die Befindlichkeit – B: auf den Spontanverlauf der Erkrankung – C: auf die Erhaltung von Restfunktionen

A:
- akute Verlust- und Trauerreaktion
- poststressorisches Erschöpfungssyndrom, reaktive Depression (Prüfungen, Dienstreisen, Gerichtsprozesse, Kongresse, Parteitage)
- Phasen neurotischer Depression, reaktive Depression
- psycho-vegetatives Maladaptationssyndrom
- Inversionswetterlagen
- neurotisch bedingte Impotentia coeundi
- Herabsetzung des biologischen Alters

B:
- chron. Cor pulmonale (z. B. als Folge eines langjährigen Asthma bronchiale)
- Alkoholhepatose
- Leberzirrhose
- persistierende lokale Infekte/chron. Adnexitis, chron. Prostatitis, chron. Sinusitis, chron. Osteomyelitis
- dystrophische Hautläsionen (z. B. postthrombotische venöse Insuffizienz) Ulcus cruris
- Katarakt, Retinopathie, Presbyopie
- akutes Knalltrauma, plötzlicher Hörsturz, Presbyakusis

C:
- Morbus Pick
- Encephalomyelitis disseminata (MS)
- Rehabilitation nach Strahlentherapie von Hirntumoren
- Myokardosen, Kardiomyopathien
- neurogene Muskeldystrophien

III. Kontraindikationen

- respiratorische *Globalinsuffizienz*
- chronisch-entzündliche Prozesse auf annehmbar auto-immunolog. Grundlage
- immunsuppressive Therapie nach Transplantationen
- lokal entzündliche Begleitreaktionen degenerativer Prozesse
- akute allergische Reaktionen
- Epilepsie
- Hyperthyreose

Zum Vergleich und zur weiteren Information wird nachstehend auch die Liste der Indikationen für die *hyperbare Sauerstofftherapie (HBO)* nach [2] wiedergegeben. Zugleich soll der Abdruck dieser Aufstellung Anregung sein, zu prüfen, welche dieser HBO-Indikationen mit der viel weniger aufwendigen normobaren Sauerstoff-Mehrschritt-Therapie erfolgreich behandelt werden können.

Indikationen für die hyperbare Sauerstofftherapie

A. Zentralnervensystem
- akute Phase des cerebrovaskulären ischämischen Insults
- zur Operationsvorbereitung bei geplantem extra-intrakraniellen Bypaß und chronisch cerebrovaskulärer Insuffizienz
- Hirnödem im Gefolge eines Schädelhirntraumas
- Rückenmarksverletzungen
  - akute traumatische Lähmungserscheinungen
  - Rückenmarksischämien in kausalem Zusammenhang mit Kompressionen und/oder Gefäßläsionen
  - Strahlenmyelopathie

B. Herz-Kreislauf-System
- adjuvant in der offenen Herzchirurgie
- adjuvant zur Arteria carotis-Endarteriektomie
- Behandlung der chronisch arteriellen Verschlußkrankheit einschl. ätiologisch entzündlicher Vaskulopathien (Endangitis obliterans, Panarteriitis nodosa)
- Gasembolie $p > 1{,}5$ ATA

C. Hypoxämie durch
- Kohlenmonoxidvergiftung
- Zyanidvergiftung
- Dekompressionskrankheit $p > 1{,}5$ ATA
- akutes Hämolysephänomen

D. Infektionen
- Anaerobier-Infektionen (Clostridien) $p > 1{,}5$ ATA
- Weichteilinfektionen mit regionaler Hypoxidose
- therapierefraktäre Pilzinfektionen
- therapierefraktäre Osteomyelitis
- Lepra

E. Strahlennekrose von Knochen und Weichteilgewebe

F. Schädigungen der Haut
- Dekubitalulcera
- ischämische Ulcera
- Pyoderma gangraenosum

G. Plastische und Rekonstruktionschirurgie
- adjuvant zur Behandlung großflächiger Verbrennungen
- unterstützend bei Hautlappen-Translokation

H. HNO-Indikationen
- akutes Knalltrauma
- plötzlicher Hörsturz

Von großer praktischer Bedeutung ist die Frage, welche der als positiv gefundenen Indikationen der hyperbaren Sauerstofftherapie auch mit Varianten der normobaren Sauerstoff-Mehrschritt-Therapie zu ähnlichen erfolgreichen Behandlungsergebnissen führen. Die Beantwortung dieser Frage ist deswegen wichtig, weil die mit hohem technischen Aufwand verbundene hyperbare Sauerstofftherapie wegen ihrer begrenzten Behandlungskapazität nur für einen sehr eingeschränkten Personenkreis in Frage kommt. Im Gegensatz hierzu ist die wenig aufwendige normobare Sauerstoff-Mehrschritt-Therapie im Prinzip in der Lage, Patienten in kaum begrenzter Zahl zu behandeln.

Die hyperbare Sauerstofftherapie ist heute bereits weitgehend von der Schulmedizin und Lehrmedizin anerkannt. In der Sowjetunion sollen 1.200, in Japan 310, in den USA 300 und in der Bundesrepublik Deutschland 10 O_2-Druckkammern installiert sein. In vielen anderen Ländern beginnt man erst, diese Therapie, welche z. B. für die Bekämpfung des Gasbrandbazillus unverzichtbar ist, einzuführen.

Bei der Anerkennung, welche die hyperbare Sauerstofftherapie bereits gefunden hat [2], könnte die Feststellung, daß wichtige Indikationen der hyperbaren Sauerstofftherapie auch für die normobare Sauerstoff-Mehrschritt-Therapie Gültigkeit haben, die allgemeine Anerkennung der zweitgenannten Therapie beschleunigen.

Zu der oben gestellten Frage der Indikationen liegen, wie auch die vorstehenden Listen erkennen lassen, bereits einige sehr positive Antworten vor. Zur endgültigen Klarstellung ist aber noch viel Forschungsarbeit an dieser Nahtstelle von zwei Sauerstofftherapiepien zu leisten. Auch liegen beispielsweise noch kaum Ergebnisse vor über die Bedingungen der Auslösung des von uns entdeckten Schaltmechanismus der Blutmikrozirkulation bei der hyperbaren Sauerstofftherapie, und es fehlen Ergebnisse zu der von uns vor einigen Jahren vorgeschlagenen hyperbaren Sauerstoff-*Mehrschritt*-Therapie mit ergometrischer Belastung, für welche die fahrbare O_2-Überdruckkammer nach Herrn Dr. med. h. c. E. Braun [2] eingerichtet wurde.

In vorstehendem Zusammenhang stellt sich auch die Frage, welche Varianten der normobaren Sauerstoff-Mehrschritt-Therapie den Verhältnissen bei der hyperbaren Sauerstofftherapie am nächsten kommen. Hypothetisch nehmen wir an, daß dies jene Varianten sind, bei denen die höchsten Werte des arteriellen Sauerstoffpartialdrucks gemessen werden. Die niedrigsten Werte des arteriellen Sauerstoffdrucks bei der hyperbaren Sauerstofftherapie liegen im Bereich zwischen etwa 700 und 1000 mmHg. Die höchsten Werte des arteriellen Sauerstoffdrucks bei der Sauerstoff-Mehrschritt-Therapie wurden bei der Variante GK 2 gemessen. Es wurde durch ergometrische Belastung mit 100 Watt das Atem-Zeit-Volumen des Probanden auf etwa 30 l pro min heraufgesetzt und somit der O_2-Fluß in seiner Größe dem hohen AZV-Wert angepaßt. Gleichzeitig wurde für einen dichten Sitz der O_2-Applikationsmaske gesorgt. Unter diesen Bedingungen wurde ein *arterieller Sauerstoffpartialdruck zwischen etwa 400 und 650 mmHg* infraclaviculär transcutan[1] gemessen, welcher den kleinsten Druckwerten der hyperbaren Sauerstofftherapie bereits sehr nahekommt.

[1] Bei üblicher Messung mit am hyperämisierten Ohrläppchen entnommenen Blutproben muß die Transportzeit zur Meßsonde minimiert werden (sonst Messung zu niedriger Werte durch O_2-Diffusionsverluste).

5.3 Erklärung für die fast befremdliche Universalität der Sauerstoff-Mehrschritt-Therapie

Jedes Organ, jedes Gewebe und jede Zelle im menschlichen Körper (Herz, Lunge, Leber, Abwehr usw.) verbrauchen, damit sie funktionieren oder ihre Aufgabe erfüllen, Energie. Daher ist unmittelbar einzusehen, daß *Energiemangel*, z. B. verursacht durch hohes Alter oder sehr starken Streß *zu schweren Störungen, d. h. zu Krankheiten, Leiden oder Beschwerden führen muß*. Wo diese Erscheinungen zuerst auftreten, ist von Mensch zu Mensch verschieden und hängt von seinem individuellen „Engpaß" ab. Nach vorstehendem ist sofort zu verstehen, daß die Beseitigung des Energiemangels mit Hilfe der Sauerstoff-Mehrschritt-Therapie sich in den verschiedensten Bereichen des Organismus helfend oder heilend auswirken muß, d.h. es kann gar nicht anders sein, als daß *diese Therapie oder Kur sich durch völlig ungewöhnliche „Universalität" auszeichnet.*

Literatur

[1] M. von Ardenne: Sauerstoff-Mehrschritt-Therapie, 4. Auflage, Georg Thieme Verlag, Stuttgart 1987.

[2] B. Fischer, K. K. Jain, E. Braun, S. Lehrl: Handbock of Hyperbaric Oxygen Therapy, Verlag Springer, Berlin - Heidelberg 1988.

6. Maximale Energieumsatzrate, Energiestatus und Energiebilanzen in Abhängigkeit vom Lebensalter und von Krankheiten (für Ärzte)

Als repräsentativ für den *Energiestatus* des Organismus wird die maximale, über eine Dauer von 2 min zu erbringende mechanische (ergometrische) Leistung angesehen (siehe Abschnitt 1.1). Zur Kennzeichnung des Energiestatus wird vereinfachend von der maximalen ergometrischen Leistung, gemessen in Watt, gesprochen. Das Absinken des Energiestatus mit dem Lebensalter ist in Abb. 49 mit der Streuung für männliche und weibliche (untrainierte) Normalpersonen dargestellt.

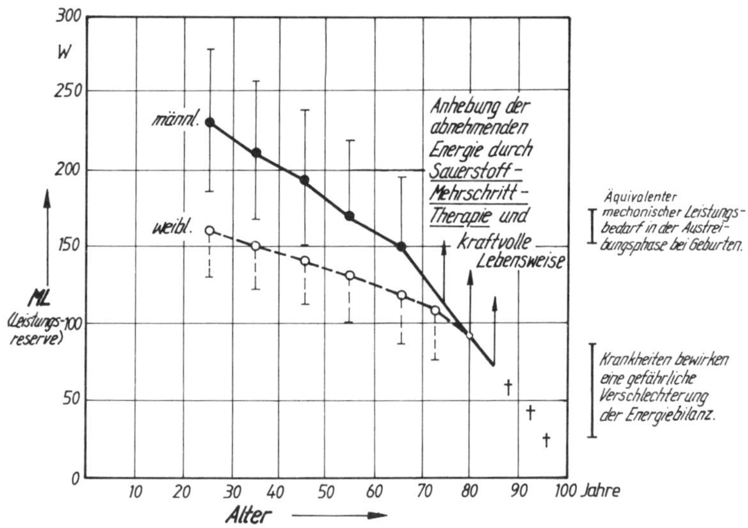

Abb. 49: Die Darstellung repräsentiert das energetische Schicksal des Menschen. Die Abhängigkeit der maximalen 2 min-Belastbarkeit ML auf einem Fahrradergometer (mechanische Leistungsreserven) vom Lebensalter für männliche und weibliche untrainierte Normalpersonen. [1] Umgezeichnet.

Im Durchschnitt geht die mechanische Leistungsreserve des Organismus nach Überschreitung des 75. Lebensjahrs auf gefährlich niedrige Werte zurück, und schon ab einem Alter von 65 Jahren ist besonders bei männlichen Personen eine Beschleunigung des Absinkens zu verzeichnen. In diesen beiden Kurven spiegelt sich das *energetische Schicksal des Menschen* wider, das sich in seinen späteren Jahren rapide und unerbittlich dem Tode nähert, weil die Leistungsreserven erschöpft sind. Energiemangel ist stets das entscheidende Moment bei der Auslösung des Todes.

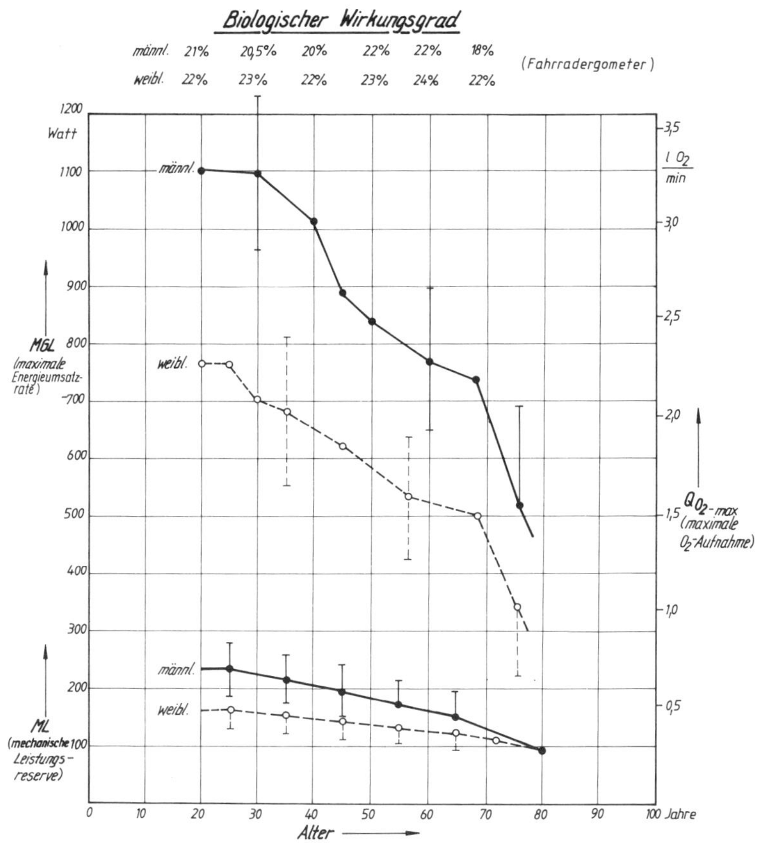

Abb. 50: Abhängigkeit der mechanischen Leistungsreserve ML (Leistung auf dem Fahrradergometer bei maximaler 2 min-Belastung) und der maximalen Energieumsatzrate MGL (gemäß dem kalorischen Äquivalent zur maximalen Sauerstoffaufnahme $QO_{2\text{-max}}$) vom Lebensalter für Normalpersonen.
Biologischer Wirkungsgrad ML/MGL ist oben angegeben.

Die Kurven über das Absinken der Leistungsreserven mit dem Lebensalter sollten am Anfang eines jeden Geriatrielehrbuchs gebracht werden! Ist es doch nicht unwahrscheinlich, daß die besprochene Abnahme der Energie im Organismus auch unmittelbar zum Altern seiner Zellorganellen (z. B. Mitochondrien), seiner Zellen, seiner Gewebe und Organe beiträgt.

Der biologische Wirkungsgrad bei der Umwandlung der chemischen Energie des Organismus in ergometrisch bequem meßbare mechanische Leistung (Arbeit) beträgt um 20%, der Rest wird als Wärme frei. Der *Zusammenhang zwischen der mechanischen Leistungsreserve ML (Energiestatus) und der Energieumsatzrate bei maximaler Leistung MLG* [2] ist in Abb. 50 dargestellt.

Wegen der nur geringen Streuung des biologischen Wirkungsgrads einer bestimmten Belastungsvariante (Wirkungsgrad z. B. bei Belastung mit Fahrradergometer sitzend um 20% und mit Handkurbelergometer stehend um 15%), genügt es im allgemeinen, allein die *mechanische 2 min-Leistungsreserve* durch ein Ergometer mit Wattanzeige und laufende Pulsmessung zu bestimmen und die Diskussion auf diese Größe zu beschränken.

Eine Ausnahme hiervon bildet die wichtige *Frage, wie und auf welche Weise die Leistungsreserven des Organismus durch Krankheiten beansprucht und verbraucht werden.* Die Antwort auf diese Frage findet sich in der Darstellung Abb. 51 für ein mittleres Alter eingetragen.

Wir fanden, daß zwei sehr *verschiedene Wirkungsmechanismen* die energetische Situation im Krankheitsfall verschlechtern:

1. Verminderung der Leistungsbereitstellung (zusätzliche Herabsetzung der Leistungsreserve),
2. Leistungsmehrbedarf durch Stoffwechselleistungssteigerung (z. B. Fieberkrankheiten).

Oft wirken auch beide Mechanismen gleichzeitig.

Vorstehende Erkenntnisse öffnen den Weg zu einer *Klassifizierung der Krankheiten nach Leistungsbedarf* (in Watt) *in den verschiedenen Altersstufen* [3]. Eine fundamentale *Gesetzmäßigkeit* gilt hierbei, daß der *Energieverbrauch durch Krankheiten absolut mit dem Lebensalter sinkt* (etwa wie die Größe ML). Siehe hierzu auch unten Abb. 60. Für die Gewinnung zuverlässiger quantitativer Unterlagen zu dieser neuen Art der Charakterisierung von Krankheiten ist noch viel Forschungsarbeit zu leisten.

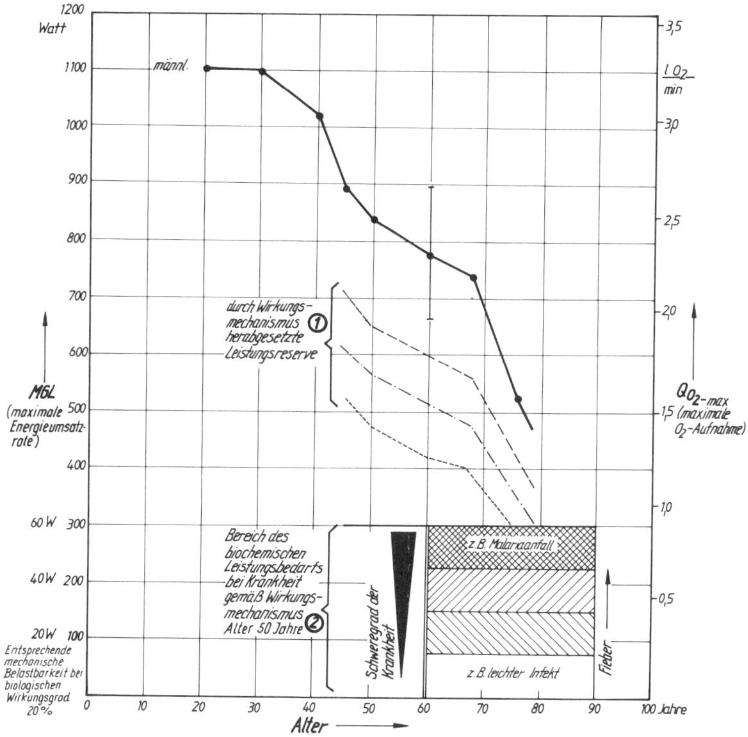

Abb. 51: Qualitative Darstellung der Leistungsbilanz bei Auftreten einer Krankheit am Beispiel einer männlichen Normalperson von etwa 50 Jahren.
Zwei Wirkungsmechanismen verschlechtern die energetische Situation im Krankheitsfall:
① Verminderung der Leistungsbereitstellung (Herabsetzung der Leistungsreserve)
② Leistungsmehrbedarf durch Stoffwechselleistungssteigerung (z. B. Fieberkrankheiten)

Die energetische Betrachtung von Krankheiten kann auch zu Aspekten für die Gestaltung ihrer Behandlung führen. So lehrt das Beispiel Abb. 52, daß der weitaus größte biochemische Leistungsbedarf in der Phase des Fieberanstiegs gegeben ist.

Bei Kranken mit schon gefährlich abgesunkener mechanischer biochemischer Energieumsatzrate kann es daher lebensrettend sein, wenn der momentane Energiestatus während des Fieberanstiegs (oder des Temperaturanstiegs bei Hyperthermie) durch O_2-Applikation (O_2-Fluß 25 l/min) zeitweilig angehoben wird.

Auch bei *Krankheiten,* bei denen die Belastungsdauer in der Regel viel länger als 2 min währt, kann unser 2 min-Belastungsprinzip beibehalten bleiben, weil dann die Energienachlieferungsrate (Geschwindigkeit der Resynthese energiereicher Phosphate) maßgebende Bedeutung erlangt.

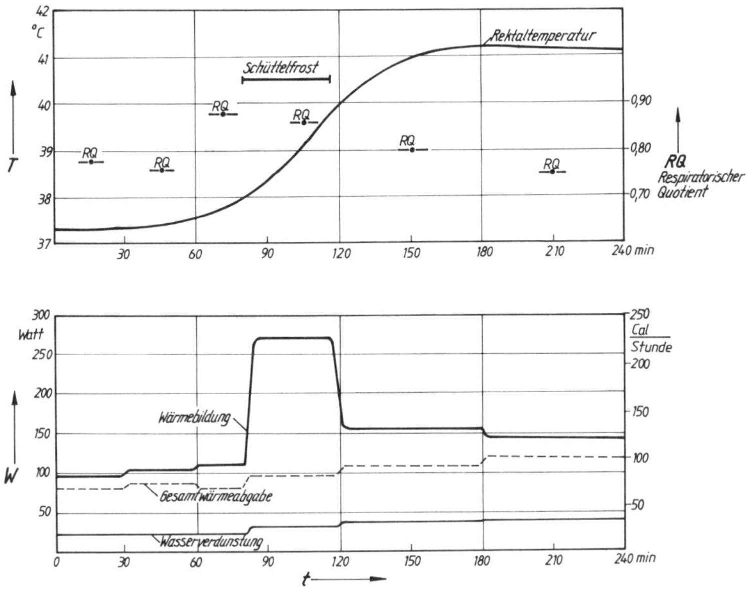

Abb. 52: Temperatur T und biochemischer Leistungsbedarf W (inklusive Wärmebildung) sowie Wärmeabgabe durch Wasserverdunstung bei einem Malariafieberanfall (nach Du Bois [2], umgezeichnet). Männliche Normalperson. Alter etwa 50 Jahre.
Die maximale (gefährliche) Belastung findet in der Phase des Fieberanstiegs (Schüttelfrost!) statt, äquivalent etwa einer mechanischen Belastung von 273/5 = 54 Watt über 30 min.

Aus den Abbildungen dieses Abschnitts geht hervor, daß die (durch Messungen kontrollierbare) Anhebung der im Alter abnehmenden Energie durch Sauerstoff-Mehrschritt-Therapie, um z. B. mechanisch 10 bis 60 Watt (Abb. 28 und 30), und regelmäßige tägliche Bewegung von schicksalhafter Bedeutung sein kann. Sobald aus Messungen der mechanischen Leistungsreserve oder aus subjektiven Empfindungen des Patienten erkennbar wird, daß der Energiestatus kritisch niedrige Werte hat, sollte in Zeitlücken die dann dringend notwendige Behandlung durchgeführt werden. Diese Empfehlung gehört bereits in das Gebiet der Präventivmedizin, einem Haupteinsatzbereich der Sauerstoff-Mehrschritt-Therapie.

Zahlenmäßige Unterlagen über erzielte anhaltende Verbesserung des O_2-Status und der Leistungsreserve finden sich in der Studie [4]. Dort wird über die Messung wichtiger Kenngrößen des Atmungsstoffwechsels in Ruhe (68 Probanden) und Belastung (13 Probanden) vor und nach Sauerstoff-Mehrschritt-Therapie (O_2-MT) berichtet. Bei mäßig konditionierten Probanden mit erniedrigten Ausgangswerten (Gruppe I) kommt es durch O_2-MT zu einer hochsignifikanten ($p<0{,}001$) Zunahme der O_2-Aufnahme (+19%), der CO_2-Abgabe (+25%) und des Atemzeitvolumens (+23%). Diese Zunahme bleibt in abgeschwächter Form (+12%, +17%, +18%) auch 2–4 Wochen nach O_2-MT-Ende bestehen ($p<0{,}001$). Bei gut konditionierten Probanden mit normalen bzw. erhöhten Ausgangswerten (Gruppe II) kommt es durch O_2-MT zu einer leichten Verringerung (Normalisierung) ($p<0{,}01$ bzw. 0,02). *Die maximale symptomlimitierte O_2-Aufnahme erhöht sich in beiden Gruppen signifikant ($p<0{,}02$) um +21%, die körperliche Leistungsfähigkeit um +33 Watt (=32%) ($p<0{,}01$).*

Literatur

[1] J. Scheibe, W. Bringmann, D. Reinhold: Sportliches Training während der Kur. Verlag Volk und Gesundheit, Berlin 1986.

[2] F. Grosse-Brockhoff: Pathologische Physiologie. 2. Auflage, Springer Verlag, Heidelberg 1969.

[3] M. von Ardenne: Das energetische Schicksal des Menschen und seine günstige Beeinflussung durch Sauerstoff-Mehrschritt-Therapie. Ztschr. Alternsforsch. *44* (1989), 7 (Nr. 380).

[4] M. von Ardenne, W. Klemm: Messungen über die anhaltende Steigerung der Ruhe-O_2-Aufnahme, der CO_2-Abgabe, des Atemzeitvolumens und der Leistungsreserve nach Sauerstoff-Mehrschritt-Therapie. Ztschr. Klin. Med. *43* (1988), 2233 (Nr. 373).

7. Anwendungen der Sauerstoff-Mehrschritt-Therapie im Gesundheitswesen

7.1 Präventiver Einsatz zur Bekämpfung der Ursache vieler Krankheiten, nicht ihrer Symptome

Im Gesundheitswesen der Zukunft wird man viel mehr als in der Vergangenheit danach streben, bei noch nicht kranken Personen das *Krankwerden zu bekämpfen*. Heute noch liegt in den meisten Fällen das Ziel des ärztlichen Handelns darin, die bereits entstandene Krankheit therapeutisch anzugreifen, bis ihre Symptome verschwunden sind, d. h. Heilung eingetreten ist. In der künftigen *Präventivmedizin* wird es das Ziel sein, die direkten und indirekten eigentlichen Ursachen der Krankheiten zu erkennen und rechtzeitig zu beseitigen, bevor es zur Auslösung der Krankheit oder einer Krise kommt. Viel häufiger, als früher angenommen wurde, ist ein schlechter Sauerstoff- bzw. Energiestatus die primäre oder indirekte Ursache von Krankheiten, Leiden und Beschwerden des Menschen. Deshalb gehört die Sauerstoff-Mehrschritt-Therapie bzw. -Immunstimulation, welche erstmalig mit wenig Zeitaufwand die lang anhaltende Sicherung oder Wiederherstellung eines guten Sauerstoff- bzw. Energiestatus des Organismus erschließt, zu den wichtigsten Methoden der Präventivmedizin. In der umfangreichen Liste der Indikationen für diese Therapie (Abschnitt 5.2) deutet sich an, wo überall Sauerstoff- bzw. Energiemangel die eigentliche Ursache des pathologischen Geschehens bilden.

Aus früheren Buchabschnitten war zu ersehen, daß die augenblickliche energetische Situation eines Probanden mit relativ wenig Aufwand gemessen werden kann. Andrerseits ist insbesonders aus den Ergebnissen der Sauerstoff-Mehrschritt-Therapie-Forschung [1], [2] zu extrapolieren, wie stark die Leistungsreserven absinken dürfen, damit der Patient noch genügenden Abstand zur Auslösung einer Krise oder Krankheit behält.

Nach Vorstehendem ist eine durch Messungen kontrollierte Prävention möglich, indem periodisch sowie nach stressorischen Ereignissen der Sauerstoff- bzw. Energiestatus bestimmt wird und dann, sobald zu niedrige Werte beobachtet werden, die Statusverschlechterung rechtzeitig vor Auslösung einer Krankheit oder Krise mit Hilfe der Sauerstoff-Mehrschritt-Therapie oder (und) starkem Bewegungstraining rückgängig gemacht wird.

Die für solches Vorgehen zu empfehlende Bestimmung der mechanischen Leistungsreserve wurde oben in Abschnitt 3 bereits besprochen. Das erhaltene Meßergebnis wäre dann in die Darstellung Abb. 49 einzutragen und anhand der Lage des Meßpunkts die Entscheidung über die Präventionsmaßnahme (Sauerstoff-Mehrschritt-Therapie oder/und Bewegungstraining) zu treffen. Bei der Einschätzung von Art und Zeitpunkt der Präventionsmaßnahme sind die in Abb. 51 zusammengefaßten Erkenntnisse (zwei Wirkungsmechanismen) zu berücksichtigen. Außerdem ist eine Reserve (z. B. 30 Watt) einzubauen, um dem Einfluß von Statusschwankungen im 24 h-Zyklus Rechnung zu tragen. Aus dem Gesagten ergibt sich die Schlußfolgerung, daß *zur Prävention von gesundheitlichen Krisen eine Mindesthöhe der mechanischen Leistungsreserve von 100 Watt anzustreben ist.*

Eine weniger fundierte, einfache und oft hinreichende Methode zur Erkennung der Notwendigkeit von präventivem Handeln geht von der in Abb. 53 dargestellten Abhängigkeit des arteriellen Ruhe-Sauerstoff-Partialdrucks vom Lebensalter aus.

Die Erfahrung hat gelehrt, daß zur Prävention vieler (nicht aller) Arten von gesundheitlichen Krisen, ein arterieller Ruhe-Sauerstoff-Partialdruck von über 70 bis 75 mmHg (9,3 bis 10 kPa) durch Sauerstoff-Mehrschritt-Therapie und/oder regelmäßiges Bewegungstraining anzustreben ist.

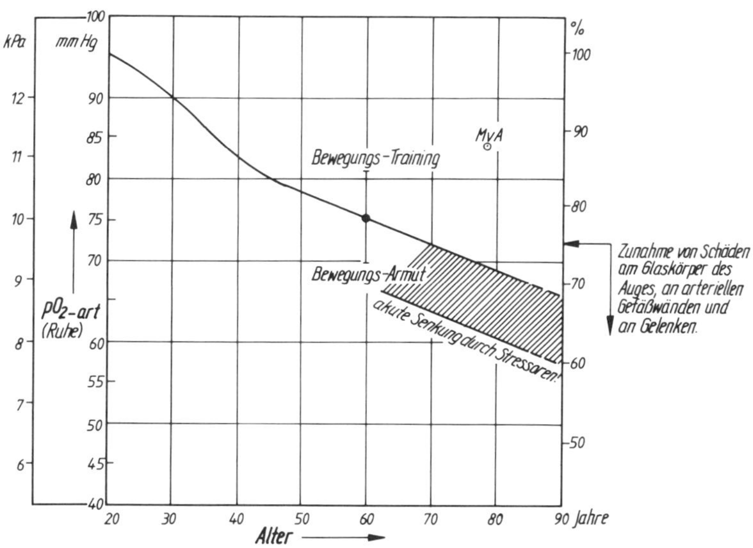

Abb. 53: Durchschnittliche Abhängigkeit des arteriellen Ruhe-O_2-Partialdrucks bei gesunden Personen aus der arbeitenden Bevölkerung vom Lebensalter nach Loew-Thews [3].

Einen hochwichtigen Beitrag für die Prävention von Krankheiten kann die *körpereigene Abwehr* liefern. Sauerstoff- bzw. Energiemangel schwächt, wie wir gesehen haben, die körpereigene Abwehr und wird dann oft zur indirekten Ursache der durch schlechten Abwehrstatus den Patienten treffenden Krankheiten. Nach den vorliegenden Erfahrungen ist der Prozeß der Sauerstoff-Mehrschritt-Immunstimulation in der Regel ein gutes Mittel, um Infektionskrankheiten verschiedenster Art vorzubeugen. Auch hatte es den Anschein, daß auf diesem Wege die Häufigkeit des Auftretens kleinerer Infekte stark herabgesetzt wird.

Die präventive Wirkung der Sauerstoff-Mehrschritt-Immunstimulation kann vom Patienten kaum bemerkt werden. Er und sein Arzt haben keine Möglichkeit zur Beantwortung der Frage, ob es ohne diesen Prozeß zur Erkrankung gekommen wäre. Im Gegensatz hierzu ist die Therapieeffizienz bei fast allen in den folgenden Abschnitten besprochenen Einsatzarten durch Messung oder subjektive Beobachtungen zu erkennen oder nachzuweisen.

Auch der übliche *Jahresurlaub* trägt oft zur Prävention bei. Für Einrichtungen des Fremdenverkehrs (Hotels, größere Fremdenheime, Sanatorien) dürfte die Möglichkeit einer *doppelten Nutzung von Urlauben für die Gesunderhaltung* mit Hilfe der Sauerstoff-Mehrschritt-Therapie bzw. -Immunstimulation sehr große Bedeutung in der Zukunft gewinnen. Am Urlaubsort steht die Zeit für die tägliche Behandlung (zwei Stunden bzw. in Sonderfällen drei Stunden) viel leichter zur Verfügung als im Berufs- oder Alltagsleben. Für die Behandlungen bietet sich der 36 h – *18 Tage*-O_2-Mehrschritt-Immunstimulationsprozeß GK 4-IV mit Sitzungen von zwei Stunden Dauer an. Für Urlauber, denen nur zwei Wochen zur Verfügung stehen, kann dieser Prozeß auch auf *12 Tage* mit drei Stunden Sitzung verkürzt werden. Durch diese Behandlung wird die *gesundheitliche Wirkung von Urlauben stark erweitert* (Immunabwehr) *und* vervielfacht.

Literatur

[1] M. von Ardenne: Sauerstoff-Mehrschritt-Therapie, 4. Auflage, Georg Thieme Verlag, Stuttgart 1987.

[2] M. von Ardenne: Die zwei Grundarten des Effektes der Sauerstoff-Mehrschritt-Therapie. Überraschende Aufklärung bisheriger Meinungsverschiedenheiten über die Therapieeffizienz. Therapeutikon *1* (1988), 49 (Nr. 374).

[3] P. G. Loew, G. Thews: Die Altersabhängigkeit des arteriellen Sauerstoffdruckes bei der berufstätigen Bevölkerung. Klin. Wochenschr. *40* (1962), 1093.

[4] M. von Ardenne: Die Erhöhung des Leistungs- und Lebensalters der Menschen durch die künftige multidisziplinäre Medizin. Technological Forecasting and Social Change *4* (1972) 101 (Nr. 114a).

7.2 Einsatz zur Bekämpfung von Streßfolgen

Die Bekämpfung der Folgen von zu starkem und zu lang anhaltendem Streß (Kurzbezeichnung Distreß) ist eine Aufgabe, welche besonders für die Bewohner hochindustrialisierter Staaten ständig an Bedeutung gewinnt. Der Begriff „Streß“ wurde 1936 von Hans Selye geprägt, welcher dann in vielen grundlegenden Arbeiten weite Bereiche des *komplexen Streßgeschehens* aufklärte. Die Streßreaktion ist, solange die auslösende „Streßdosis“ eine bestimmte Grenze nicht überschreitet, eine natürliche Anpassungsreaktion des Organismus [1]. Am Beginn der Streßreaktion werden über eine Kette von vorangehenden Schritten vermehrt Glukokortikoide aus der Nebennierenrinde freigesetzt (Cortisol und Corticosteron) und das sympathische Nervensystem aktiviert. Die Folge hiervon ist eine *rasche Anhebung des energetischen Status* mit Zunahme des Blutdrucks, der Blutglukosekonzentration, Anhebung des Stoffwechsels usw. Überraschend, sogar für Hans Selye, war unsere 1980 erfolgte Entdeckung, daß bei zu starken und zu lang anhaltenden stressorischen Einflüssen, d. h. bei Überschreitung der schon erwähnten Grenzen, eine bedeutende Verschlechterung des Sauerstoff- bzw. Energiestatus eintritt [2], [3], [4]. Diese Statusverschlechterung wurde durch Messungen des arteriellen und venösen Sauerstoffpartialdrucks [5] nicht nur bei den *Stressoren der Studien Hans Selye's* (körperliche Belastung, psychische Belastung, berufliche Anspannung) gefunden, sondern auch bei einer ganzen Reihe von weiteren *stressorischen Einflüssen wie Bewegungsarmut, Infekten, toxischen Behandlungen* usw. Die beobachtete Verschlechterung des Sauerstoff- bzw. Energiestatus nach Phasen mit sehr starkem Streß gab jetzt die Erklärung für in der Medizin seit langem bekannte Erscheinungen, wie das Auftreten von Kreislaufstörungen, die Auslösung von pectanginösen Beschwerden und z. B. auch für das häufigere Auftreten von Herzinfarkten nach psychoemotionalem Distreß. Sogar die öfter behauptete Krebshäufigkeit bei Personen, die jahrelang hohem Streß unterlagen, wurde verständlich, denn die Verschlechterung des Sauerstoff- bzw. Energiestatus bedeutet nach unseren Forschungen ja auch eine Verschlechterung des Status der körpereigenen Krebsabwehr.

Daß für die Gesunderhaltung des Menschen die wirksame Bekämpfung von Streßfolgen immer wichtiger wird, liegt darin begründet, daß unter den Verhältnissen unserer Zeit einer der bedeutendsten stressorischen Einflüsse auf den Energiestatus, die *Bewegungsarmut*, ständig zunimmt. Von einer naturgemäßen kraftvollen Lebensweise entfernt sich der Mensch immer mehr durch lange Konferenzen, Schreibtischarbeit, Robotertechnik, Tätigkeiten in Schaltzentralen und an Computern, durch das Fernsehen, durch das Auto, durch Rolltreppen und andere, die körperliche Arbeit ersetzende Erfindungen. *Gegenmittel zur wirksamen Bekämpfung der kritischen Folgen von überstarkem Streß* ist in jüngeren und mittleren Jahren regelmäßiges Bewegungstraining und Sport [6] sowie in späteren Jahren die Behandlung mit der Kondition angepaßten Varianten der Sauerstoff-Mehrschritt-Therapie (O_2-Mehrschritt-Energie-Kur).

Die effiziente Bekämpfung von Streßfolgen ist durch die Entdeckung der Beziehung zwischen Sauerstoffstatus und Streßfolgen sehr erleichtert worden, denn die Stärke und das zeitliche Abklingen von Streßfolgen und sogar der Erfolg aller Maßnahmen zur Bekämpfung von Streßnachwirkungen war bequem meßbar geworden. Beispiele hierfür befinden sich oben in den Abb. 10, 11, 12 und 13.

In hohem Alter kann die rechtzeitige Bekämpfung von Streßfolgen lebenswichtig und sogar lebensrettend sein. *Das gilt vor allem für Personen in hohem Alter, deren Leistungsreserven durch Sauerstoff-Mehrschritt-Therapie wesentlich erhöht worden sind.* Wenn solche Personen einem sehr starken Streß, z. B. einer mehrwöchigen starken beruflichen Belastung oder einem Infekt ausgesetzt werden, dann stürzt der Sauerstoff- bzw. Energiestatus steil auf den Alterserwartungswert ab (Abb. 49), bei dem nur noch eine sehr niedrige mechanische Leistungsreserve zur Verfügung steht. Es kommt daher in solchen Fällen darauf an, den Sauerstoff-Mehrschritt-Prozeß ohne Zeitverlust zu wiederholen, um die Leistungsreserve des Patienten wieder auf einen hohen Wert zu bringen.

Um auf den Ernst dieses Rates hinzuweisen, sei über folgendes tragische Erlebnis an dieser Stelle berichtet:

Der berühmte Dirigent Karl Böhm war nach sehr langer Abwesenheit zu einigen Konzerten mit der Staatskapelle nach Dresden gekommen. Wegen seiner großen Verdienste um das Musikleben Dresdens hatte der Verfasser ihm das Geschenk einer Sauerstoff-Mehrschritt-Kur in seinem Hotel gegeben. Die Zunahme seiner Leistungsreserven durch die Kur empfand Karl Böhm subjektiv sehr stark, so daß er in seiner Abschiedsrede vor der Dresdener Staatskapelle mehr über die Sauerstoff-Mehrschritt-Therapie als über Musik sprach. Ein Tonband dieser Rede erhielt der Verfasser als Geschenk von der Dresdener Staatskapelle. Als Karl Böhm uns zum Abschied am 15. 1. 1979 besuchte, erzählte er von seiner bevorstehenden Konzertreise durch die Vereinigten Staaten. Der Verfasser sagte zu ihm daraufhin, daß der starke Streß einer solchen Unternehmung seinen so gut angehobenen Sauerstoffstatus wieder auf den seinem hohen Alter entsprechenden niedrigen Erwartungswert zurückführen würde und daß es dann darauf ankäme, ohne Zeitverlust die Sauerstoff-Mehrschritt-Therapie zu wiederholen. Kurz nach Ende seiner Amerika-Tournee las der Verfasser von Kreislaufstörungen während eines Dirigates in Salzburg. Daraufhin telefonierten wir sofort mit seiner Frau. Sie antwortete: „Ja wir wissen, daß eine Therapiewiederholung dringend notwendig ist, aber es fehlt meinem Mann dazu die Zeit." Kurz darauf starb Karl Böhm. Seine Leistungsreserven waren infolge seines hohen Alters *und* weiterer Schwächung durch starken Streß erschöpft.

Ein Beispiel für die *richtige Bekämpfung von Streßfolgen durch Gegenmaßnahmen* wurde schon oben in Abb. 13 dargestellt. Hier war zu sehen, wie durch stressorische Einflüsse verschiedener Art bei einem 72jährigen Probanden, dessen arterieller Sauerstoffdruck durch Sauerstoff-Mehrschritt-Therapie gut angehoben war, in einer Lebensspanne von 180 Tagen dreimal der arterielle Ruhe-O_2-Partialdruck fast auf den Erwartungswert absinkt. Weiter war zu erkennen, daß dann aber sofort Gegenmaßnahmen eingeleitet wurden, welche wieder den guten hohen Wert des Ruhe-O_2-Status herbeiführten. *Für im hohen Alter stehende Personen empfiehlt es sich, prinzipiell nach Phasen mit starken und anhaltenden stressorischen Ereignissen ohne Zeitverlust präventive O_2MT-Prozesse zu absolvieren.*

Literatur

[1] H. Selye: Streß beherrscht unser Leben. Econ Verlag, Düsseldorf 1957.

[2] M. von Ardenne: Measurement and Removal of Certain Stress Effects. Synergism, Physical Exercise, and Oxygen Multistep Therapie. Stress *2* (1981), 25 (Nr. 251).

[3] M. von Ardenne: Messung und Bekämpfung von Streßfolgen. Ergebnisse der Sauerstoff-Mehrschritt-Therapie-Forschung. Ztschr. f. Alternsforsch. *36* (1981), 473 (Nr. 262).

[4] M. von Ardenne: Die Bekämpfung von Streßfolgen durch den Sauerstoff-Mehrschritt-Regenerationsprozeß und durch Bewegungstraining. Card. Bull. Acta cardiol. *22/23* (1982), 19 (Nr. 265).

[5] M. von Ardenne: Sauerstoff-Mehrschritt-Therapie, 4. Auflage, Georg Thieme Verlag, Stuttgart 1987.

[6] M. von Ardenne: Bewegungsarmut – Gefahr für unsere Gesundheit! Humanitas *19* (1979), 12 (Nr. 230).
Bewegungstraining muß Spaß machen! Der O_2-Mehrschritt-Kurprozeß anhaltender Wirkung – ein Element der künftigen Präventivmedizin. Erfahrungsheilkunde *11* (1979), 877 und Österr. J. f. Sportmedizin *9* (1979), 26.

7.3 Einsatz zur Erreichung eines hohen Lebensalters bei hoher Lebensqualität

Die Lebensdauer des Menschen ist genetisch für 120 Jahre programmiert [1], [2]. In Wirklichkeit bedingen (gemäß Abb. 54) Krankheiten, also die pathogenen Störfaktoren und ihr gleichzeitiges Auftreten in späten Phasen des Lebens (Polypathien) ein viel früheres Lebensende.

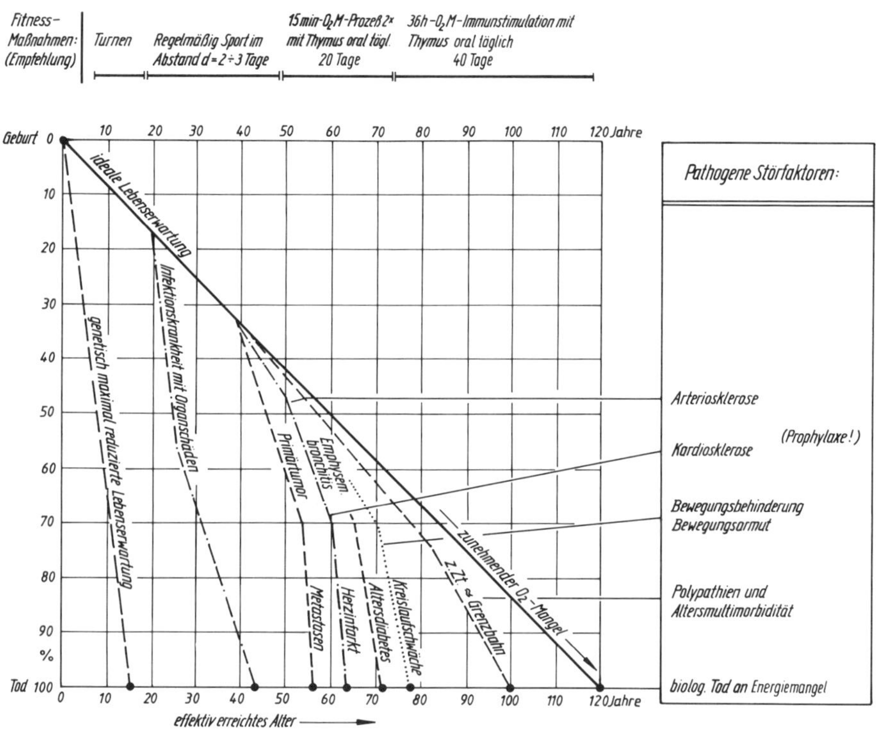

Abb. 54: Beispiele für Lebensbahnen des Menschen bei verschiedenen pathogenen Störfaktoren. Oben: Empfohlene Fitness-Maßnahmen (und O_2-Mehrschritt-Prozesse) für die verschiedenen Altersbereiche bei Normalpersonen.

Als wahre Ursache für den vorzeitigen Tod glaubt der Verfasser, nach den Kurvenverläufen in Abb. 49, die normalerweise eintretende rapide Abnahme der Leistungsreserven mit fortschreitendem Alter, also die kritische Verschlechterung des energetischen Status, erkennen zu müssen. Die Maßnahmen zur Verlängerung des menschlichen Lebens sollten daher in erster Linie die anhaltende Verbesserung des Energiestatus im höheren Alter zum Ziel haben.

Ein Weg, der schon heute einen bedeutenden Beitrag zur Lösung dieser physiologischen Aufgabe leisten kann, ist die rechtzeitige Nutzung des Prozesses der Sauerstoff-Mehrschritt-Immunstimulation. Durch diesen Prozeß, der auch die körpereigene Immunabwehr, wie wir gesehen haben, stark anhebt, wird die mit dem Alter stark zunehmende *Anfälligkeit gegen Krankheiten* sehr vermindert. Hierzu trägt bei, daß bei diesem Prozeß die aus Abb. 55 erkennbare kritische Abnahme des körpereigenen Thymusfaktors bei Überschreitung des Alters von etwa 50 Jahren durch Gabe von Thymuspräparaten oder anderen immunmodulierenden Substanzen ausgeglichen wird.

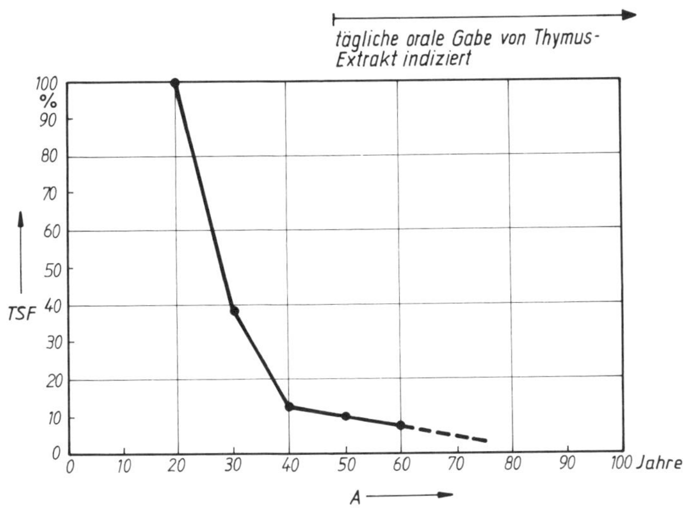

Abb. 55: Thymus-Serum-Faktor TSF in Abhängigkeit vom Lebensalter A nach Astaldi 1975.

Der gleiche Prozeß bewirkt durch Anhebung der Leistungsreserven auch eine *Verminderung der in späteren Jahren schnell zunehmenden Gefährlichkeit von Krankheiten* [3], [4]. Daß die Lebenserwartung des Menschen durch eine Maßnahme, welche *gleichzeitig* die Anfälligkeit gegen und die Gefährlichkeit von Krankheiten im hohen Alter mindert, sehr bedeutend gesteigert werden kann, ergibt sich aus dem Verlauf der beiden Kurven in Abb. 56.

Zur Frage des Anstiegs der Gefährlichkeit von Krankheiten mit zunehmendem Alter sei auf die Darstellung Abb. 57 verwiesen.

Sie kommentiert die bekannte Erfahrung, daß die gleiche Krankheit (gleiche energetische Belastung) von einem Kind gefahrlos überstanden wird, während eine im hohen Alter stehende Person wegen der kritisch abgesunkenen Leistungsreserve an Herz- oder Kreislaufstörungen sterben kann. Um die Gefahr für ältere Personen bei Infekten entscheidend zu senken, soll, wie in unserer Abbildung rechts angegeben, während der Fieberphase, vor allen Dingen aber während des Fieberanstiegs (Abb. 52) die Leistungsreserven in der Zeitspanne höchster Belastung durch Gabe von Sauerstoff mit einer zeitweiligen Flußrate von 8 bis 25 l/min erhöht werden. Ein solches Handeln kann lebensrettend sein.

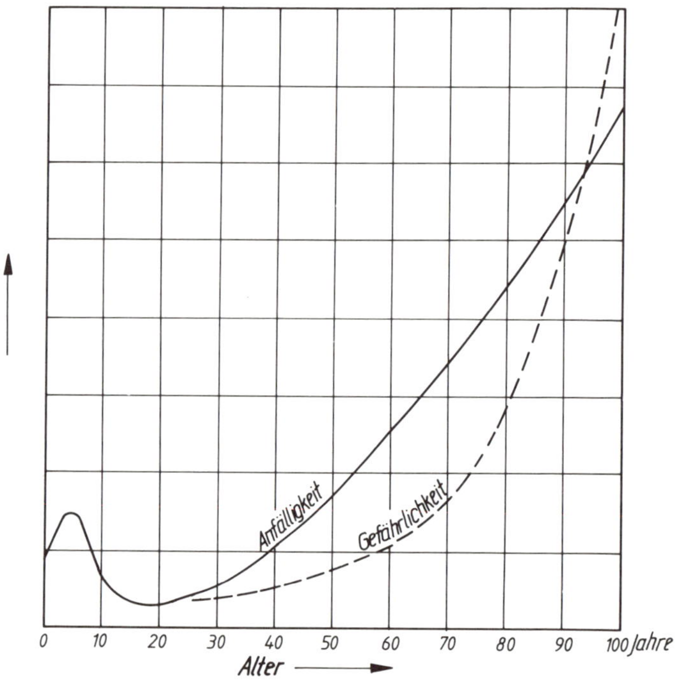

Abb. 56: Anfälligkeit gegen Krankheiten und Gefährlichkeit von Krankheiten in Abhängigkeit vom Lebensalter in qualitativer Darstellung.
Normalpersonen ohne O_2-Mehrschritt-Immunstimulation.

Eine Zusammenfassung der Maßnahmen zur Verbesserung der Aussicht auf Erreichung eines hohen Lebensalters mit guter Lebensqualität bringt die Darstellung Abb. 58.

Sie sollte sehr genau studiert und befolgt werden, um für das eigene Leben den Informationsgehalt dieser Abbildung zu nutzen. Entscheidend ist, daß im höchsten Alter alle Möglichkeiten ausgeschöpft werden zur

Anhebung des energetischen Status. Dazu gehört, sobald durchgeführte Messungen sehr kritischen Energiemangel erkennen lassen, auch der Übergang zum regelmäßigen Sauerstoff-Mehrschritt-Schlaf mit Maskenapplikator aus weichem Kunststoff und einem Fluß von etwa 4 Liter Sauerstoff pro Minute mit vorheriger oraler Einnahme einer Oxygenabund-Tablette und eines Thymus-Dragees. Für die dazu notwendige Sauerstoffbereitstellung im Schlafzimmer wurde der schon oben erwähnte Sauerstoff-Selector „Pro Vital" entwickelt. - Mit fortschreitendem hohen Alter wird es immer wichtiger, daß täglich, soweit Kondition und Kräfte dies erlauben, für mindestens zehn Minuten ein Bewegungstraining durchgeführt wird, welches für diese Zeit den Puls auf etwa die Frequenz f = 180 - Lebensalter erhöht. Die Art der gewählten körperlichen Belastung ist von untergeordneter Bedeutung (Treppensteigen, Fahrradergometer, Handkurbelergometer, Gymnastik, Schwimmen, Begehen von ansteigenden Wegen usw.). Eventuell ist auch an die zeitliche Aufteilung auf drei Bewegungseinheiten pro Tag zu denken. Die tägliche Durchführung des Bewegungstrainings ist im hohen Alter lebensverlängernd.

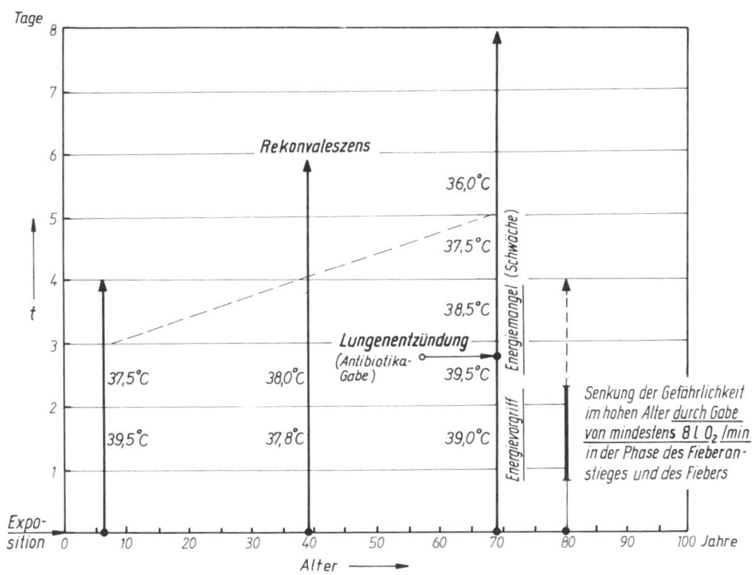

Abb. 57: Auswirkung des gleichen grippalen Infekts bei Patienten in drei verschiedenen Altersstufen. Zunahme der Gefährlichkeit des Infekts mit dem Lebensalter. Senkung der Gefährlichkeit im hohen Alter durch Applikation von 8 bis 25 Liter pro Minute in der Fieberphase bzw. während des Temperaturanstiegs. Nutzung durch O_2MT-Technik (O_2-Selector „Pro Vital") in der eigenen Wohnung oder durch Zentren mit motorisierter O_2MT-Station.

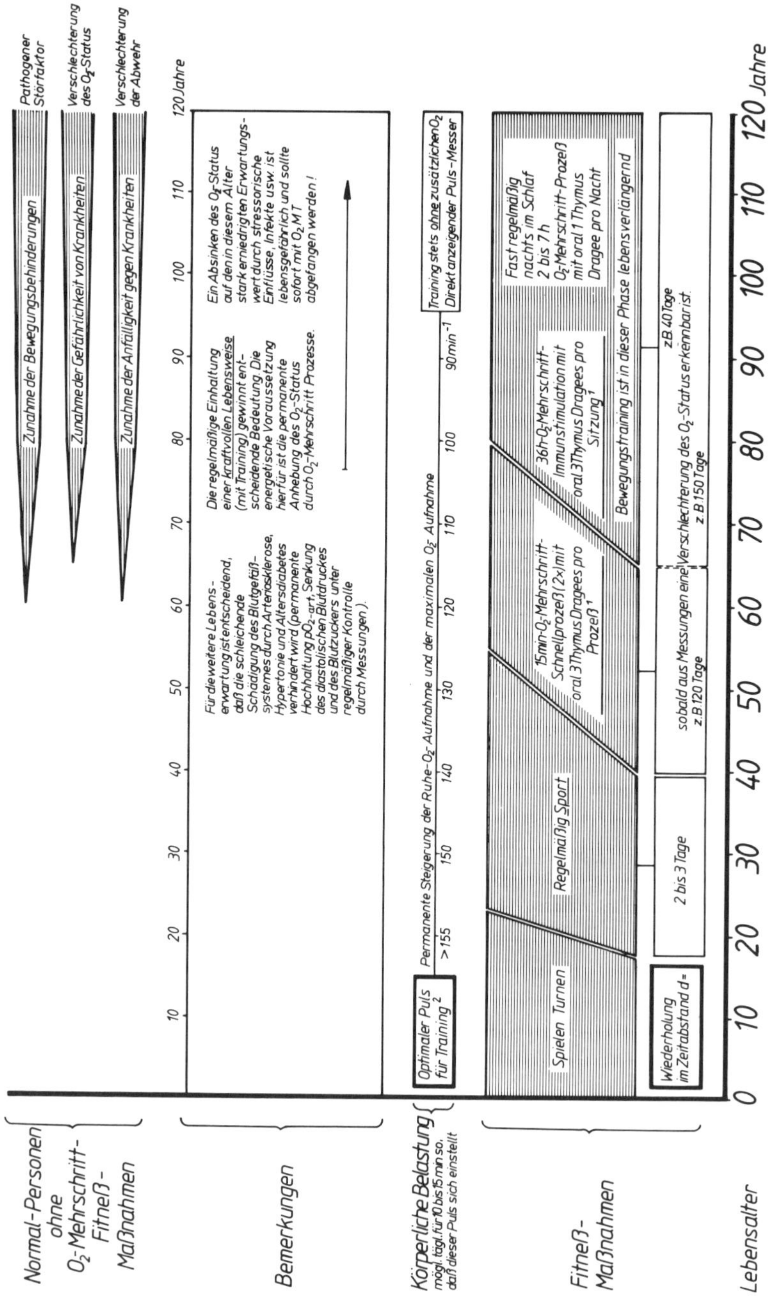

[1] Vereinfachte unblutige Variante des Prozesses der „Sauerstoff-Mehrschritt-Immunstimulation“ mit oraler Gabe des Thymusextraktes auf nüchternen Magen, Thymus Mulli Dragee (240 mg Trockenextrakt aus Kälberthymus). Fa. Dr. Kurt Mulli Nachf., Otto-Hahn-Str. 2, D-7844 Neuenburg. Beim Leukopoesetest hatten wir etwa Gleichwertigkeit zwischen Thymusgabe i. m. und oraler Gabe gefunden. Permanente tägliche Einnahme eines Thymus-Dragees auch vor und nach den O_2MT-Prozessen. Diese Programmierung dürfte auch eine Art Krebsprophylaxe darstellen.

[2] Mit einfachem Heimtrainer oder mit der Stufensteigmethode nach K. Kaltenbach.

Abb. 58: Wege zur Annährung der eigenen Lebenserwartung an das Grenzalter des menschlichen Organismus durch Senkung der Anfälligkeit gegen Krankheiten und Senkung ihrer Gefährlichkeit in höherem Lebensalter mit Hilfe einfacher Varianten der „Sauerstoff-Mehrschritt-Immunstimulation“.

Literatur

[1] W. Schweisheimer: Natürliche Lebensdauer des Menschen 120 oder 800 Jahre. Naturw. Rdsch. *37* (1984), 286.

[2] H. Franke: Aktuelle Probleme der Gerontologie bzw. Geriatrie. Klin. Wochenschr. *51* (1973), 151.

[3] M. von Ardenne: Stimulation der Abwehr von Krankheiten und Senkung ihrer Gefährlichkeit im hohen Alter als konkrete Wege zur Näherung an das Grenzalter des menschlichen Organismus. Ärztezeitschr. f. Naturheilverf. *27* (1986), 757 (Nr. 324).

[4] M. von Ardenne: Sauerstoff-Mehrschritt-Therapie, 4. Auflage, Georg Thieme Verlag, Stuttgart 1987.

7.4 Einsatz beim Sport und im Berufsleben

Den prozentual niedrigsten Gewinn an Leistungsreserve liefert die Sauerstoff-Mehrschritt-Therapie bei gesunden, gut konditionierten Personen, welche einen Gewinn allerdings auch am wenigsten nötig haben. Der Mittelwert der eintretenden Verbesserung liegt bei ihnen um 9% mit einer Streuung etwa zwischen 4 und 25% (Abb. 26). Vorstehende Zahlenwerte ergaben sich bei einer Studie auf dem Leipziger Turn- und Sportfest 1987 an Freizeitsportlern [1] aus dem Anstieg *der maximalen aeroben Ausdauerleistungsfähigkeit* [2] nach einer von der Kölner Sportschule um W. Hollmann angewendeten Methode [3] (siehe auch Abschnitt 2.1). Bei dieser Methode werden die Laktatkonzentrationen im arteriellen Kapillarblut gemessen. Da die Laktatkonzentrationen kaum von psychogenen Faktoren verfälscht werden können, besitzt dieses Verfahren eine hohe Genauigkeit und besondere Eignung für den intraindividuellen Vergleich. Prozentuale Gewinne der genannten geringen Höhe, die übrigens mit einer Zunahme der mechanischen Leistungsreserve um etwa 10% (27 Watt) korrespondieren, können, wie folgendes Beispiel zeigt, bei sportlichen Wettkämpfen bereits über Sieg oder Niederlage entscheiden:

Der Trainer einer im Abstieg befindlichen Münchner Fußballmannschaft war so intelligent gewesen, etwa eine Woche vor einem wichtigen Wettkampf seinen Mannschaftsmitgliedern je zwei Behandlungen mit dem 15 min-O_2-Schnellprozeß GK 2-I zu verordnen. Nach dem Kampf erhielt der Verfasser von diesem Trainer ein Fernschreiben mit dem Inhalt: „Gegen weit überlegene Gegner 4:1 gewonnen!" Acht Tage später wurde wieder ein Sieg gemeldet, und der Trainer berichtete, daß in beiden Fällen die Siegestore in der zweiten Halbzeit geschossen wurden. Der Gegner sei dann bereits abgekämpft und müde gewesen, während seine energiegestärkte Mannschaft noch mit unveränderter Kraft und Frische gekämpft hätte. Dieses Beispiel läßt darauf schließen, daß die Sauerstoff-Mehrschritt-Therapie im künftigen Sportwesen ein breit gefächertes Einsatzfeld haben dürfte. Bei dieser naturnahen und ohne Medikamente auskommenden Methodik, welche wegen des anhaltenden Effekts bereits Wochen oder Monate vor dem Wettkampf abgewickelt werden kann, darf nicht von „Doping" gesprochen werden. Diese Einschätzung wird noch stärker gerechtfertigt, wenn in Betracht gezogen wird, daß die gleiche Steigerung der Leistungsreserve auch durch mehrwöchiges, also sehr zeitaufwendiges, hartes Bewegungstraining erzielbar ist.

Wie bei den zuvor besprochenen Beispielen dürfte bei gesunden gut konditionierten Probanden stets der zeitsparende 15 min-O_2-Mehrschritt-Schnellprozeß zur Anwendung kommen. Oft ist es auch jetzt schon so, daß dieser Prozeß aus Gründen der Bequemlichkeit und der Einsparung von Zeit und Kosten in der eigenen Wohnung durchgeführt wird, denn bei ihm liegt die vorgesehene Belastung in der Regel unter 100 Watt, d. h. bei einem Belastungswert, der von gesunden Personen mit Leichtigkeit und ohne Risiko getragen wird.

Nicht nur zur Verbesserung der Siegeschance bei sportlichen Wettkämpfen, sondern auch im beruflichen Leben kann die *Verbesserung des Energiestatus vor voraussehbaren wichtigen Ereignissen, Tätigkeiten und Belastungen* äußerst wichtig sein. So ist z. B. der Verfasser darüber unterrichtet, daß ein sehr bekannter, nicht mehr ganz junger *Sänger* regelmäßig vor vielstündigen Auftritten seinen energetischen Status durch den Schnellprozeß aufbessert. Er meint selbst, und es ist nicht unwahrscheinlich, daß er sich durch dieses Handeln über mehr als ein Jahrzehnt den Glanz seiner Stimme erhalten hat. Ausländische Kritiker schrieben sogar nach seinem Übergang zur periodischen Nutzung der O_2MT-Variante GK 2-I davon, daß er einen zweiten Stimmenfrühling habe. Weitere Sänger und Sängerinnen sind bereits diesem Handeln gefolgt. Singen ist ein Vorgang, bei dem Energie umgewandelt und verbraucht wird. Deshalb ist es nicht überraschend, daß eine Erhöhung des energetischen Status auch zu Steigerungen des akustischen Leistungsvermögens führt.

Voraussehbare Ereignisse, welche hohe Leistungsbereitschaft, d. h. das Bereitstehen großer Leistungsreserven verlangen, sind auch in vielen anderen Berufen und Fällen gegeben. In diesem Zusammenhang sollen als *Beispiele* genannt werden: Politiker vor schweren Verhandlungen, vor Reden, Debatten, Sitzungen, Fernsehauftritten, Kundgebungen usw.; *Industrieleiter und Manager* vor schweren Entscheidungen, langen Sitzungen, vor Auseinandersetzungen usw.; *Wissenschaftler und Techniker* vor der Lösung von Aufgaben mit besonders hohen Anforderungen an Kreativität, Können und Ausdauer; *Ärzte* vor schweren, vielstündigen Operationen usw.; *Führer von Fahrzeugen und Flugzeugen* vor Fahrten bzw. Flügen ermüdender Länge und Art; *Künstler, Schriftsteller und Schauspieler* vor Tätigkeiten mit hohen Anforderungen an das geistige Leistungsvermögen. Bei diesen und weiteren Beispielen kann die ein- bis zweimalige Durchführung des 15 min-O_2-Mehrschritt-Schnellprozesses GK 2-I wenige Tage vor der vorausgesehenen Belastung wesentlich zur Erhöhung der Erfolgsaussichten beitragen.

Literatur

[1] M. von Ardenne, W. Dauterstedt, E. Hagemoser und V. Netz: Erschließung körperlicher Leistungsreserven bei Freizeit- und Erholungssportlern durch Sauerstoff-Mehrschritt-Therapie und Training. Ergometrische Untersuchungen zur Wirkung des 15 min-O_2-Mehrschritt-Schnellprozesses. Dtsch. Ztschr. Sportmed. *12* (1989), im Druck.

[2] P. E. Nowacki: in Mellerowicz, H., J.-W. Franz (Hrsg.) „Standardisierung, Kalibrierung und Methodik in der Ergometrie". Perimed-Fachbuch-Verlags-Gesellschaft. Erlangen 1983.

[3] H. Liesen und W. Hollmann: Ausdauersport und Stoffwechsel. Hofmann, Schorndorf 1981.

[4] M. von Ardenne, W. Klemm: Steigerung der geistigen Leistungsfähigkeit durch Sauerstoff-Mehrschritt-Therapie. Ztschr. Alternsforsch. *44* (1989), 37 (Nr. 379).

7.5 Einsatz zur Risikosenkung bei Operationen

Die Senkung des Risikos durchzuführender chirurgischer Eingriffe ist ein gemeinsames Anliegen aller operativ tätigen Ärzte und ihrer Patienten. Mit Risiko in diesem Sinn ist nicht nur das Risiko des Eingriffs selbst, sondern der Komplex aus prä-, intra- und postoperativen Risikofaktoren zu verstehen. Daher müssen auch die Maßnahmen zur Senkung des Risikos komplex sein. Der definitive Erfolg der ärztlichen Bemühungen ist nur bei Beherrschung aller Risiken möglich. So ist es zwangsläufig, daß neben der Bemühung um neue, bessere Operationsmethoden und schonendere Anästhesieverfahren sowie eine optimale Nachbehandlung nach dem Eingriff den Fragen der *präoperativen Patientenvorbereitung auf die Operation* hohes Interesse zukommt. Ein unzureichend vorbereiteter Patient macht Anästhesie und Operation zum schwer kontrollierbaren Wagnis.

Bei dringlichen Notoperationen, insbesondere aus vitaler Indikation, ist der operativ tätige Arzt oft gezwungen, in Abwägung zwischen Gefahr und Nutzen des geplanten Eingriffs ein relativ hohes Risiko einzugehen. Anders wird das bei weniger dringlichen, insbesondere aber bei planbaren Eingriffen sein. Hier gewinnt eine auch neuere Forschungsergebnisse nutzende Operationsvorbereitung erstrangige Bedeutung, da in diesen

Fällen die Zeit vorhanden ist, den Patienten in einen möglichst optimalen Ausgangszustand zu bringen [1], [2], [4].

Wie gezeigt wurde (Abb. 49), nimmt der Energiestatus bzw. die mechanische Leistungsreserve des Menschen mit fortschreitendem Lebensalter stark ab. Im Durchschnitt sinkt sie ab einem Alter von 75 Jahren unter 100 Watt. Für Patienten mit bewegungsarmer Lebensweise hat der 75 Jahre-Wert schon auf 70 Watt im Mittel abgenommen. Andererseits dürfte sich das *mechanische Leistungsäquivalent für die Belastung durch Operationen* zwischen 10 und 40 Watt je nach Schweregrad bewegen. Aus der Kleinheit der verbleibenden Differenz (verbleibende Leistungsreserve) ergibt sich ein *quantitativer Hinweis auf das große Risiko bei Operationen älterer Menschen*. Nach vorstehendem ist mit großer Strenge zu fordern, daß die *mechanische Leistungsreserve älterer Patienten vor voraussehbaren Operationen durch Sauerstoff-Mehrschritt-Therapie und Bewegungstraining* (z. B. um 50 Watt, Abb. 49 rechts) *vergrößert wird*. Zu solcher Konditionierung ist die Behandlung mit der Variante 36 h – 18 Tage-O_2-Mehrschritt-Therapie GK 4-I in den Wochen vor der Operation gut geeignet.

Eine weitere unverzichtbar erscheinende Maßnahme zur Senkung des Risikos von Operationen dürfte die Senkung des Hämatokrit auf 33% bei der Operation durch Blutverdünnung [3] darstellen. Diese Maßnahme soll die Häufigkeit von Lungenembolien (bis einige Prozent!) sehr stark herabsetzen.

Literatur

[1] M. von Ardenne, H.-J. Kretzschmar: Wege zur Risikosenkung bei Operationen durch vorausgehende O_2-Mehrschritt-Therapie. Anästh. Intensivmed. *22* (1981), 313–320.

[2] M. von Ardenne: Sauerstoff-Mehrschritt-Therapie, 4. Auflage, Georg Thieme Verlag, Stuttgart 1987.

[3] G. K. Driessen, H. Heidtmann, H. Schmid-Schönbein: Effect of Hemodilution and Hemoconcentration on Red Cell Flow Velocity in the Rat Mesentery. Pflügers Arch. *380* (1979), 1.

[4] M. von Ardenne: Senkung der postoperativen Mortalität durch präoperative Erhöhung des Energiestatus. Fortschritte der Medizin *107* (1989), im Druck (Nr. 391).

7.6 Einsatz zur Beschleunigung von Rehabilitation und Wundheilung (Kostensenkung)

Für Personen, welche im Berufsleben stehen, kann die Abkürzung der Rehabilitation nach Krankheiten und die Beschleunigung der Wundheilung von großer Bedeutung sein. Es resultieren z. B. keine größeren Arbeitsausfälle, was im Interesse des Patienten, des Arbeitgebers und der Krankenkassen liegt (Kostensenkung). Die Abkürzung der Rehabilitationszeit kann bei Erkrankungen mit hohem Fieber dadurch erfolgen, daß die durch das Fieber verursachte Zunahme der Herztätigkeit (Herzzeitvolumen HZV) und der Lungenleistung (Atemzeitvolumen AZV) genutzt wird, um etwa 25 l Sauerstoff pro min zu applizieren, und zwar etwa für die Dauer von 25 Minuten. Dann läuft ein ähnlicher Prozeß ab wie der 15 min-O_2-Mehrschritt-Schnellprozeß (jedoch ohne äußere ergometrische Belastung), welcher den Patienten aus dem Zustand der Schwäche im Laufe weniger Stunden in den Zustand des Energieüberflusses leitet, d. h. eine Schnellrehabilitation bewirkt. - Eindrucksvoll war immer wieder die Beobachtung, wie sich nach der O_2-Applikation Appetitlosigkeit in Hunger wandelte.

Eine andere Möglichkeit für die bedeutende Abkürzung der Rehabilitationszeit ist die Durchführung des 15 min-O_2-Mehrschritt-Schnellprozesses GK 2-I unmittelbar nach Ende der Fieberphase. Die Rehabilitationszeit nach Infekten mit hohem Fieber, welche bekanntlich meist mehrere Tage beträgt, läßt sich nach den in Abb. 59 eingetragenen Meßwerten auf wenige Stunden abkürzen [1], [2].

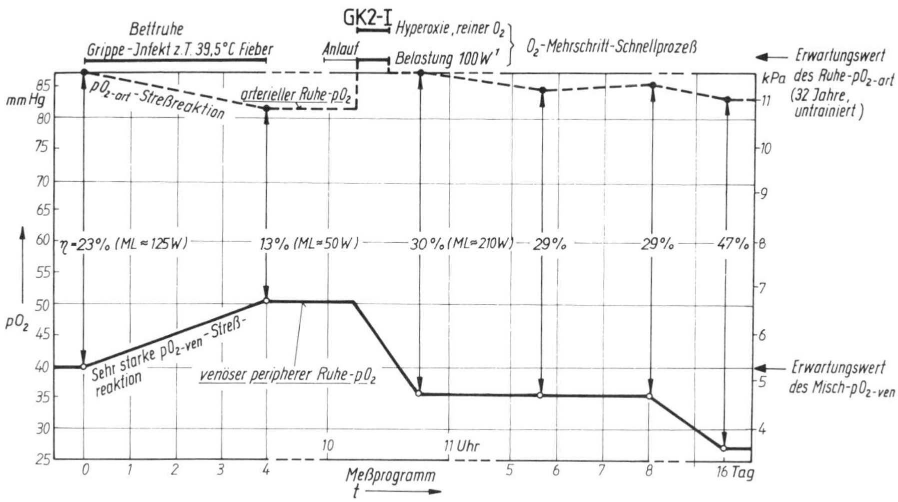

[1] Fahrradergometer, Heimtrainer mit Wattanzeige

Abb. 59: Beispiel für Schnellrehabilitation nach einem Grippeinfekt durch 15 min-O_2-Mehrschritt-Schnellprozeß GK 2-I. Dargestellt ist die ungefähre Korrelation zwischen Ruhe-O_2-Status (η) und ergometrisch gemessener Leistungsreserve ML. Sehr starke Zunahme des venösen pO_2 (kritisch erniedrigter η-Wert) durch den Grippeinfekt! Sehr starke Absenkung des venösen pO_2 (sehr hoher η-Wert) durch O_2-Mehrschritt-Schnellprozeß! Anhaltende Wirkung!

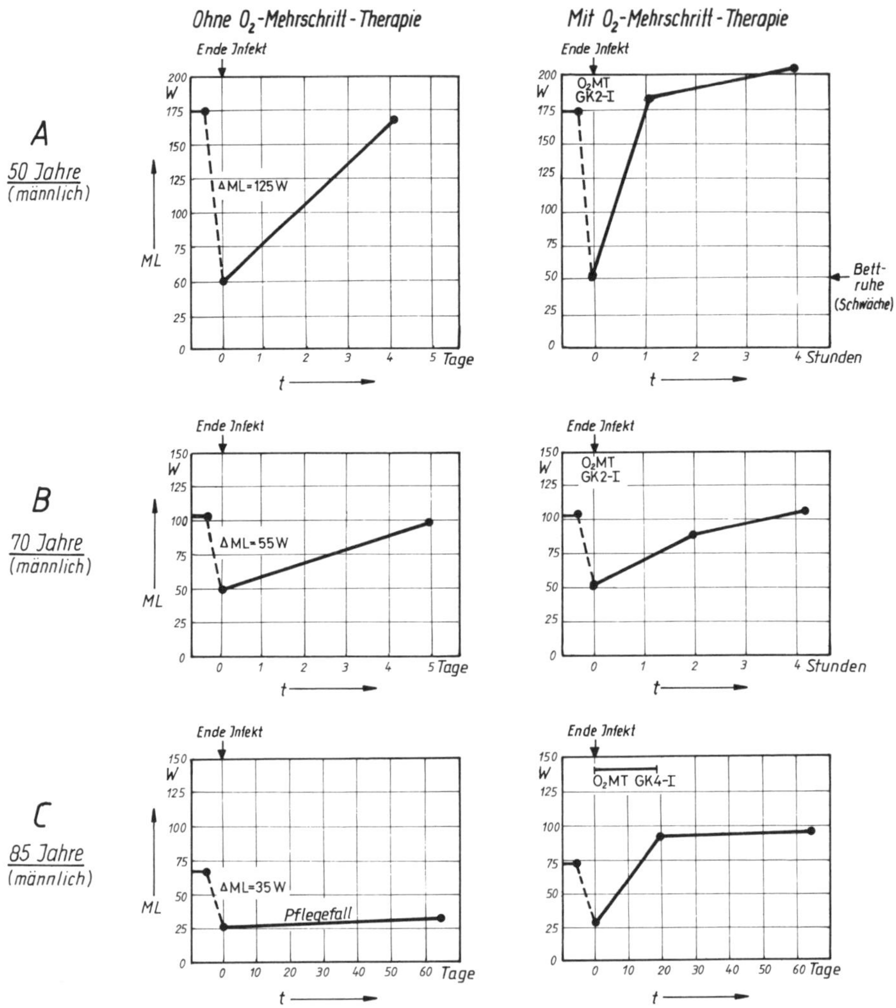

Abb. 60: Rehabilitation, angegeben in mechanischer Leistungsreserve ML (Watt), nach einem Grippeinfekt bei männlichen Personen im Alter von 50, 70 und 85 Jahren ohne und mit Sauerstoff-Mehrschritt-Therapie. Fall C extrapoliert nach Beobachtungen. Typische Beispiele (Richtwerte).

In diesem Fall wurde ein 32jähriger untrainierter Patient innerhalb von etwa anderthalb Stunden aus einem Schwächezustand, der Bettruhe erforderte, herausgeführt und konnte unmittelbar danach wieder eine besonders wichtige berufliche Aufgabe erfüllen. Auffallend war bei dieser Behandlung, daß der Patient trotz seines anfänglichen Schwächezustandes nach kurzer Anpaßzeit die dem Schnellprozeß zugeordnete Belastung von etwa 80 Watt mühelos übernehmen konnte. Offenbar erfolgte die Konditionierung für diese Belastung unter Gabe des hohen O_2-Flusses von 30 l pro Minute innerhalb weniger Minuten (ATP-Resynthesedauer $\approx$ 2 min?). Für viele in ihrem Beruf an hoher Stelle stehende Personen (Sänger, Politiker, Manager, Industrieleiter, Schauspieler usw.) kann die erschlossene Möglichkeit zur *Sofortwiederherstellung der körperlichen Leistungsfähigkeit* sehr wichtig sein für die termingerechte Erfüllung übernommener Verpflichtungen und Aufgaben.

Typische Beispiele für den Ablauf der Rehabilitation nach einem Grippeinfekt für Personen in mittlerem, hohem und sehr hohem Alter ohne und mit Sauerstoff-Mehrschritt-Therapie sind in Abb. 60 eingetragen.

Zu beachten sind in dieser Abbildung die Unterschiede bei den Zeitskalen. Der Fall des 50jährigen Patienten mit Sauerstoff-Mehrschritt-Therapie entspricht ungefähr den Ergebnissen in Abb. 59. In dieser Abbildung wird der Verlauf der Rehabilitation quantitativ durch die mechanische Leistungsreserve ML in Watt angegeben. Auch befindet sich in der Darstellung ein ungefährer Wert für den Zustand der Schwäche des Patienten, welcher ihn zur Bettruhe zwingt, in Watt angegeben (50 bis 30 Watt je nach Lebensalter). Schließlich erkennt man aus dieser Abbildung, daß die durch die gleiche Krankheit bewirkte Abnahme der mechanischen Leistungsreserve ML, absolut genommen, mit zunehmendem Alter kleiner wird. Auf diesen fundamentalen Tatbestand wurde schon oben in Abschnitt 6 hingewiesen.

Wenn in sehr hohem Alter die Leistungsreserve ML z. B. bereits auf Werte um 75 Watt abgesunken ist (Abb. 49), so kann die weitere Schwächung der Leistungsreserve durch die Krankheit auf so niedrige Werte führen, daß sich der Kranke nicht wieder erholt, d. h., daß er bettlägerig und zu einem Pflegefall wird (linke Darstellung Abb. 60, Fall C). Für solche Fälle wird es lebenswichtig und oft lebensrettend sein, wenn unmittelbar nach Ende des Infekts eine Sauerstoff-Mehrschritt-Therapie-Behandlung mit dem 36 h – 18 Tage-O_2-Mehrschritt-Prozeß GK 4-I durchgeführt wird. Dann gelingt es in der Regel (gemäß Darstellung Abb. 60, Fall C, rechts), eine Rehabilitation innerhalb von 20 Tagen mit Anstieg der mechanischen Leistungsreserve auf um 90 Watt zu erreichen. Der Vergleich der beiden unter C dargestellten Fälle illustriert den fast *unverzichtbaren Einsatz der Sauerstoff-Mehrschritt-Therapie für sehr alte Personen nach starken stressorischen Einflüssen jeder Art.*

Ein Einsatz, der zur bedeutenden Zeiteinsparung für den Patienten führen kann, ist die *Abkürzung der Rehabilitation nach Herzinfarkten* [3]. Schon während der Durchführung des 36 h - 18 Tage-O_2-Mehrschritt-Prozesses tritt in Korrelation zu dem Anstieg der ohne O_2-Inhalation gemessenen arterio-venösen pO_2-Differenz eine wesentliche Zunahme der Belastungsfähigkeit des Patienten ein. Dieses schnelle Anwachsen der Belastbarkeit hat große Bedeutung für die Rehabilitation nach einem Herzinfarkt, wo die Behandlung sich bisher auf einem schmalen Grat bewegte zwischen der Auslösung eines Reinfarkts bei zu viel Belastung und unnötig langsamer Rückkehr zu einer dem Fall angepaßten Lebensweise bei zu geringer Belastung. Dieser Grat wird verbreitert und damit das Patientenrisiko bedeutend heruntergesetzt durch die „Bewegungsrehabilitation" des Infarktpatienten, welche schon nach den ersten Sitzungen des O_2-Mehrschritt-Regenerationsprozesses GK 4-I ermöglicht wird. Der Mobilisationseffekt der Sauerstoff-Mehrschritt-Therapie bedeutet also eine entscheidende Hilfe für die Patientenrehabilitation nach Herzinfarkten, welche mit geringem Zeitverlust von allen für diese Problematik zuständigen Stellen aufgegriffen werden sollte. Damit diese Forderung leichter verstanden und akzeptiert wird, seien hier die Beobachtungen bei einem charakteristischen *Einzelfall* gebracht: Ein im mittleren Lebensalter stehender Patient kommt bald nach einem erlittenen Herzinfarkt zu uns nach Dresden, um eine 36 h - 18 Tage-O_2-Mehrschritt-Therapie-Kur zu absolvieren. Am Tage seiner Ankunft wird ein niedriger Wert des arteriellen Sauerstoffpartialdrucks gemessen, und er kann in seinem 13stöckigen Hotel nur zwei Stockwerke steigen, weil er durch starke pectanginöse Beschwerden am weiteren Steigen gehindert wird. Er wird als „bewegungsbehindert" eingestuft. Schon nach der 6. Sitzung fällt diese Bewegungsbehinderung fort, und der Patient steigt spontan die 13 Stockwerke seines Hotels, ohne daß sich die pectanginösen Beschwerden wieder einstellen. Durch die „initiale Mobilisation" ist er nunmehr in der Lage, das obligatorische Bewegungstraining unseres Prozesses zwischen den Sitzungen regelmäßig vorzunehmen. Am Ende der Kur und noch Wochen danach wird ein um etwa 20 mm Hg erhöhter arterieller Sauerstoffpartialdruck gemessen. Der Patient wiederholt nach Kurende noch zweimal den Aufstieg bis in den 13. Stock seines Hotels ohne Beschwerden. - Der beschriebene Effekt hat nicht nur für die Rehabilitation nach Herzinfarkten Bedeutung, sondern sollte ganz allgemein für die Rehabilitation nach Krankheiten, Operationen, Unfällen und anderen Gesundheitskrisen genutzt werden.

Auch die *Wundheilung* ist ein Prozeß mit starkem Energieverbrauch (ähnliches gilt auch für die Heilung von Knochenbrüchen). Wiederholt sind Berichte eingetroffen über die kurzfristige Abheilung von schweren Dekubituserscheinungen nach längerem Krankenlager sowie über das schnelle Schließen von Wunden, welche sich vor der Therapie durch keinerlei Maßnahmen heilen ließen [2].

Literatur

[1] M. von Ardenne: Über die Mitnutzung des Fiebers bei Infektions- und anderen Krankheiten für einen O_2-Mehrschritt-Schnellprozeß mit Abkürzung der Rehabilitationsphase auf wenige Stunden und anhaltender Hochschaltung des O_2-Status. Erfahrungsheilkunde *35* (1986), 1 (Nr. 317).

[2] M. von Ardenne: Sauerstoff-Mehrschritt-Therapie, 4. Auflage, Georg Thieme Verlag, Stuttgart 1987.

[3] M. von Ardenne: Sauerstoff-Mehrschritt-Therapie, Mikrozirkulation und Myokardinfarkt. Aspekte zur Infarktprophylaxe, zur Infarkttherapie in reversibler und irreversibler Phase sowie zur Rehabilitation nach Infarkten. Erfahrungsheilkunde *31* (1982), 512 (Nr. 273).

7.7 Einsatz bei Lungeninsuffizienz und Bronchialasthma

Wenn durch Alter oder Krankheiten die Funktionsfähigkeit der Lunge zur Beladung des Blutes mit Sauerstoff abgenommen hat, so kann durch Sauerstoff-Mehrschritt-Therapie mit ihrem anhaltenden Effekt dieser Abfall in der Regel zu hohem Prozentsatz wieder rückgängig gemacht werden. Zahlenmäßig drückt sich diese Regeneration, welche hauptsächlich durch Wiederanhebung der Blutmikrozirkulation in den Lungenkapillaren eintritt, in dem Anstieg des arteriellen Ruhe-Sauerstoff-Partialdrucks aus. Irreversible Schädigungen, die vor allem durch das *Altersemphysem* bedingt sind, lassen sich natürlich nicht wieder rückgängig machen. Trotzdem ist die Sauerstoff-Mehrschritt-Therapie bei dieser sehr häufigen Lungenschädigung vorwiegend alter Menschen unbedingt indiziert, weil sie durch Steigerung der Funktionstüchtigkeit des nicht geschädigten Bereichs der Lunge zu einer stärkeren Sauerstoffbeladung des Blutes führt und dadurch die Lebensqualität steigert [1].

Bei bereits sehr stark lungeninsuffizierten Patienten, welche oft unter schwerer Atemnot leiden, ist die *Langzeit-Sauerstoff-Therapie* [2], [3] anzuwenden, bei welcher dem Patienten bis zu 15 Stunden täglich ein O_2-Fluß von etwa 2 l pro min gegeben wird. Die Sauerstoffbereitstellung erfolgt im eigenen Wohnraum oder am Arbeitsplatz aus kleinen Zeolithgeräten, welche den Sauerstoff aus der Luft selektieren und aus dem Lichtnetz betrieben werden. Bei dem an anderer Stelle erwähnten Sauerstoff-Selector „Pro Vital" genügt der maximale O_2-Fluß als Hilfe für bis zu vier Patienten mit der O_2-Langzeit-Therapie (Einsatz in Pflegeheimen oder Seniorenheimen). Zur Versorgung von Einzelpersonen muß bei diesem Gerät ein O_2-Fluß von, wie schon erwähnt, 2 l pro min eingestellt werden.

Bei starken Rauchern oder Kettenrauchern ist ebenfalls eine bedeutende Lungenschädigung zu verzeichnen, welche jedoch noch zum Teil reversiblen Charakter hat. Bei solchen Patienten muß durch Überzeugungsarbeit dahin gewirkt werden, daß sie das Rauchen aufgeben. Bei Probanden, die dazu bereit waren, ergab sich ein schnelles Abklingen der CO-Vergiftung, welche die Sauerstoffbeladbarkeit des Blutes herabsetzt [1], und es konnte dann mit dem 36 h - 18 Tage-O_2-Mehrschritt-Therapieprozeß GK 4-I in der Regel eine bedeutende Anhebung des arteriellen Sauerstoffpartialdrucks erzielt werden.

Das *Asthma bronchiale* stellt eine allergisch bedingte Hyperreaktivität der Bronchialschleimhaut dar. Obwohl ein Einfluß auf das zugrundeliegende allergische Geschehen nicht zu verzeichnen war, beobachteten wir bei einem Teil der Behandlungsfälle erhebliche Befindungsbesserungen von vorübergehendem und sogar dauerhaftem Charakter. In einigen Fällen konnte die Wirkung durch gleichzeitige HOT-UVB-Behandlungen [4] oder durch körperliche Belastungen verbessert werden. In anfallsfreien Zeiträumen empfiehlt sich, den mit geringer körperlicher Belastung auskommenden 3 h-O_2-Mehrschritt-Kurzprozeß GK 3-I anzuwenden. Bei diesem Prozeß finden sechs Sitzungen à 30 min mit einer Belastung von etwa 30 Watt und einer O_2-Flußgabe von 7,5 bis 15 l pro Minute (Betrieb evtl. aus Sauerstoff-Selector „Pro Vital" und O_2-Applikation mit Speicherblase).

Bei einigen Formen der *chronischen Bronchitis* liegen ähnliche Verhältnisse wie beim Asthma bronchiale vor. Die bronchiale Obstruktion setzt die Lungenfunktion herab, so daß in schweren Fällen die Belastbarkeit und die Ruhe-Lebensqualität zurückgeht. In bezug auf die Behandlung gilt die gleiche Behandlungsweise, welche für das Asthma bronchiale empfohlen wurde.

In Sonderfällen ist zur Ökonomisierung der Atmungsvorgänge nach Anregungen von HERBERT KRAUSS und ERWIN BRAUN zweckmäßig als adjuvanten Schritt die *„Atemtherapie"* [5] und die Methode des *Atmungsfeedbacks* [6] der Behandlung hinzuzufügen.

Literatur

[1] M. von Ardenne: Sauerstoff-Mehrschritt-Therapie, 4. Auflage, Georg Thieme Verlag, Stuttgart 1987.

[2] R. Ferlinz: Sauerstoff-Langzeittherapie. Dtsch. Ärzteblatt *82* A (1985), 1623.

[3] N. N.: 2. Arbeitstagung. Sauerstoff-Langzeit-Therapie 1987. Klinik Bad Reichenhall, 23. bis 24. 10. 1987.

[4] M. von Ardenne, H. H. Wiemuth und S. Wiesner: Messungen über permanente bzw. zeitweilige Steigerung der arterio-venösen pO_2-Differenz durch den O_2-Mehrschritt-Regenerationsprozeß bzw. Reinfusion von UV-bestrahltem Eigenblut. Dtsch. Gesundh.-Wes. *35* (1980), 1620 (Nr. 253).

[5] H. Krauß: Atemtherapie. VEB Volk und Gesundheit, Berlin 1980.

[6] N. N.: z. B. Atem-Biofeedback-Gerät, Typ AFB 50. Fa. Schippers-Medizintechnik, D-8031 Puchheim.

7.8 Einsatz gegen Herzleiden, wie pectanginösen Beschwerden, Arrhythmien und kardial bedingte Atemnot

Die meist zuerst subjektiv empfundene Ankündigung von sich anbahnendem O_2-Mangel (Dauerstreß, zunehmendes Alter) sind Schmerzen vor allem bei Nacht in der Herzgegend. Es sind dies Warnzeichen der Natur, die sehr ernst und zum Anlaß für sofortige Gegenmaßnahmen (Sauerstoff-Mehrschritt-Therapie, Bewegungstraining) genommen werden sollten. Daß O_2-Mangel zuerst am Herzen empfunden wird und sich auswirkt, läßt sich auf folgende Weise erklären [1]: Bekanntlich ist die Sauerstoffnutzung in Abhängigkeit von der Sauerstoffverbrauchsrate in den einzelnen Organen und Geweben sehr verschieden. Dies hat zur Folge, daß der die O_2-Ausschöpfung charakterisierende venöse Sauerstoffpartialdruck (Ruhe-$pO_{2\text{-ven}}$) der verschiedenen Organe große Unterschiede aufweist. In Abb. 61 B ist eine Skala angegeben für die Ruhe-$pO_{2\text{-ven}}$-Werte der verschiedenen Organe (s. S. 139).

Der niedrigste Wert für den venösen Sauerstoffpartialdruck wird beim Herzen gemessen. *Deswegen ist das Herz dasjenige Organ, bei dem die Auswirkungen von O_2-Mangel und O_2-Überschuß zuerst in Erscheinung treten.* Danach folgen auf der Skala die unteren Extremitäten, das Gehirn, die oberen Extremitäten und die Leber sowie die Lunge usw. Deswegen erfolgt bei O_2-Mangel zuerst am Herzen der im Abschnitt 1.6 beschriebene Schaltprozeß der Blutmikrozirkulation, der bei Mangel in Richtung Drosselung der Mikrozirkulation abläuft. Die Folgen hiervon sind Angina pectoris, Herzarrhythmien, kardial bedingte Atemnot und schließlich die Auslösung eines Herzinfarkts. Aus dem gleichen Grund stellt sich aber auch zuerst am Herzen mit der 36 h - 18 Tage-Therapievariante GK 4-I schon nach etwa 12 Behandlungsstunden der erste Erfolg von durch Sauerstoff-Mehrschritt-Therapie erzeugtem O_2-Überschuß ein. Er besteht in einem überraschend hohen Prozentsatz der Fälle im *Verschwinden der Angina pectoris und der Herzarrhythmien oder mindestens in einer Abnahme der Häufigkeit und Stärke der Anfälle.* Er zeigt sich weiter in einer *Beseitigung oder Milderung kardial bedingter Atemnot* und einer Verbesserung des EKG. Gleichzeitig wird eine starke *Minderung des Pharmakonverbrauchs* (z. B. Nitrangin) oder ein völliger Verzicht auf Pharmaka beobachtet. Schließlich bedeutet die Behandlung auch eine *Prophylaxe gegen den Herzinfarkt.* In der Zukunft dürfte die Sauerstoff-Mehrschritt-Therapie immer mehr zur *Standardtherapie gegen Herzinsuffizienzen* und die genannten Herzbeschwerden werden.

In diesem Zusammenhang sei folgende Episode erzählt: Am 10.4.1985, als in der BRD die Kassenärztliche Bundesvereinigung unserer Therapie noch völlig ablehnend gegenüberstand, wurde der Verfasser zu einem Vortrag auf der Arbeitstagung des Landesverbandes der Betriebskrankenkassen Baden-Württemberg über die Sauerstoff-Mehrschritt-Therapie eingeladen. Auf die Frage an den Präsidenten der Veranstaltung, warum diese Einladung erfolgt sei, erhielt der Verfasser folgende Antwort: „Ich stand vor einer Bypass-Operation am Herzen und hatte große Angst davor. Dann erfolgte bei mir eine Behandlung mit Ihrer Sauerstoff-Mehrschritt-Therapie, und alle meine Herzerscheinungen verschwanden. Ich brauchte nicht mehr operiert zu werden“.

Die Bremsung und Milderung eines in Gang kommenden Herzinfarkts durch die Sauerstoff-Mehrschritt-Therapie ist leider meist aus zeitlichen und technischen Gründen nicht möglich. Tierexperimentelle Messungen haben ergeben [2], daß der Herzinfarkt nur etwa in den ersten 25 Minuten reversibel ist. Innerhalb so kurzer Zeit steht erfahrungsgemäß fast nie ein Notarzt zur Verfügung. Deshalb kann nur ein solches Medikament helfen, welches der Risikopatient, beraten durch seinen Kardiologen, ständig bei sich trägt (Notfallpackung) und welches innerhalb weniger Minuten seine Herzwirkung entfaltet. Außerdem muß, damit es der Patient selbst anwenden kann, das Präparat oral oder perlingual applizierbar sein und eine sichere Wirkung haben. Ein Präparat, was alle diese Eigenschaften vereint, wurde von unserem Arbeitskreis entwickelt. Es enthält 6 mg des Herzglykosides g-Strophanthin in hochkonzentrierter Lösung [3]. Es ist das Präparat *„Strodival-spezial®“* der A. Herbert GmbH, D-6200 Wiesbaden 1-Bierstadt. Um Aussicht zu haben, daß der in Gang kommende Infarktmechanismus in seiner akuten Anfangsphase abgestoppt wird, muß

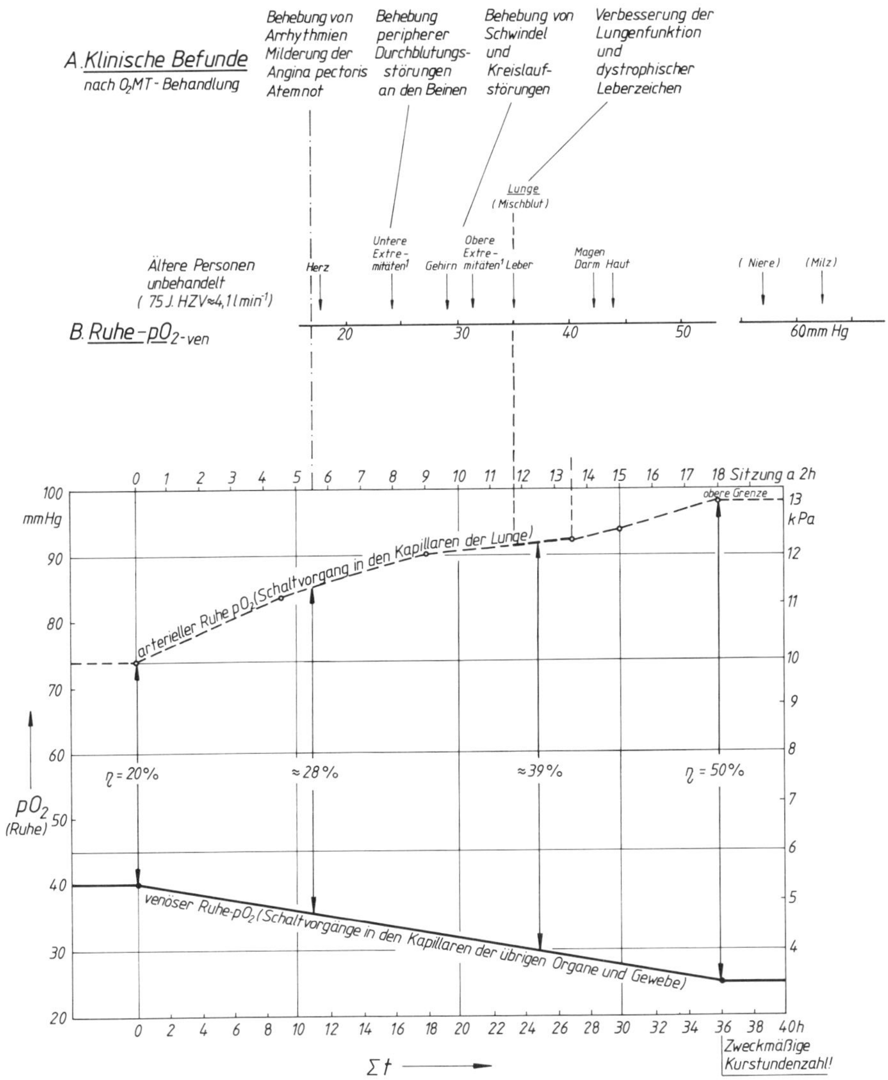

[1] Messung in Ruhe und im Stehen.

Abb. 61: Korrelation zwischen der Auslösung klinischer Besserungen (A) in verschiedenen Körpergeweben mit wachsender Sitzungszahl des 36 h – O_2-Mehrschritt-Prozesses und dem Wert des venösen Ruhe-pO_2 (B) dieser Körpergewebe.
Unten: Typische Verläufe des arteriellen und venösen Ruhe-pO_2 mit wachsender Zahl Σt von Prozeßstunden. Probanden: N = 8, Alter 65 bis 85 Jahre.
η = Ausnutzung der O_2-Beladungskapazität des Blutes.

der Inhalt einer Kapsel über die abgetrocknete Zunge verteilt werden. Über das Gelingen der Abstoppung gingen dem Verfasser mehrere Mitteilungen zu, in welchen die Patienten berichteten, daß sie etwa eine bis zwei Stunden nach dem Infarktanfall in das normale Leben zurückkehren konnten. Es empfiehlt sich daher, Sauerstoff-Mehrschritt-Therapie-Patienten mit Herzinsuffizienz eine *Notfallschachtel* mit diesem Präparat im Zuge ihrer Therapiebehandlung zu übergeben. - Aus unseren Tierexperimenten wissen wir, daß dieses Präparat im betroffenen Teil des Herzmuskels die eintretende Übersäuerung mildert und dort die Mikrozirkulation und den lokalen Sauerstoffdruck wieder anhebt.

Leider wurde die sichere Wirkung des Präparats, welches viele Leben retten könnte, von einflußreichen Kardiologen seit 1972 wiederholt angezweifelt. Deswegen ist jetzt auf Bitte der *Gesellschaft für Infarktbekämpfung* (D-7060 Schorndorf-Haubernsbronn) eine Untersuchung von uns eingeleitet worden zur *Myokardemissions-Computertomographie mit dem herzaffinen Technetium-Radionuklid 99 m Tc-DPD.* Mit dieser modernen nuklearmedizinischen Methode ist von W. K. Mayer und W. Mohnike [4] der Anstieg der Blutmikrozirkulation im ischämischen Herzteil nach Gabe von Strodival-spezial® perlingual direkt und an einer Reihe von Patienten mit hoher Beweiskraft gemessen worden.

Literatur

[1] M. von Ardenne: Über Unterschiede bei der Auslösung des entdeckten zellulären Schaltmechanismus der Blutmikrozirkulation in den verschiedenen Organen und Geweben des menschlichen Organismus. Ztschr. Alternsforsch. *40* (1985), 357 (Nr. 330).

[2] M. von Ardenne und P. G. Reitnauer: Messungen zu Elementarvorgängen des Herzinfarktes. Cardiol. Bull. Acta Cardiologica *4/5* (1971), 51 und Techn. Med. *2* (1972), 49 (Nr. 107).

[3] M. von Ardenne: Sauerstoff-Mehrschritt-Therapie, Mikrozirkulation und Myokardinfarkt. Erfahrungsheilkunde *31* (1982), 512 (Nr. 273).

[4] M. von Ardenne: Szintigraphische Untersuchungen zur Myokardperfusion mit Hilfe der 99mTc-DPD-SPECT-Methode unter dem Einfluß von perlingual appliziertem g-Strophanthin (Strodival spezial) bei Patienten mit nachgewiesener Belastungsischämie. Vorausinformation. Cardiol. Bull. Acta Cardiol. *26* (1989), im Druck (Nr. 370).

7.9 Einsatz gegen Durchblutungsstörungen des Gehirns

Bei Versorgungsmangel des Gehirns werden bekanntlich Erscheinungen beobachtet wie zunehmende Ermüdung, zunehmende Gedächtnisschwäche [1], Abnahme des geistigen Leistungsvermögens, anhaltender Schwindelzustand, bestimmte symptomatische Psychosen und Irritationen [2], [3].

Die Progredienz in vorstehender Erscheinungskette zeigt, daß mit steigendem cerebralen Energiemangel der Mechanismus des gezielten Zugriffs zu den Informationsspeicherelementen des Gehirns mehr und mehr versagt. Offenbar hat dieser Schaltmechanismus einen erhöhten Energiebedarf. Eine Vorstellung über die *Abhängigkeit vom O_2-Verbrauch des Gehirns vom Lebensalter* vermittelt die Abb. 62.

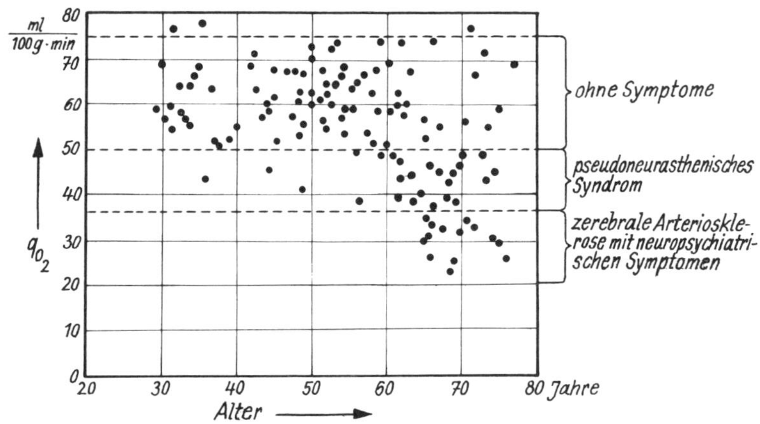

Abb. 62: O_2-Verbrauch des Gehirns (~Gehirndurchblutung) in Abhängigkeit vom Lebensalter. Einsetzen starker cerebraler Arteriosklerose etwa ab 60 bis 65 Jahre.

Eine eigene Beobachtung, welche die Auslösung psychischer Irritationen durch zeitweiligen Glukosemangel im Hirngewebe zeigt, bringt Abb. 63 [4].

Die Irritationen werden bei diesem Beispiel nur in der Phase des Anstiegs der Körperkerntemperatur beobachtet. In diesem Zusammenhang ist daran zu erinnern, daß gerade in der Phase des Temperaturanstiegs nach Abb. 52 (oben) die maximale energetische Belastung des Organismus gegeben ist.

Zum Verständnis von therapeutischen Möglichkeiten der verschiedenen O_2-Mehrschritt-Therapie-Varianten zur Bekämpfung der Mangelversorgung des Gehirns ist es notwendig, die Besonderheiten des *Gehirnstoffwechsels* und seiner Regelungen zu kennen. Der Anteil des Gehirnstoffwechsels am Stoffwechsel des Gesamtkörpers beträgt etwa 18%. Im Vergleich zum mittleren spezifischen Energieumsatz der Gewebe des menschlichen Organismus ist der spezifische Energieumsatz des Hirngewebes etwa um den Faktor 10 größer. Für den energetischen Hirnstatus

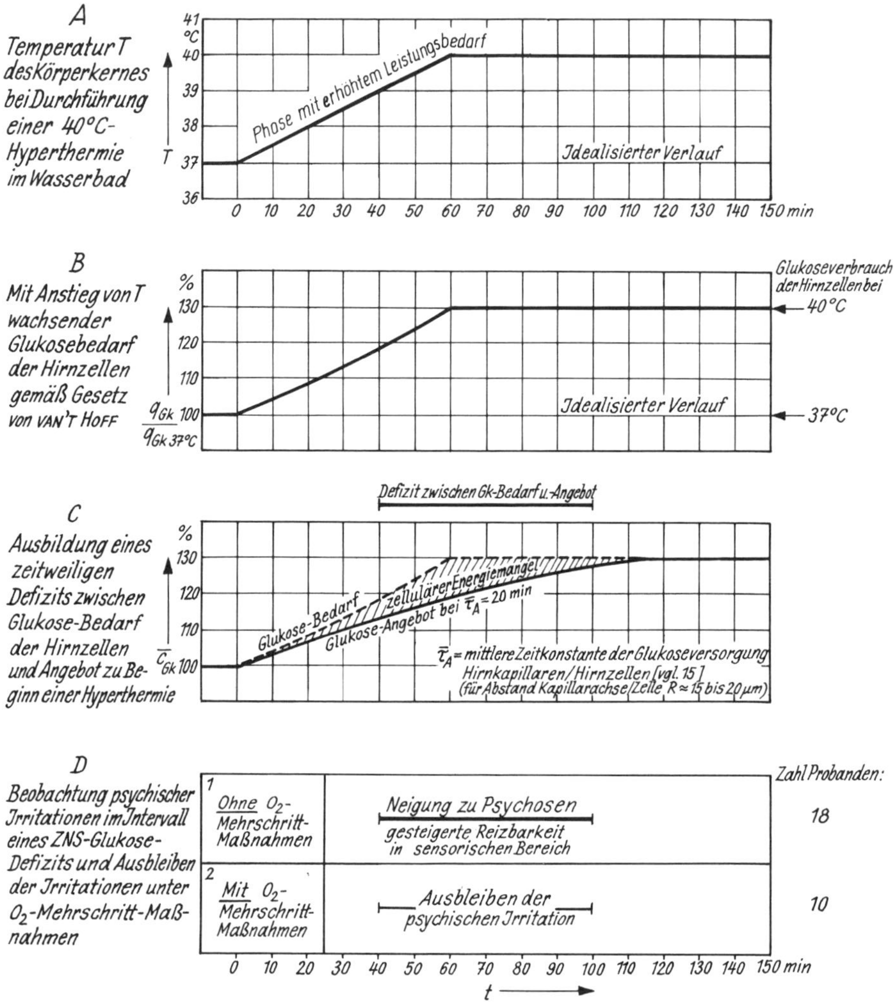

Abb. 63: Darstellung (A, D), Ergebnis (D) und Deutung (B, C) eines Versuches gemäß [4] mit zeitweiliger Auslösung psychischer Irritationen durch ein Glukosedefizit im Hirngewebe (am Beginn einer 40°C-Hyperthermie) und Ausbleiben der Irritationen unter O_2-Mehrschritt-Maßnahmen.

ist in erster Linie der Glukose- und O_2-Stoffwechsel im Hirngewebe maßgebend. Die Stärke des Stoffwechsels der Glukose im Gehirn wird durch die sogenannte Blut-Hirn-Schranke (BHS) begrenzt und etwa konstant gehalten. Würde diese Begrenzung nicht erfolgen, so trete z. B. mit Ansteigen der Blutglukosekonzentration (Diabetiker!) eine kritische Zunahme des Anteils der natürlichen aeroben Gärung der Nervenzellen, welche etwa 8% beträgt [5] ein, und der normale pH-Wert [6] könnte bis zur Auslösung von irreversiblen Gehirnschädigungen absinken. Durch die limitierende Wirkung der BHS für den Glukoseübertritt aus dem Blutkreislauf in das Hirngewebe bildet die Glukose als Substrat des Gehirn-Energiestoffwechsels den Engpaß. Bei therapeutischer Bekämpfung von Mangelerscheinungen des Gehirns kommt es meist darauf an, den Glukoseübertritt über die BHS zu verstärken bzw. zu renormalisieren.

Als praktizierbares Mittel zur Verstärkung des Glukoseübertritts in das Gehirn hat sich die Verbesserung des Sauerstoffstatus im Bereich der Blut-Hirn-Schranke durch Sauerstoff-Mehrschritt-Therapie [7] erwiesen, besonders wenn Therapievarianten mit körperlicher Belastung beim Patienten angewendet werden bzw. angewendet werden können. Hierzu sei auf die Abb. 64 verwiesen.

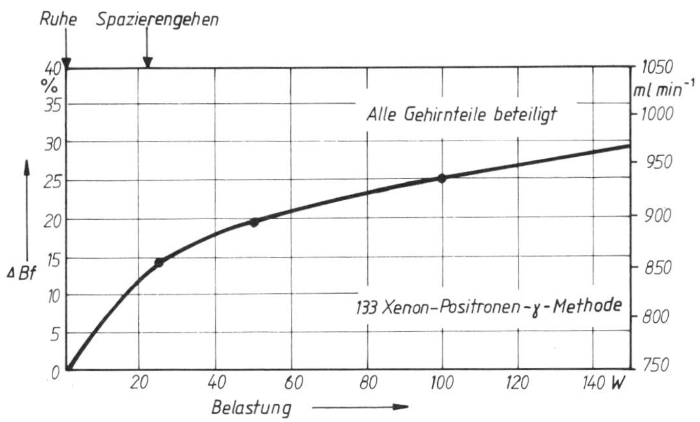

Abb. 64: Anstieg der Gehirndurchblutung Δ Bf bei körperlicher Belastung nach W. Hollmann. Mündliche Mitteilung vom 3. 8. 1985.

Bei schon fortgeschrittenem Mangel empfiehlt es sich, die Effizienz der Therapie durch Hinzufügung der Gabe folgender Pharmaka nach J. Schmidt (Medizinische Akademie Dresden) zu ergänzen:

1. Pyritinol (Encephabol)
2. Pirazetam (Normobrain)
3. Meklophenoxat (Cerutil)
4. Magnesiumorotat

Die Dosierung dieser Pharmaka erfolgt gemäß den Empfehlungen der Hersteller oder ärztlicher Verordnung. – Auch auf den Einsatz von Kalziumantagonisten (Sibelium, Nifedipin) zur Therapie cerebraler Funktionsstörungen (in Kombination mit der Sauerstoff-Mehrschritt-Therapie) sei hingewiesen.

Darstellungen zur Abnahme der Gedächtnisleistung und der Kurzspeicherkapazität mit dem Lebensalter bringt Abb. 65 A und B.

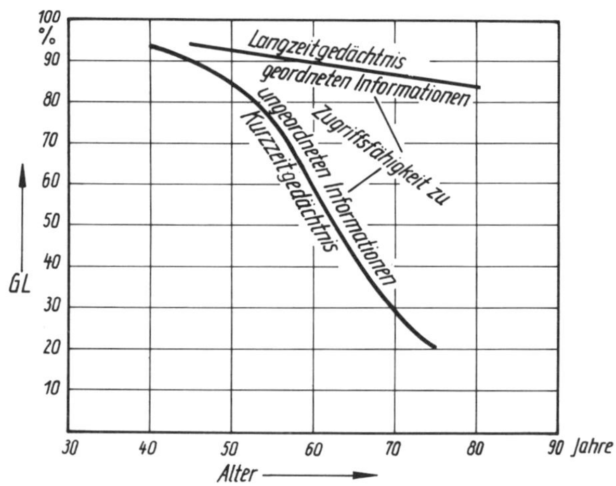

Abb. 65 A: Qualitative Darstellung zur Abnahme der Gedächtnisleistung GL mit dem Lebensalter. Die beteiligten Einflußgrößen.
Zur Verbesserung der Zugriffsfähigkeit durch O_2-Mehrschritt-Therapie [12].

Eine gewisse Verbesserung der geistigen Leistungsfähigkeit durch Sauerstoff-Mehrschritt-Therapie ist durch den sogenannten „Kurztest für allgemeine Intelligenz und Gedächtnis" (KAI + G) nach S. Lehrl und B. Fischer [9] an 59 Probanden aus der arbeitenden Bevölkerung mit dem Gerät Abb. 66 gemessen worden.

Mit der computergestützten Methodik wurden folgende Parameter bestimmt [7]:

- Gegenwartsdauer (s)
- Informationsfluß zum Kurzspeicher (= Bewußtsein) (bit/s), aus beiden wird die Kurzspeicherkapazität (Dimension: bit) durch Multiplikation ermittelt, die mit der sogenannten aktuellen oder flüssigen (= liquiden) Intelligenz (IQ) korreliert.

Bei 59 ausgewerteten Messungen wurde gemäß Abb. 66 A eine *Zunahme der Kurzspeicherkapazität* um + 20,7 bit = 20,9% nach O_2MT ermittelt.

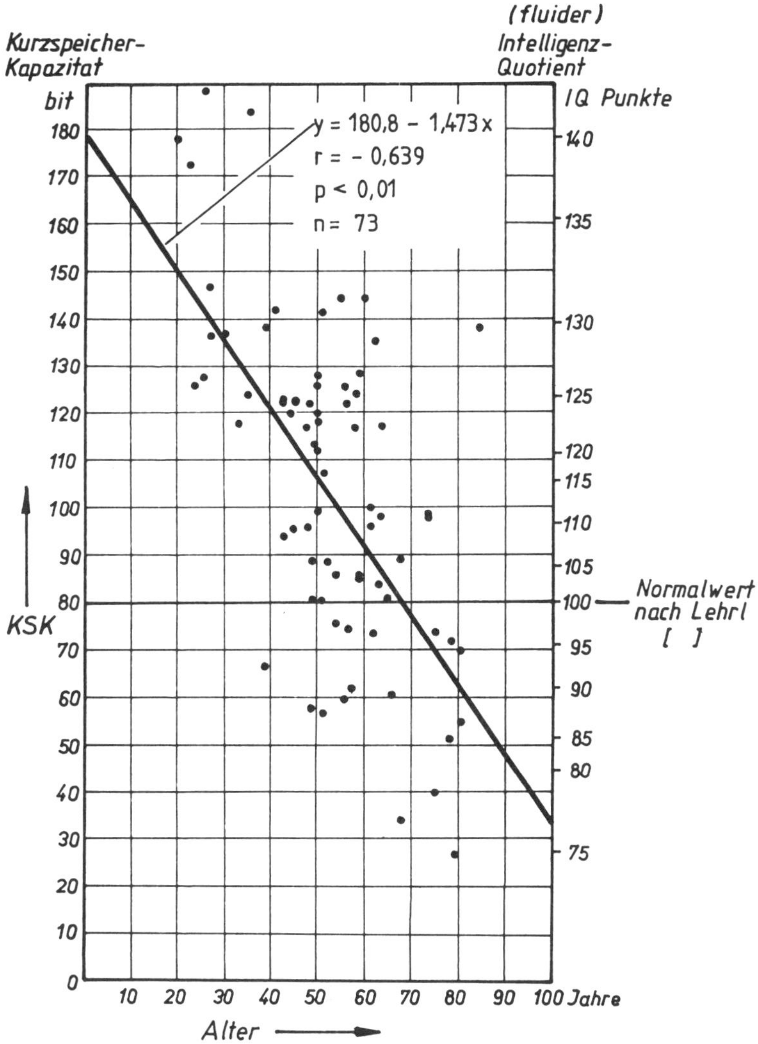

Abb. 65 B: Altersabhängigkeit der Kurzspeicherkapazität (≙ allgemeiner flüssiger Intelligenz) bei 73 nicht mit O_2MT behandelten Probanden. Messung nach einmaliger Übung am Vortag [10].

Die Differenz ist signifikant ($p < 0{,}001$). Weiter liefert der KAI + G-Test Angaben zum Informationsfluß zum vorbewußten Kurzzeitgedächtnis (bit/s), aus dem sich der Gedächtnisquotient (GQ) berechnet. Bei letzterem Parameter war bisher nur eine geringe, nicht signifikante Erhöhung durch Sauerstoff-Mehrschritt-Therapie zu vermerken. Meßergebnisse, welche eine signifikante *Abkürzung der Zeit zur Bewältigung von Aufgaben* nach O_2MT erkennen lassen, sind in Abb. 66 B und C zusammengefaßt.

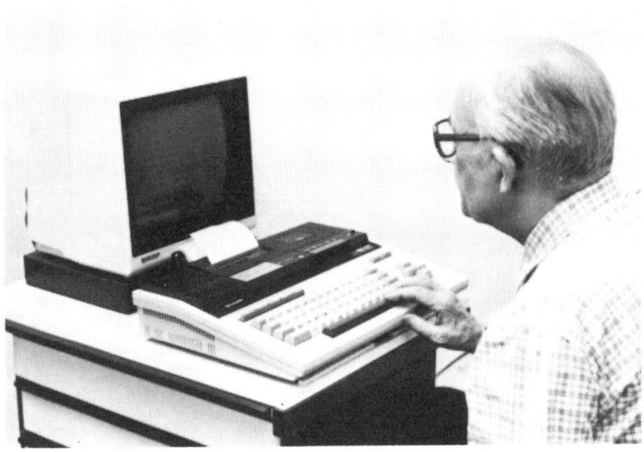

Abb. 66: Anlage zum „Kurztest für allgemeine Intelligenz und Gedächtnis" nach S. Lehrl und B. Fischer [9].

Gelegentlich wird bei Patienten mit stark erniedrigtem Blutdruck eine kritische Abnahme der geistigen Leistungsfähigkeit beobachtet. In einigen dieser Fälle konnten erstaunliche Verbesserungen des Zustands nach Durchführung des unten besprochenen 80 min-O_2-Mehrschritt-Nikotinsäure-Prozesses KA 1 anhaltender Wirkung gegen Hypotonie [11] festgestellt werden.

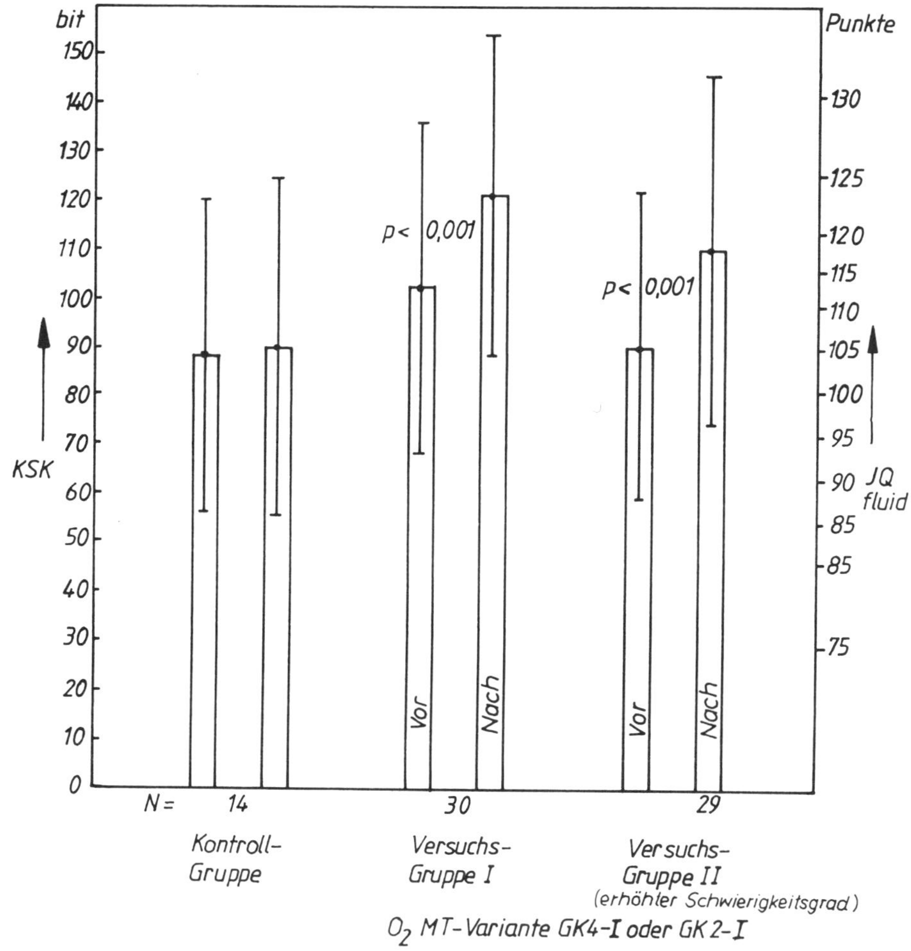

Abb. 66 A: Die Kurzspeicherkapazität KSK[1] vor und nach O_2-Mehrschritt-Therapie. Mittelwerte und Streuung.
KSK ≙ Informationsgehalt des Bewußtseins.
IQ ≙ Quotient der allgemeinen flüssigen Intelligenz [10].
p = Irrtumswahrscheinlichkeit.

[1] In dieser Größe sind die gemessene Verlängerung der Gegenwartsdauer T_R und die gemessene Zunahme des Informationsflusses zum Kurzspeicher C_K enthalten. Meßanlage nach S. Lehrl - B. Fischer [9].

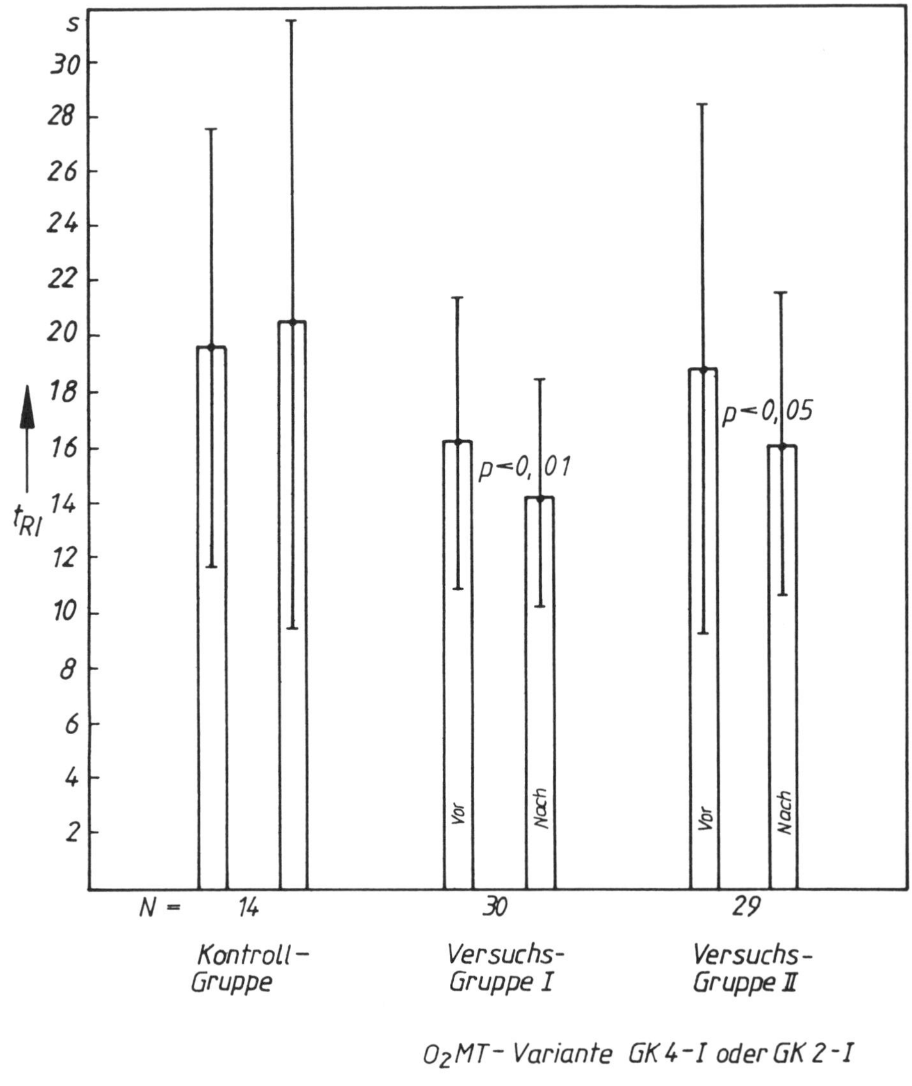

Abb. 66 B: Die Zeit t_{RI} für die Bewältigung von Reaktions- und Interferenzaufgaben vor und nach O_2-Mehrschritt-Therapie.
Mittelwerte und Streuung.
p = Irrtumswahrscheinlichkeit [9] [10].

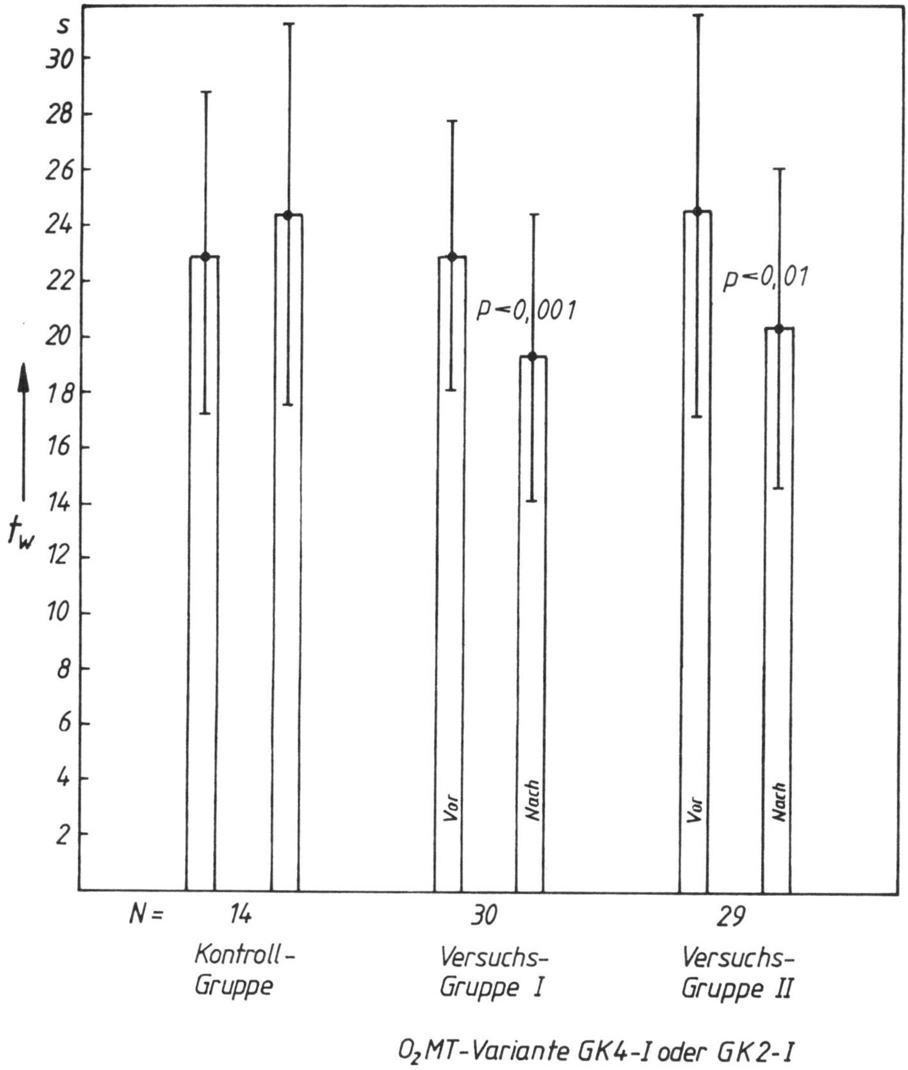

Abb. 66 C: Die Zeit t_w für die Bewältigung einer Wahrnehmungsaufgabe vor und nach O_2-Mehrschritt-Therapie.
Mittelwerte und Streuung [9] [10].
p = Irrtumswahrscheinlichkeit.

Literatur

[1] F. A. Huppert: Memory impairment associated with chronic hypoxia. Thorax *37* (1982), 858.

[2] G. Quadbeck: Physiologie und Pathologie der Blut-Hirn-Schranke. Hippokrates Verlag, *38* (1967), 45.

[3] J. Quandt: Die cerebralen Durchblutungsstörungen des Erwachsenenalters. VEB Volk und Gesundheit, Berlin 1969.

[4] M. von Ardenne: Die O_2-Mehrschritt-Methodik als Ergänzung der Standard-Therapie gegen Energiebilanzstörungen des Gehirns. Psychiat. Neurol. med. Psychol. *28* (1976), 691 (Nr. 161).

[5] U. Gottstein, A. Bernsmaier, J. Sedelmeyer: Die Kohlehydratstoffwechsel des menschlichen Gehirns. Klin. Wochenschr. *41* (1963), 943.

[6] M. von Ardenne: Theoretische und experimentelle Grundlagen der Krebs-Mehrschritt-Therapie, 2. Auflage, Volk und Gesundheit, Berlin 1970/71.

[7] M. von Ardenne: Sauerstoff-Mehrschritt-Therapie, 4. Auflage, Georg Thieme Verlag, Stuttgart 1987.

[8] H. Franke: Aktuelle Probleme der Gerontologie bzw. Geriatrie. Klin. Wochenschr. *51* (1973), 151.

[9] S. Lehrl, B. Fischer: Computertestung, informationspsychologische Grundlagen bei cerebraler Insuffizienz in 66 ärztlichen Praxen. In: V. Böhlau (Hrsg.) „Altern: körperliches und geistiges Training". Med. Therapie. Schattauer Verlag, Stuttgart - New York 1984.

[10] M. von Ardenne, W. Klemm: Steigerung der geistigen Leistungsfähigkeit durch Sauerstoff-Mehrschritt-Therapie. Computergestützte Messungen der Informationsverarbeitungskapazität, des Kurzzeitgedächtnisses, der Intelligenz und weiterer Größen cerebraler Leistungsfähigkeit. Ztschr. Alternsforsch. *44* (1989), 37 (Nr. 379).

[11] M. von Ardenne: Über einen O_2-Mehrschritt-Prozeß anhaltender Wirkung gegen regulatorisch bedingte Hypotonie. Klin. Wochenschr. *51* (1973), 565 (Nr. 129 a).

[12] H. D. Krop, A. J. Block, E. Cohen, R. Croucher, J. Shuster: Neurology effects of continuous oxygen therapy in the aged. Chest *72* (1977), 737.

7.10 Einsatz gegen Durchblutungsstörungen in Armen und Beinen

In Abb. 61 wurde auf der Grundlage der Werte des venösen Ruhe-pO_2 der verschiedenen Körpergewebe eine *Rangfolge der bei Sauerstoffmangel* (Energiemangel) *in den verschiedenen Organen und Geweben des Organismus ausgelösten Störungen* angegeben. Danach sollten sich Mangelzustände zuerst am Herzen bemerkbar machen. Danach folgen dann die unteren Extremitäten, das Gehirn, die oberen Extremitäten, Leber und Lunge, Magen und Darm, die Haut. Am Ende der Folge stehen Niere und Milz. In Übereinstimmung mit dieser Skala stehen von der Häufigkeit ihres klinischen Auftretens her Durchblutungsstörungen in den unteren und oberen Extremitäten, ebenso wie am Herzen und am Gehirn als Folgen von Mangelzuständen im Vordergrund. Aber sie stehen auch *an frü-*

her Stelle bei der Beseitigung oder Milderung eingetretener Durchblutungsstörungen durch die Sauerstoff-Mehrschritt-Therapie.

An den Extremitäten läßt sich der Zustand vor und nach der Behandlung auf sehr verschiedene Weise, meist sogar quantitativ charakterisieren. Bei der bei bestimmter Lokalisation der Arteriosklerose im höheren Lebensalter oder nach langjährigem Nikotinmißbrauch sehr häufigen *Claudicato intermittens* sind folgende Arten der Zustandsbestimmung üblich oder möglich: 1. Länge der schmerzfreien Gehstrecke, 2. Wert des Gewebe-pO_2 in der Nähe des Fußgelenks, 3. Wert der Hauttemperatur in der Nähe des Fußgelenks (transcutane Messung), 4. Bestimmung der Gefäßgüte (Abb. 78), 5. Wert der nutritiven Gewebsdurchblutung mit Hilfe der ^{133}Xenon-Muskel-Clearance-Methode (Abschnitt 2.15).

Die durch Verschlechterung des O_2-Status (Energiestatus) ausgelösten peripheren Durchblutungsstörungen an den unteren Extremitäten, die häufig mit der Notwendigkeit einer Beinamputation enden, sind auch oft Spätfolgen des Diabetes mellitus. Schon die ersten Warnzeichen (Taubheitsgefühle, Verringerung der schmerzfreien Gehstrecke bis hin zu Prägangränzuständen) sollten zum Anlaß für Gegenmaßnahmen genommen werden. Hierzu gehört in erster Linie die Behandlung durch die Kombination des 36 h – 18 Tage-O_2-Mehrschritt-Prozesses mit der UVB-HOT-Behandlung. Durch die Hinzunahme des UVB-HOT-Prozesses werden die Auslösung des Schaltmechanismus der Sauerstoff-Mehrschritt-Therapie begünstigt [1] und gleichzeitig auch die Fließeigenschaft des Blutes verbessert. Die empfohlene Kombinationsbehandlung [2] trägt die Bezeichnung *„Intensivvariante des 36 h – 18 Tage-O_2-Mehrschritt-Therapie-Prozesses GK 4-III“*. Bei ihr werden fünf UVB-HOT-Prozesse über 18 Behandlungstage verteilt. Seit F. Wehrli [3] die HOT mit der Reinfusion von UVB-bestrahltem Blut einführte, sind zahlreiche Gerätetypen mit Blutaufschäumung im Bestrahlungsgefäß entwickelt worden. Wir arbeiten mit einem einfachen Gerät nach S. Wiesner, welches bei unveränderter Effizienz *ohne* Blutaufschäumung auskommt und daher risikoärmer arbeitet.

Oft genügt schon allein die Sauerstoff-Mehrschritt-Therapie, um die herabgesetzte Durchblutung unterer Extremitäten entscheidend zu verbessern. So konnte gemäß Abschnitt 2.15 mit der ^{133}Xenon-Clearance-Methode bei der 54jährigen Patientin mit chronischer venöser Insuffizienz mit Varikosis nach zweimaliger Behandlung allein mit dem 15 min-O_2-Mehrschritt-Schnellprozeß GK 2-I am hauptsächlich betroffenen rechten Bein eine Erhöhung des Blutflusses um 322% und am gesunden linken

Bein um 46% gemessen werden. Drei Monate später war der Blutfluß im rechten Bein noch weiter auf 568% gestiegen. In mehreren Fällen erhielten wir die Mitteilung, daß sich eine vorgesehene Beinamputation nach der Sauerstoff-Mehrschritt-Therapie erübrigte, und unzählige Berichte über bedeutende Vergrößerung der Gehstrecke bei der Claudicato intermittens haben uns erreicht.

Im späteren Stadium der kapillären Verschlußkrankheit ist oft eine starke Bewegungsarmut gegeben, welche den Status weiter verschlechtert und zur Pflegebedürftigkeit führt. Es bildet sich ein Circulus vitiosus. Nicht selten gelingt es, diesen Circulus durch die besprochene Behandlungsweise zu durchbrechen. Patienten, die jahrelang ihre Umgebung belasteten, verließen ihr Bett wieder und kehrten zu einem Leben mit körperlicher Bewegung zurück. Bei der großen Belastung des Gesundheits- und Sozialwesens durch *Pflegefälle* dürfte dieser Weg, der nicht unwesentlich zur Kostensenkung beitragen könnte, hohes Interesse verdienen.

Literatur

[1] M. von Ardenne, H.-H. Wiemuth, S. Wiesner: Messungen über permanente bzw. zeitweilige Steigerung der arterio-venösen pO_2-Differenz durch den O_2-Mehrschritt-Therapie-Regenerationsprozeß bzw. Reinfusion von UV-bestrahltem Eigenblut. Dtsch. Gesundh.-Wes. *35* (1980), 1620 (Nr. 253).

[2] M. von Ardenne: Grundlagen einer kausalen Therapie peripherer Durchblutungsstörungen der unteren Extremitäten. Ärztezeitschr. f. Naturheilverf. *28* (1987), 46 (Nr. 331).

[3] F. Wehrli: Über die hämatogene Oxydationstherapie. Hippokrates Verlag *29* (1958), 551.

7.11 Einsatz gegen Kreislaufstörungen und Dauerschwindel

Die präventive und die therapeutische *Bekämpfung von Kreislaufstörungen* kann bei Personen, die im hohen Alter stehen oder (und) welche starken stressorischen Einflüssen ausgesetzt sind, lebenswichtige und sogar lebensrettende Bedeutung haben.

Aus *medizinischer Sicht* stellt eine Kreislaufstörung sich als Mißverhältnis zwischen Blutmikrozirkulation (Substratversorgung) und Substratbedarf in den Geweben dar. Mit zunehmendem Schweregrad kommt es zu einer Hypoxidose der Gewebe (O_2-Mangel) und zu einem Gärungsstoffwechsel. Das führt aus medizinischer Sicht zu einer allgemeinen metabolischen Azidose (Übersäuerung).

Aus *energetischer Sicht*, welche der Thematik dieses Buches nahesteht und daher in mehreren Abschnitten eingeführt wird, bringt Abb. 67 das Schema des energetischen Verlaufs einer Kreislaufstörung.

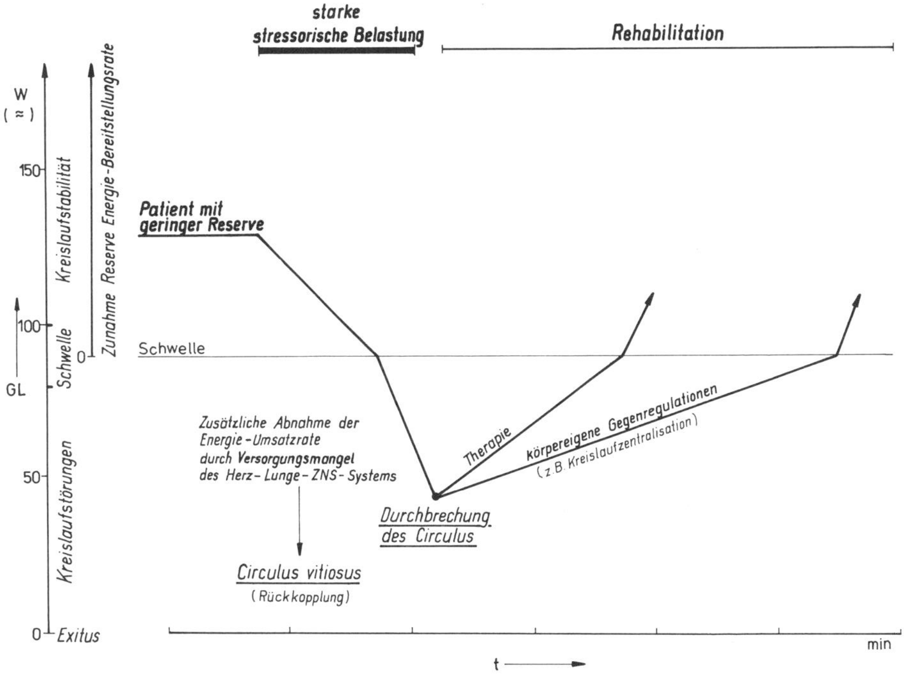

Abb. 67: Schema des Verlaufs einer Kreislaufstörung aus energetischer Sicht. GL = Energieumsatzrate in Ruhe, Leistungsangaben sind ungefähre Richtwerte.

Die Darstellung bezieht sich auf das Beispiel einer Störungsauslösung durch starke stressorische Belastung.

Kreislaufstörungen sind stets die Folgen von Energiemangel, egal aus welcher Ursache der Energiestatus herabgesetzt wird. Eine Kreislaufstörung wird dann ausgelöst, wenn der energetische Status nach Verbrauch der Reserven im Körper infolge einer Belastung unter eine bestimmte *Schwelle* sinkt. Dann setzt die Störung mit sprunghaftem Charakter ein, weil ein Circulus vitiosus, d. h. ein Rückkopplungsvorgang ausgelöst wird: Es ist die *zusätzliche Abnahme* der Energieumsatzrate durch Versorgungsmangel des Herz-Lunge-ZN-Systems. Das auslösende Absinken des energetischen Status wird also bei der Überschreitung der Schwelle noch *weiter verstärkt* durch Minderleistungen des Herz-Lunge-ZN-Systems. Zur Bekämpfung der Kreislaufstörung bzw. der entstehenden Kreislaufschwäche kommt es darauf an, diesen Circulus vitiosus zu durchbrechen. Oft hilft sich der Körper auf natürliche Weise in dieser Phase durch körpereigene Gegenregulationen, wie z. B. durch Kreislaufzentralisation. In vielen Fällen wird die natürliche Rehabilitation durch therapeutische

Maßnahmen ergänzt [1]. Je nach Art der Störung gehören zu den therapeutischen Maßnahmen z. B. die Pumpleistung des Herzens verstärkende Pharmaka, Blutinfusionen bei Blutverlusten usw.

Eine für Prävention und Therapie von Kreislaufstörungen hocheffiziente Maßnahme, welche an der *Ursache* des Geschehens angreift, ist die Anhebung des Energiestatus und damit der Leistungsreserve durch Varianten der Sauerstoff-Mehrschritt-Therapie [2]. Da auf diese Weise *Gewinne der Energieumsatzrate des Organismus von bis zu etwa 250 Watt* erzielt werden können, dürfte in weiterer Zukunft dieses Vorgehen zur Methodik der Wahl werden. Zur Vertiefung der Kenntnisse über die quantitativen energetischen Zusammenhänge sei auf die Abb. 42 und 49 bis 52 (oben) verwiesen.

Bei gegebenen (z. B. Manager) oder voraussehbaren (z. B. Operationen) stressorischen Belastungen sollte die Wahrscheinlichkeit von Kreislaufstörungen durch Anhebung des energetischen Status, d. h. der möglichen Energieumsatzrate bzw. der Leistungsreserve präventiv herabgesetzt werden. Je größer die ergometrisch bestimmbare Leistungsreserve (in Watt ausgedrückt) ist, desto geringer ist das Risiko, welches überstarke Belastung stets begleitet.

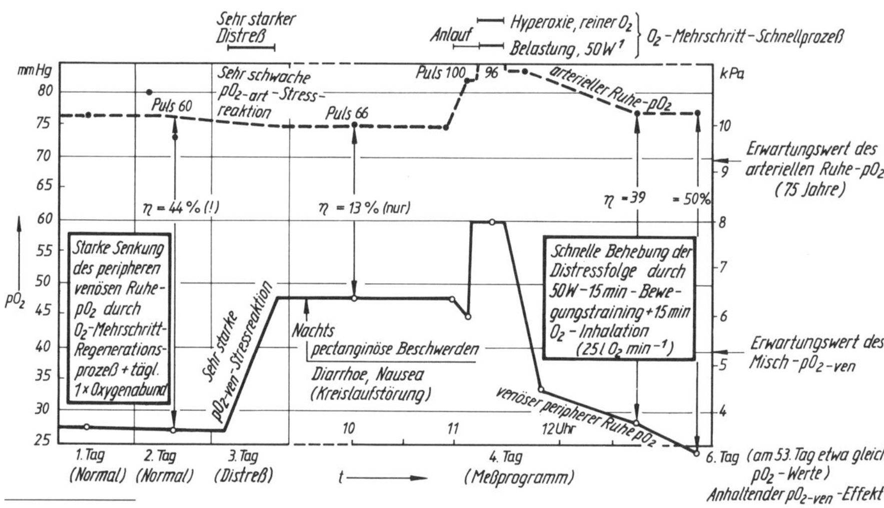

[1] Heimtrainer mit Watt-Anzeige (z. B. Kettler, Typ Golf).

Abb. 68: Lehrbeispiel über die kritische Zunahme des venösen Ruhe-pO_2 (Absinken von η) bei Auslösung einer Kreislaufstörung nach sehr starkem Distreß und über die Sofortbehebung des kritischen Zustands durch den 15 min-O_2-Mehrschritt-Schnellprozeß. Bioenergetisch gesteuerte Schaltvorgänge der Mikrozirkulation von negativer (Distreß) und positiver (Schnellprozeß) Art, Proband 75 Jahre ♂.

Ein Lehrbeispiel, welches geeignet ist, die Bedeutung des energetischen Status im Verlauf von Kreislaufstörungen zu illustrieren, bringt Abb. 68.

In diesem Fall ist es gelungen, bei einer sich anbahnenden Kreislaufstörung den kritischen Zustand sofort durch den 15 min-O_2-Mehrschritt-Schnellprozeß GK 2-I zu stoppen und zu beheben [2]. – Das in dieser Abbildung dargestellte Ergebnis dokumentiert zugleich ein gutes Beispiel für unsere Entdeckung, daß der menschliche Organismus aus einem Schwächezustand (z. B. Zustände nach Fieber, Operationen, Verbrennungen, toxische Belastungen, Strahlenbelastungen, Präkollapszuständen) durch Varianten der Sauerstoff-Mehrschritt-Therapie in einer Zeitspanne von nur wenigen Stunden in einen Zustand mit hoher Leistungsreserve übergeleitet werden kann.

Oft werden permanent in ihrem Beruf hochbelastete Persönlichkeiten (Industriemanager, Politiker, Sänger) durch häufige Kreislaufstörungen an der Fortsetzung ihrer beruflichen Leistung gehindert. Viele Befunde liegen darüber vor, daß nach Behandlung mit der Sauerstoff-Mehrschritt-Therapie die Kreislaufstabilität in solchen Fällen wieder hergestellt wurde, Schlafstörungen verschwanden und die Tatkraft wieder zurückkam. In einigen Fällen wurde die Behandlung von VIP-Patienten (besonders wichtigen Persönlichkeiten) bereits zum Politikum mit großen volkswirtschaftlichen und politischen Konsequenzen. – Die Bekämpfung von Kreislaufstörungen ist zu einem der wichtigsten Einsatzbereiche der Sauerstoff-Mehrschritt-Therapie geworden.

Bei der Bekämpfung von *Schwindel* kommt es ebenfalls darauf an, eine möglichst starke Verbesserung des Energiestatus herbeizuführen. Gelingt dies auf die besprochene Weise, so ist in der Regel der Schwindel verschwunden. Bei einem Patienten im mittleren Alter mit jahrelang bestehendem Dauerschwindel, der durch Behandlungen in mehreren europäischen Kliniken vergeblich versucht hatte, Hilfe zu erlangen, wurde bei seinem Eintreffen ein außergewöhnlich schlechter Sauerstoff- bzw. Energiestatus gemessen. Nach einmaliger Behandlung mit der Sauerstoff-Mehrschritt-Therapie war der Dauerschwindel anhaltend verschwunden.

Literatur

[1] D. Strangfeld, W. Mohnike, J. Schmidt, H. Heine, H. J. Correns: Nuklearkardiologie in der medizinischen Praxis. VEB Gustav Fischer Verlag, Jena 1986.

[2] M. von Ardenne: Sauerstoff-Mehrschritt-Therapie, 4. Auflage, Georg Thieme Verlag, Stuttgart 1987.

7.12 Einsatz gegen zu hohen Blutdruck (Hypertonie)

Die regelmäßig wiederholte Messung des systolischen und diastolischen Blutdrucks gehört zu den wichtigsten Maßnahmen bei der Erhaltung der eigenen Gesundheit. Die Messungen sollten zur gleichen Tagesstunde vorgenommen werden. Die gefundenen Meßwerte sind dann mit den in Abb. 69 wiedergegebenen Kurven zu vergleichen, welche die *Abhängigkeit des durchschnittlichen systolischen und diastolischen Ruhe-Blutdrucks vom Lebensalter* nach National Health Survey [1] zeigen.

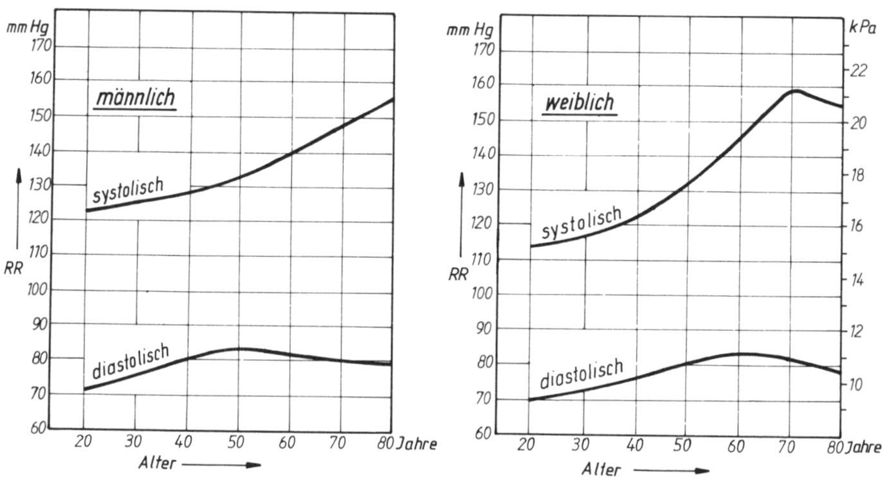

Abb. 69: Veränderungen des durchschnittlichen systolischen und diastolischen Ruhe-Blutdrucks mit dem Lebensalter nach National Health Survey.

Bei diesem Vergleich ist besonders die Lage des eigenen diastolischen Meßwerts gegenüber der unteren Kurve zu beachten. Je höher dieser Meßwert über der Durchschnittskurve liegt, mit um so größerem Ernst ist das Bestehen von zu hohem Blutdruck, also von *Hypertonie* festzustellen und zu beachten. Liegt der diastolische Druck in der Regel oberhalb etwa 105 mm Hg (14 kPa), so ist normalerweise bereits mit einer wesentlichen Herabsetzung der Lebenserwartung zu rechnen.

Ein zu hoher Blutdruck, z. B. als Folge von fortgeschrittener Arteriosklerose oder von ständigem zu starkem Streß oder als Spätfolge von Diabetes mellitus, muß als ein sehr gefährlicher Risikofaktor und als Warnzeichen erster Ordnung angesehen werden. Wird dieses Warnzeichen nicht beachtet und werden keine Maßnahmen zur Bekämpfung der Hypertonie eingeleitet, so muß der Patient mit nicht geringer Wahrscheinlichkeit damit rechnen, daß in seinem weiteren Leben z. B. ein Schlaganfall mit schweren Lähmungen und anderen Ausfallserscheinungen eintreten kann oder daß ein Herzinfarkt ausgelöst wird oder daß schwere Durchblutungsstörungen seine Lebensqualität bedeutend vermindern bzw. sogar einen allzufrühen Tod verursachen. *Bei Betrachtung der tief in das Leben eingreifenden Spätfolgen von zu hohem Blutdruck sollte jeder Hypertoniker die Schlußfolgerung ziehen, sofort mit der regelmäßig kontrollierten Bekämpfung seiner Krankheit zu beginnen.* Die damit verbundene Mühe ist völlig zu vernachlässigen gegenüber den erwähnten schicksalhaften, das Leben verändernden und vorauszusehenden Spätfolgen der Hypertonie.

Die Hypertonie läßt sich nur in ihrer reversiblen Phase erfolgreich bekämpfen, d. h. rechtzeitig bevor sie z. B. als Folge einer ausgelösten Nierenschädigung in die fixierte Form übergeht und damit irreversiblen Charakter annimmt.

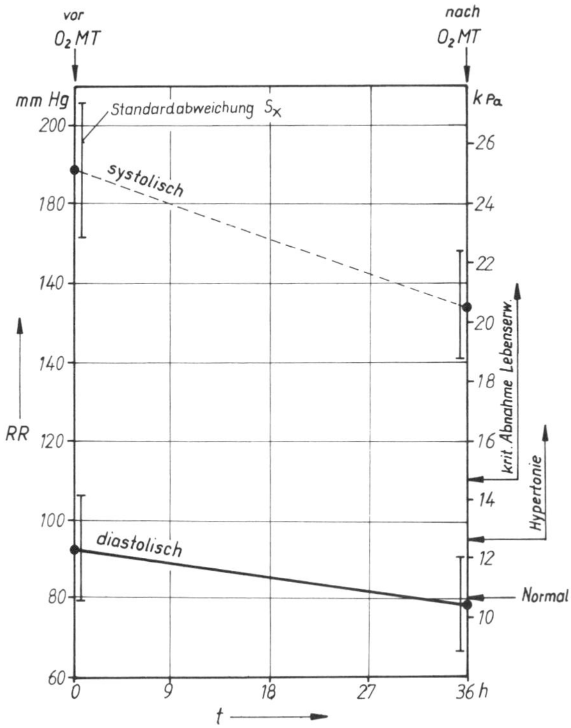

Abb. 70: Senkung des Blutdrucks RR durch 36 h - 18 Tage-O_2-Mehrschritt-Therapie GK 4-I bei Hypertonie (Messung in Ruhe), Studie an 27 Patienten im Alter von $70 \pm 6{,}6$ Jahren mit mäßig bis stark ausgeprägter Hypertonie.
RR-Differenzen vor und nach O_2-MT statistisch signifikant ($p = 0{,}05$).

Die *konventionelle Art der Hypertoniebekämpfung* besteht in einer etwa dreimal täglichen Gabe von Blutdruck senkenden Pharmaka oder Pharmakakombinationen, welche vom Arzt individuell bestimmt werden. Für die Dosierung ist es am besten, wenn der Patient selbst (beraten durch seinen Arzt) auf der Grundlage mehrmals täglicher Messungen seinen Blutdruck mit einem elektronischen RR-Meßgerät bestimmt und danach die genaue Höhe der Dosis wählt.

Es ist noch viel zu wenig bekannt, daß durch Sauerstoff-Mehrschritt-Therapie-Behandlungen ein überraschend effizienter Beitrag zur Bekämpfung der Hypertonie seit einigen Jahren bereitsteht [2]. Das Ergebnis einer Studie mit 27 Hypertonie-Patienten im Alter von $70 \pm 6{,}6$ Jahren bringt Abb. 70.

Beim Einsatz der Sauerstoff-Mehrschritt-Therapie gegen Hypertonie ist neben der signifikanten Senkung der Blutdruckwerte zu beobachten, daß die Dosierung der Blutdruck senkenden Pharmaka nicht unwesentlich herabgesetzt werden kann. Aus Erfahrungen mit regelmäßiger Durchführung der besprochenen Kombinationsbehandlung über mehr als ein Jahrzehnt deutet sich an, daß die gefährliche progressive Entwicklung der Bluthochdruckkrankheit verhindert oder mindestens sehr stark verzögert wird. In den uns bekannten Fällen blieben die Blutdruckwerte von Hypertonikern über sehr viele Jahre im Durchschnitt unverändert auf einem erfreulich niedrigen diastolischen Niveau (meist unter 90 mm Hg bzw. 12 kPa).

Besonders wirksam für die Bekämpfung der Hypertonie dürfte folgendes Vorgehen sein: Möglichst starke Anhebung des Sauerstoff- bzw. Energiestatus durch eine der Kondition des Patienten angepaßten Variante, wie z. B. 3 h-Mehrschritt-Kurzprozeß GK 3-I und dann *periodische Wiederholung des Prozesses oder seiner Einzelsitzung im eigenen Heim* gemäß Abschnitt 8.3 (unten). Der zweckmäßige Zeitabstand zwischen den Wiederholungen kann bei kraftvoller Lebensweise länger sein als bei bewegungsarmen Leben. Er ist so zu wählen, daß (kontrolliert durch Messungen) ein guter Status permanent, möglichst ohne Zeitlücken gegeben ist.

Literatur

[1] R. F. Schmidt, G. Thews: Einführung in die Physiologie des Menschen. Springer Verlag, Berlin 1976.

[2] M. von Ardenne: Sauerstoff-Mehrschritt-Therapie, 4. Auflage, Georg Thieme Verlag, Stuttgart 1987.

7.13 Einsatz gegen zu niedrigen Blutdruck (Hypotonie)

Bei regulatorisch bedingtem und nicht vom Herzen ausgehenden zu niedrigen Blutdruck sind folgende Auswirkungen gegeben: Leistungsschwäche besonders in den Morgenstunden, häufige Müdigkeit, Interesselosigkeit, Gedächtnisschwäche, Schwindelerscheinungen, Instabilität des Kreislaufs und nicht selten Auslösung des Ménière-Syndroms mit Drehschwindel, welche häufig zum Verlust des Hörvermögens auf dem rechten Ohr führt. Die Zahl der Personen, die unter Hypotonie leiden, hat unter den gegenwärtigen Umweltbedingungen in den Industriestaaten beträchtlich zugenommen. Als eine positive Auswirkung ist zu erwähnen, daß bei Personen mit regulatorisch bedingter Hypotonie die Entwicklung der Arteriosklerose in der Regel stark verlangsamt ist.

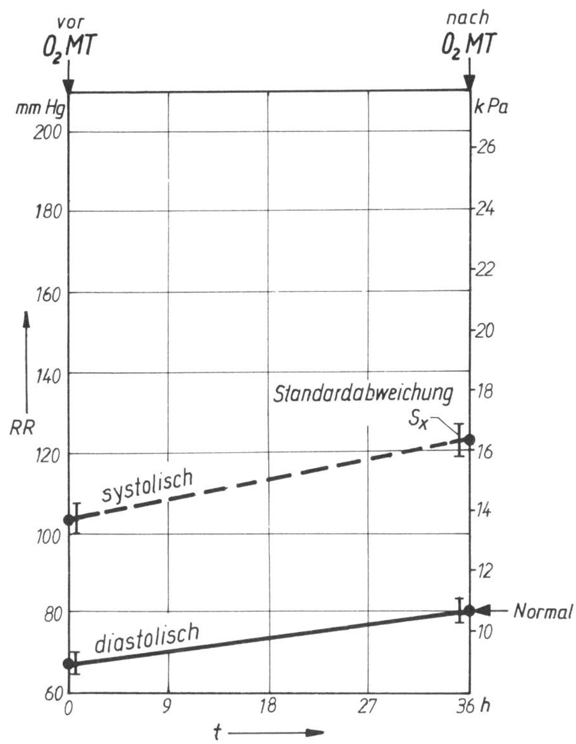

Abb. 71: Erhöhung des Blutdrucks RR durch den 36 h - 18 Tage-O_2-Mehrschritt-Therapieprozeß GK 4-I bei regulatorisch bedingter Hypotonie (Messung in Ruhe).
Studie an 12 Hypotonikern im Alter von 48 ± 12 Jahren. RR-Differenzen vor und nach O_2MT statistisch signifikant.

Die Pharmaka, welche gegen zu niedrigen Blutdruck angeboten werden, sind wenig und nur kurzzeitig wirksam. Bei dieser Situation verdient große Aufmerksamkeit, daß in etwa 60% der Fälle durch Sauerstoff-Mehrschritt-Therapie für Jahre und manches Mal sogar bis Jahrzehnte eine Renormalisierung des regulatorisch erniedrigten Blutdrucks herbeigeführt werden kann. Bemerkenswert ist die Tatsache, daß die gleichen Sauerstoff-Mehrschritt-Prozesse, welche zu hohen Blutdruck herabsetzen, einen zu niedrigen Blutdruck steigern, wie Abb. 71 zeigt.
Möglicherweise ist dies eine Folge davon, daß in beiden Fällen eine Einwirkung auf das in der Halsschlagader befindliche Blutdruck- und Sauerstoff-Regelzentrum (Glomus caroticum) erfolgt.

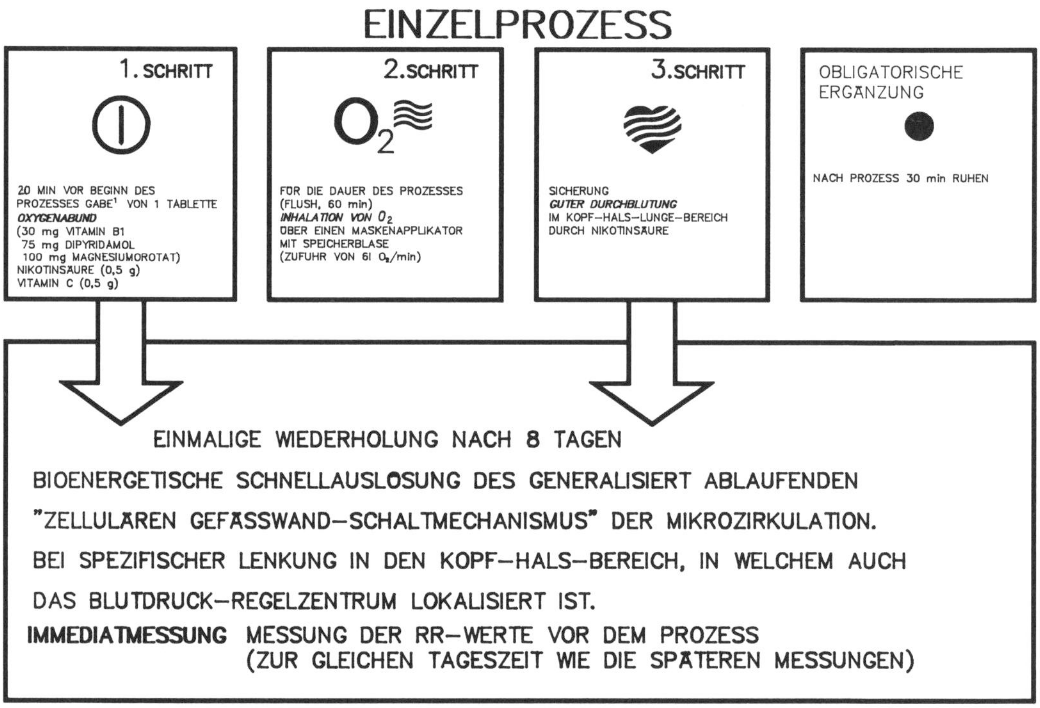

KURERFOLGSMESSUNG MESSUNG ETWA 2 TAGE NACH **BEENDIGUNG** DES THERAPIEPROZESSES

KONTROLLMESSUNGEN NACH MONATEN BIS JAHREN ZUR BEURTEILUNG, OB EINE **PROZESSWIEDERHOLUNG** NOTWENDIG IST

---

[1] Auf nüchternen Magen!

Abb. 72: Variante KA 1: Nikotinsäureprozeß (ambulant).
Prozeß für den Kopf-Hals-Bereich gegen regulatorisch bedingte Hypotonie.
Programmierung des 80 min-O_2-Mehrschritt-Nikotinsäureprozesses anhaltender Wirkung nach Manfred von Ardenne.
Variante: Kombination KA 1 GK 2 zur Intensivierung des Schnellprozesses im Bereich Kopf, Hals, Lunge, Herz.

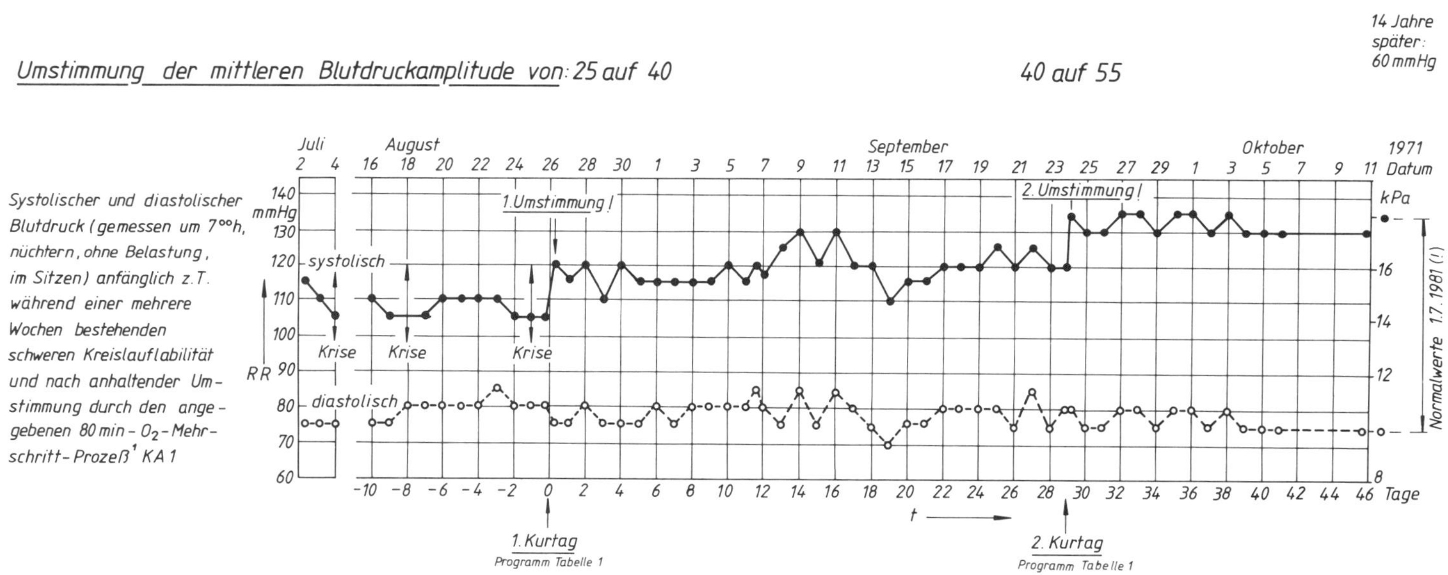

[1] Pulswerte unter diesen Meßbedingungen zwischen 66 und 72 vor und nach 1. und 2. Umstimmung (Prozeß bewirkt kaum Änderungen der Pulsfrequenz, aber Übergang vom weichen zu hartem Puls).

Abb. 73: Messungen über die anhaltende Erhöhung des systolischen Blutdrucks von 105 auf 130 mm Hg und der Blutdruckamplitude von 25 auf 55 mm Hg durch zwei O_2-Mehrschritt-Prozesse KA 1 bei einem Hypotoniker (64 Jahre). In der Phase vor der 1. Umstimmung lösten stressorische Einflüsse wiederholt spontane Kreislaufkrisen des Typs Ménière aus.

Schon vor 15 Jahren veröffentlichte der Verfasser in einer angesehenen medizinischen Zeitschrift eine spezifisch gegen regulatorisch bedingte Hypotonie gerichtete Variante der Sauerstoff-Mehrschritt-Therapie [1]. Leider geriet diese Arbeit schnell in Vergessenheit, vielleicht weil ihr Inhalt von niemandem angegriffen wurde. An dieser Stelle sei mit Nachdruck auf diesen Prozeß verwiesen, weil er nach inzwischen in eigenen bzw. uns nahestehenden Zentren gesammelten Erfahrungen sich als sehr erfolgreich gegen regulatorische Hypotonie gezeigt hat. Die Programmierung des 80 min-O_2-Mehrschritt-Nikotinsäureprozesses KA 1 ist in Abb. 72 wiedergegeben.

Seine Durchführung erfolgt so, daß etwa 20 Minuten nach oraler Gabe der angegebenen Pharmaka, insbesondere der 0,5 g Nikotinsäure (auf nüchternen Magen), über einen Maskenapplikator Sauerstoff mit einer Flußeinstellung von etwa 6 bis 8 Liter pro Minute verabreicht wird. Die Gabe des Sauerstoffs wird während der durch die Nikotinsäure bewirkten starken Rötung der Kopfhaut (Flusheffekt) vorgenommen. Die Gesamtprozeßdauer bis zum Ende des Flusheffekts unter O_2-Applikation beträgt nur etwa 80 Minuten. Da dieser Prozeß den Organismus etwas belastet, wird er zweckmäßig im Liegen und unter Kontrolle durch einen Arzt absolviert. Nach Ende des Prozesses ist eine Ruhezeit von etwa 30 Minuten zu empfehlen. Bei einer sehr seltenen Auslösung von allergischen Erscheinungen durch die Nikotinsäure ist die sofortige Applikation von Antihistaminika vorzunehmen [2].

Ein typisches Beispiel für die Wirkung dieses Prozesses ist in Abb. 73 beschrieben und kommentiert.

Es gelang in diesem Fall die anhaltende und endgültige Erhöhung der Blutdruckamplitude eines Hypotonikers von 25 mm Hg (3,3 kPa) auf schließlich 60 mm Hg (8 kPa). Weitere mit dieser Variante erzielte Ergebnisse sind in Abb. 74 zusammengefaßt.

Der Einsatz dieser wenig zeitaufwendigen Behandlungsmethode bei Hypotonikern bereitet oft dem Patienten, aber auch dem behandelnden Arzt viel Freude, weil die Wirkung vom Patienten fast unmittelbar nach Prozeßende verspürt wird, weil diese Wirkung den Patienten oft wieder zur normalen Lebensführung zurückbringt und weil die Wirkung sich in der Verbesserung der RR-Zahlen schnell dokumentiert. Es gibt wenige Therapieprozesse in der Medizin von so kurzer Dauer und Einfachheit, welche einen so starken für Patient und Arzt überraschenden Wandel im Befinden herbeiführen.

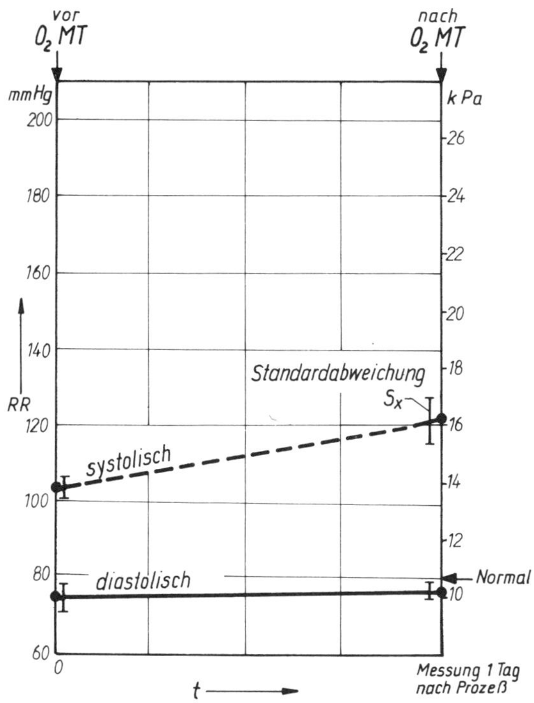

Abb. 74: Erhöhung des Blutdrucks RR durch den 80 min-O_2-Mehrschritt-Nikotinsäureprozeß KA 1 bei regulatorisch bedingter Hypotonie (Messung in Ruhe), Studie an 8 Hypotonikern im Alter von 59 ± 5 Jahren. RR-Differenzen vor und nach O_2MT statistisch signifikant.

Literatur

[1] M. von Ardenne: Über einen O_2-Mehrschritt-Prozeß anhaltender Wirkung gegen regulatorisch bedingte Hypotonie. Klin. Wochenschr. *51* (1973), 565 (Nr. 129a).

[2] M. von Ardenne: Versuche mit einem O_2-Mehrschritt-Prozeß anhaltender Wirkung gegen Hypotonie. Ztschr. f. Naturheilkunde *25* (1973), 59 (Nr. 129).

7.14 Einsatz gegen Spätschäden des Diabetes mellitus

Als *Spätschäden des Diabetes mellitus* stehen im Vordergrund Veränderungen des Blutgefäßsystems sowohl im Makro- als auch im Mikrobereich. Ihre Auswirkungen spiegeln sich im *Makrobereich* in arteriosklerotischen Gefäßveränderungen wider. Sie treten klinisch in Erscheinung als Verengung der Herzkranzgefäße, als Veränderung im Bereich der Arterien des Gehirns mit Tendenz zu Schlaganfällen und als Durchblutungsstörungen besonders in den unteren Extremitäten.

Im *Mikrobereich* sind zu nennen die Veränderungen im Augenbereich, in der Netzhaut (diabetische Retinopathie), im Bereich der Niere (diabetische Nephropathie) und im Bereich des Nervensystems (diabetische Neuropathie) [1].

Eine Schädigung des Gefäßsystems bedeutet in der Regel auch eine Schädigung der Gewebeversorgung mit Sauerstoff und Nährstoffen. Für die Gesunderhaltung kommt es darauf an, diese voraussehbaren Schädigungen rechtzeitig, ehe sie irreversiblen Charakter angenommen haben, erfolgreich zu bekämpfen. Nach den bisherigen Erfahrungen scheint es so zu sein, daß die Sauerstoff-Mehrschritt-Therapie rechtzeitig angewendet, das *Entstehen der genannten Spätschäden verzögert und in günstigen Fällen sogar verhindert* [2].

Der Diabetes mellitus ist ebenso wie die Entwicklung der Arteriosklerose und die damit verwandte Bluthochdruckkrankheit ein chronischer Krankheitsprozeß. Ein solcher Prozeßtyp muß auch chronisch durch einen Gegenprozeß bekämpft werden. Wir haben schon gesehen, daß die anhaltende Erhöhung des Energiestatus durch Sauerstoff-Mehrschritt-Therapie im Organismus ein hochwirksames Mittel darstellt zur Bekämpfung dieser Degenerationserscheinungen. In diesem Zusammenhang bietet sich der 3 h-O_2-Mehrschritt-Kurzprozeß GK 3-I mit nachfolgender periodischer Wiederholung des Prozesses oder seiner Einzelsitzungen an. Der Zeitabstand der Wiederholungen ist möglichst aufgrund von Messungen so zu wählen, daß noch keine wesentliche Statusverschlechterung stattfindet, also ohne Zeitlücke ein guter Status bestehenbleibt. Hier ist fast die gleiche Situation gegeben wie bei der in Abschnitt 7.12 behandelten Bekämpfung von Hypertonie.

Nach subjektiven Angaben von diabetischen Patienten werden unter und nach Sauerstoff-Mehrschritt-Therapie-Behandlungen Verbesserungen der Sehkraft und Nachlassen der Schmerzen, die durch die diabetischen Nervenschädigungen hervorgerufen werden, beobachtet. Weiter wurde von Augenärzten berichtet über Besserungen der Mikrozirkulation im Bereich der Retina. Da diese Bereiche der visuellen Beobachtung gut zugängig sind, wurden Forschungen eingeleitet, um die nach Sauerstoff-Mehrschritt-Therapieprozessen eintretenden Verbesserungen im Gefäßbereich der Retina durch optische Messungen unmittelbar zu erfassen.

Wenn als Folge von Durchblutungsstörungen, die durch Diabetes mellitus ausgelöst wurden, sich an den Extremitäten nekrotische Bereiche ausgebildet haben und eine Amputation geplant werden muß, so sind die Sauerstoff-Mehrschritt-Therapie-Varianten einzusetzen, welche im Bereich der (unteren) Extremitäten die stärkste Effizienz haben. Hierzu gehört die *„Intensivvariante des 36 h - 18 Tage-O_2-Mehrschritt-Therapieprozesses“* GK 4-III mit fünf HOT-UVB-Behandlungen. Über die Programmierung dieser Variante und ihren Einsatz gegen periphere Durchblutungsstörungen der unteren Extremitäten wurde in [3] berichtet. Die durch Behandlung eintretende Verbesserung der Durchblutung kann mit der ^{133}Xenon-Clearance-Methode gemessen werden (Beispiel Abschnitt 2.15).

Auch über den Einsatz der Intensivvariante gegen Durchblutungsstörungen im Retinabereich liegen einzelne interessante Befunde vor.

Literatur

[1] H. Bibergeil: Diabetes mellitus, 2. Auflage, VEB Gustav Fischer Verlag, Jena 1978.

[2] M. von Ardenne: Sauerstoff-Mehrschritt-Therapie. 4. Auflage, Georg Thieme Verlag, Stuttgart 1987.

[3] M. von Ardenne: Grundlagen einer kausalen Therapie peripherer Durchblutungsstörungen der unteren Extremitäten. Ärztezeitschrift f. Naturheilverf. *28* (1987), 46 (Nr. 331).

7.15 Einsatz gegen degenerative Erscheinungen im Bereich der Augen

Wichtige Teile des Auges, vor allem seine durchsichtigen Elemente wie Linse, Hornhaut usw. werden aus dem arteriellen Bereich des Blutgefäßsystems direkt durch Diffusion mit Sauerstoff versorgt. Das erklärt, warum in sehr hohem Alter, z. B. über 80 Jahre oder bei chronischem zu starkem Streß, wenn der arterielle Sauerstoffpartialdruck von den Werten der Jugend um 95 mm Hg (12,6 kPA) im Durchschnitt auf Werte unter 70 mm Hg (9,3 kPa) abgesunken ist, sich gerade in diesen Elementen des Auges schwere Schädigungen häufen. Genannt seien: *Veränderungen der Sehschärfe, Grauer Star*, indirekt auch *Grüner Star, Sehfeldeinschränkungen* und *übersteigerte Lichtempfindlichkeit.* Diese Schädigungen sind zum Teil reversibler Natur, so daß bei kräftiger permanenter Anhebung des arteriellen Sauerstoffpartialdrucks durch Sauerstoff-Mehrschritt-Therapie die zunächst eingetretenen Visusverschlechterungen wieder verschwinden. Die Erfolgsaussichten solcher Behandlungen sind deswegen gut, weil erfahrungsgemäß bei Personen mit besonders niedrigen Werten für den arteriellen Sauerstoffpartialdruck die therapeutische Anhebung dieses Wertes besonders gut gelingt.

Obwohl die Milderung von *Visusverschlechterungen* ein sehr häufiges Ergebnis oder auch Nebenergebnis von Behandlungen mit der Sauerstoff-Mehrschritt-Therapie ist, und obwohl die gerade im Bereich des Auges beobachteten Ergebnisse meist leicht objektivierbar sind, dringt die Nutzung der O_2-Mehrschritt-Therapie in die Praxis der Augenheilkunde erst sehr langsam ein. Viele Augenärzte kennen die Sauerstoff-Mehrschritt-Therapie noch nicht. Deshalb wird es sich oft empfehlen, daß der Patient selbst die Initiative ergreift, seinen Augenarzt aufsucht und dort die in seinem Fall wesentlichen, ophthalmologischen Parameter bestimmen läßt, um danach in einem der Zentren für Sauerstoff-Mehrschritt-Therapie die Behandlung durchführen zu lassen. Anschließend sollte der Weg dann wieder zum Augenarzt führen, um dort erneut die ophthalmologischen Parameter messen zu lassen und somit den Therapieerfolg zu bestimmen.

Folgende *Therapieergebnisse* wurden häufig beobachtet: 1. Der Patient sieht wieder ohne Brille scharf; 2. Brechungsveränderungen bilden sich wieder zurück, so daß Brillen früherer Jahre wieder verwendbar werden; 3. Verschwinden pathologischer Lichtempfindlichkeit; 4. Zurückbildung von beginnendem Grauen Star; 5. Milderung oder Behebung des Grünen Stars (Glaukom); 6. Behebung oder Milderung von Gesichtsfeldausfällen.

Eine interessante Größe der Ophthalmologie ist die *Flimmerverschmelzungsfrequenz*. Diese Größe charakterisiert, von welcher Frequenz bei periodischer Lichteinwirkung ein gleichbleibender Lichteindruck gegeben ist. Die Flimmerverschmelzungsfrequenz, welche im Alter zwischen 10 und 30 Jahren etwa bei 43 Hz liegt, sinkt im Alter von 80 bis 90 Jahren im Mittel auf etwa 28 Hz. Diese Abnahme kann durch Behandlung mit Sauerstoff-Mehrschritt-Therapie zum Teil wieder rückgängig gemacht werden. Auch an dieser Größe läßt sich die anhaltende Wirkung der Sauerstoff-Mehrschritt-Therapie nachweisen und bestätigen.

Durch die heute routinemäßig angewendeten optischen Augenhintergrunduntersuchungen lassen sich herbeigeführte Besserungen der Blutmikrozirkulation im Netzhautbereich visuell unmittelbar vom geschulten Augenarzt erkennen und sogar messen. Nicht selten sind auf diese Weise Befunde beobachtet worden über die günstige Beeinflussung von Degenerationen im Netzhautbereich und von *retinalen Durchblutungsstörungen*. Hierzu sei auch auf den vorangehenden Abschnitt verwiesen.

7.16 Einsatz zur Verzögerung von Altersschwerhörigkeit sowie zur Bekämpfung von Ohrgeräuschen und Hörstürzen

Die permanente Hochhaltung des Sauerstoff- bzw. Energiestatus durch Sauerstoff-Mehrschritt-Therapie und ihre periodische Wiederholung in aus Kontrollmessungen abgeleitetem Zeitabstand dürfte eine *prophylaktische und verzögernde Wirkung auf das Einsetzen von Altersschwerhörigkeit* haben. Es liegen aber auch Befunde vor, daß der Eintritt von Altersschwerhörigkeit bei über viele Jahre sehr guten Statuswerten nicht verhindert wurde.

Wie die Messungen Abb. 75 zeigen [1], führt die Belastung mit sehr hohen Schallstärken momentan zu bedeutender Statusverschlechterung.

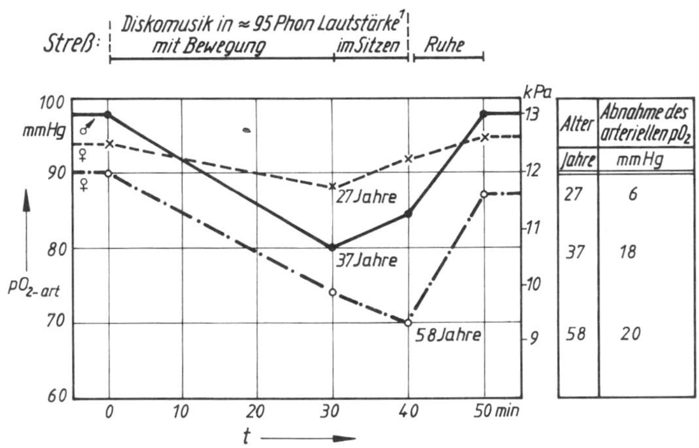

[1] Stressorischer Vorgang mit unmittelbarer Wirkung auf den Kreislauf. – Kein anhaltender Effekt.

Abb. 75: Meßbeispiele für die Folgen eines Diskothekbesuchs bei unterschiedlichem Lebensalter.
Messung des arteriellen Sauerstoffdrucks vor, während und nach einmaligem kurzen Besuch einer Diskothek.
Messung Forschungsinstitut Manfred von Ardenne.

Dies könnte die bekannte Erfahrung erklären, daß die permanente oder periodische Einwirkung großer Schallstärken (im Berufsleben, in Diskotheken) häufig Schwerhörigkeit auslösen. Es erscheint daher sinnvoll, *nach längeren Phasen mit Belastung durch große Schallstärken den abgesunkenen O_2- bzw. Energiestatus durch Bewegungstraining oder O_2-Mehrschritt-Therapie wieder anzuheben.*

Die Ergebnisse beim Einsatz der Sauerstoff-Mehrschritt-Therapie gegen Ohrgeräusche (Tinnitus) sind unterschiedlich. Die Wahrscheinlichkeit eines Behandlungserfolgs ist höher, wenn die Therapie bald nach Einsetzen der Ohrgeräusche durchgeführt wird. Bei schon über Jahre bestehenden Ohrgeräuschen ist die Erfolgsaussicht nach den bisherigen Erfahrungen sehr klein.

Der Zeitpunkt der Behandlung spielt ebenfalls eine entscheidende Rolle bei der *Bekämpfung des Hörsturzes.* Die Behandlung sollte möglichst bald, spätestens innerhalb weniger Tage, nach dem auslösenden Ereignis durchgeführt werden, z. B. mit dem 15 min-O_2-Mehrschritt-Schnellprozeß GK 2-I. In zahlreichen Fällen konnte so das Hörvermögen nach plötzlichen Hörstürzen wiederhergestellt werden, z. B. nach Knalleinwirkungen bei militärischer Ausbildung oder nach schweren Ménière-Anfällen, welche oft das Hörvermögen des rechten Ohres schädigen. Erfolgen die Behandlungen der Ohrgeräusche und des Hörsturzes erst Monate oder Jahre nach dem auslösenden Ereignis, so haben die Schädigungen irreversiblen Charakter angenommen und Therapieerfolge können nicht mehr erwartet werden.

Einzelne Befunde wurden mitgeteilt über die Wiedergewinnung von Geruchs- und Geschmacksempfindungen sowie über den Übergang zu dichterem Haarwuchs (Kopfhaar älterer Frauen) nach O_2-Mehrschritt-Therapie.

Literatur

[1] M. von Ardenne: Sauerstoff-Mehrschritt-Therapie, 4. Auflage, Georg Thieme Verlag, Stuttgart 1987.

7.17 Einsatz zur Verzögerung der Arteriosklerose

Die Bedeutung der Arteriosklerose für die eigene Lebenserwartung spiegelt sich wider in dem bekannten Satz: „Der Mensch ist so alt wie sein Gefäßsystem“. Die Folgeerkrankungen der Arteriosklerose wie Schlaganfall, Herzinfarkt, Durchblutungsstörungen der Beine, des Gehirns und der Sinnesorgane stehen heute an der Spitze der Liste der Todes- und Invaliditätsursachen; 51% aller Todesfälle gehen auf ihr Konto, also jeder zweite Todesfall. Auch das gewaltige persönliche Schicksal, das den einzelnen und seine Angehörigen massiv treffen kann, ist in diesem Zusammenhang mitzuwerten. Deshalb gehört die Entwicklung und der Einsatz von Methoden zur Bekämpfung oder Verzögerung der Arteriosklerose zu den wichtigsten Aufgaben der heutigen Medizin.

Die Arteriosklerose ist ein komplexes Geschehen, bei dem mehrere in Abb. 76 kommentierte Einflüsse zusammenwirken.

Nr.	Auslösung durch	Beiträge zum Gesamtgeschehen bei der Arteriosklerose	Gegenmaßnahmen	Literatur
1	Sklerogene Noxen	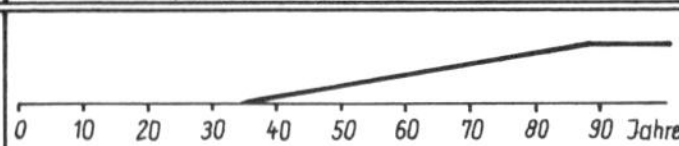 Unspezifische schnelle Mesenechymreaktion nach HAUSS als Folge von z.B. Hypertonie	Rechtzeitige Bekämpfung der sklerogenen Noxen, wie z.B. Hypertonie, lokaler O_2-bzw. Energiemangel Einsatz der O_2-Mehrschritt-Therapie	[1][2][3]
2	Niedrige Werte des arteriellen Ruhe-O_2-Partialdruckes < 80 mm Hg (10,7 kPa)	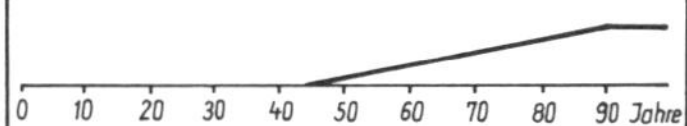 Abnahme der O_2-Versorgung in der Gefäßwandmitte der Arterien	Anhebung des arteriellen Ruhe-O_2-Partialdruckes auf Werte > 80mm Hg (10,7 kPa) durch O_2-Mehrschritt-Therapie, anhaltend über Jahre und Jahrzehnte	[4] [5] [6]
3	Ablagerung von LDL-Cholesterin in den Wänden der arteriellen Gefäße	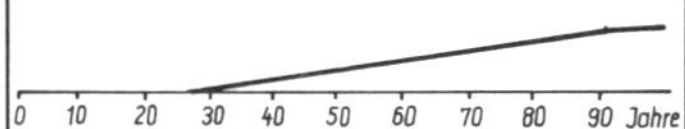 Begünstigung des Verkalkungsprozesses der Arterienwände durch LDL-Cholesterin	Extracorporale, z.B. 8malige Auswaschung der LDL-Cholesterin-Heparin-Komplexe nach Präzipitinreaktion aus dem Blutkreislauf nach dem H.E.L.P.-Verfahren von D. SEIDEL Kombination mit O_2-Mehrschritt-Therapie	[7] [8] [9] [5]
4	Wirbel und Flußstörungen an den arteriellen Verzweigungsstellen	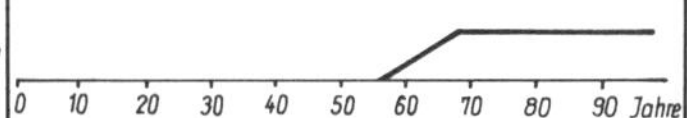 Wandentartungen an arteriellen Verzweigungsstellen (z.B. Atherome)	Lokale Wiederherstellung eines großen Gefäßquerschnittes durch Aufblasen eines Ballonkatheters	[10]

Abb. 76: Verschiedene beim Entstehen der Arteriosklerose zusammenwirkende Einflüsse. Bei der Substratversorgung der Gefäßwände liegt ein System mit Rückkopplung vor [5], welches die „Schübe" der Arterioskleroseentwicklung erklärt.

Hoher Blutdruck, O_2- bzw. Energiemangel oder andere „sklerogene Noxen" lösen einen fundamentalen Vorgang im menschlichen Organismus aus, die von W. H. HAUSS [1], [2], [3] entdeckte *unspezifische schnelle Mesenchymreaktion.* Mit Hilfe von Radioisotopen führte er den Beweis, daß schon 2 Stunden nach Ende künstlich erzeugter Hypertonie die Mesenchymreaktion in den Wänden der arteriellen Gefäße beendet ist (Folgen: Wandverdickung, Diffusionsbehinderung). – Die Wände der Arterien werden bekanntlich von außen durch feine Blutgefäße (Vasa vasorum) und von innen durch Diffusion direkt vom arteriellen Blut (aus dem Lumen) versorgt. *Die Sauerstoffdiffusion aus dem Lumen in die Wand der Arterie* haben wir (A. und M. von Ardenne [5]) berechnet und aus dem in Abb. 77 zusammengefaßten *Ergebnis* die Erkenntnis gewonnen, daß die *O_2-Versorgung der Mittelschichten der Arterienwände mangelhaft wird, sobald der arterielle Ruhe-O_2-Partialdruck auf Werte unter etwa 80 mm Hg (10,7 kPa) absinkt.*

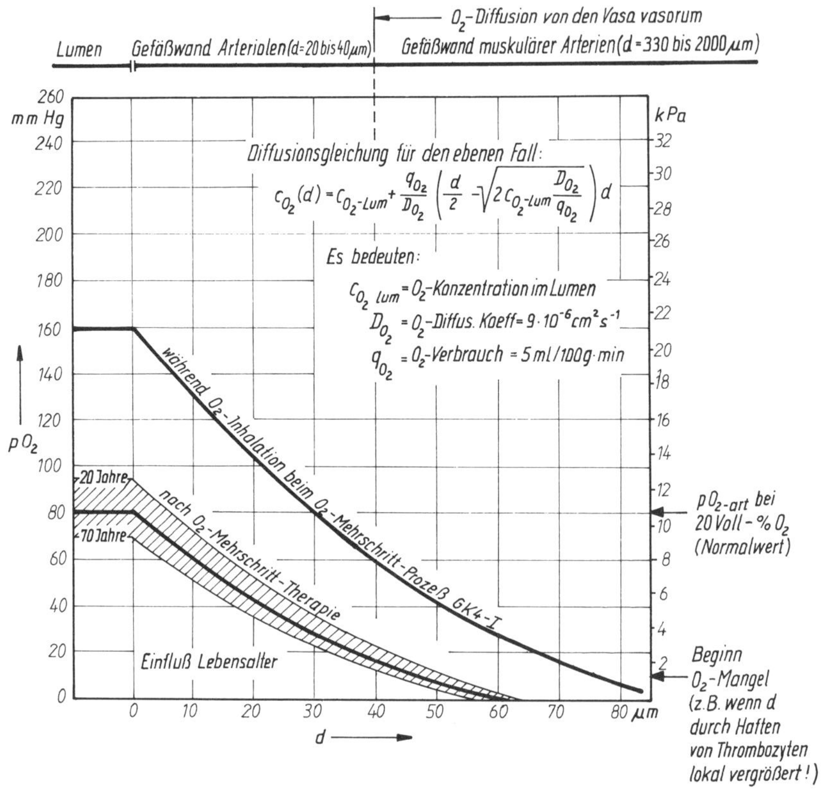

Abb. 77: Quantitative Darstellung zur Verschlechterung der O_2-Versorgung mittlerer Wandschichten der Arterien bei Absinken des arteriellen Ruhe-O_2-Partialdrucks unter 80 mm Hg (10,7 kPa) (A. und M. v. Ardenne 1977, unveröffentlicht).

Diese Erkenntnis führte zu der Vermutung, daß die *Entwicklung der Arteriosklerose verzögert werden kann, wenn über Jahrzehnte durch rechtzeitige Wiederholung von O_2-Mehrschritt-Behandlungen dafür gesorgt wird, daß trotz des fortschreitenden Alters der arterielle Ruhe-O_2-Partialdruck ohne wesentliche Zeitlücken stets oberhalb 80 mm Hg (10,7 kPA) bleibt* [5], [6].

Für die Beurteilung der Wirkung solcher und anderer Gegenmaßnahmen sowie ferner für die diagnostische Einschätzung des für die individuelle Gesundheit so wichtigen Stadiums der Arteriosklerose sind Methoden zur Bestimmung der Güte des Gefäßsystems dringend erforderlich. Die Gestaltung solcher Methoden wird vereinfacht, wenn man sich damit begnügt, die Güte an leicht zugängigen Gefäßen, z. B. den Arterien des Armes oder des Beines, zu messen. Die Berechtigung zu solcher Vereinfachung ergibt sich daraus, daß die Hauptbeiträge zum Gesamtgeschehen bei der Arteriosklerose im Gesamtkörper vorliegende Einflüsse sind (Abb. 76), so daß, jedenfalls in den Frühstadien, mit einer arteriosklerotischen Schädigung der Arterien in *allen* Bereichen des Körpers zu rechnen ist. Diese Überlegung leitete zu der in Abb. 78 mit Ergebnissen dargestellten *einfachen unblutigen Methode zur Bestimmung der Güte von Gefäßen* [5], [7].

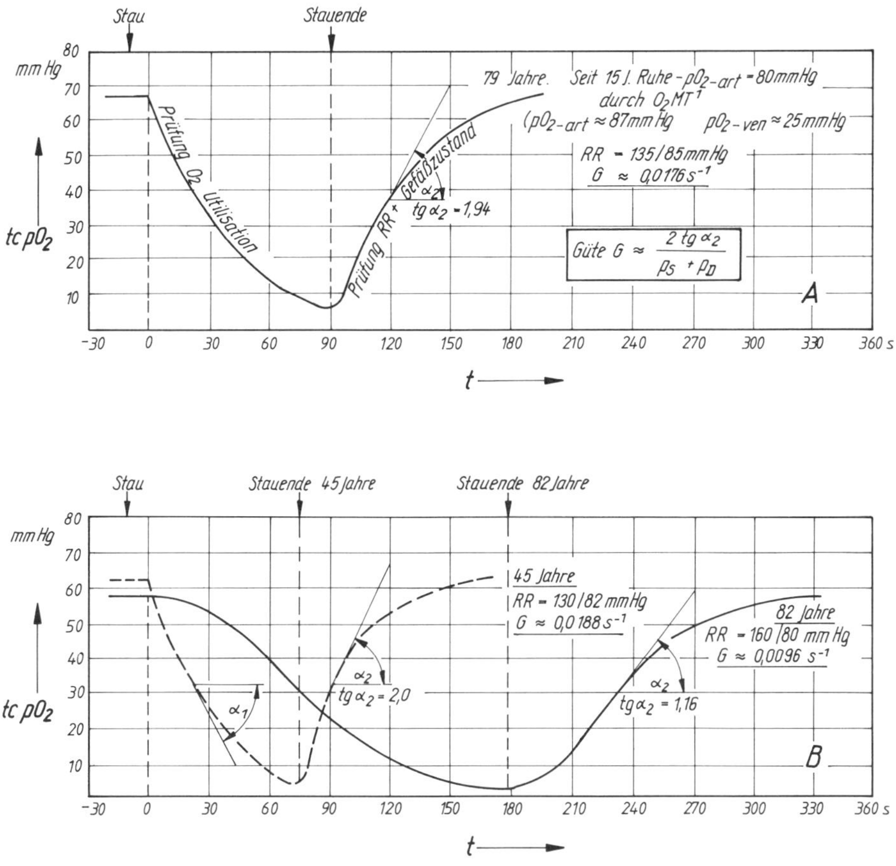

[1] Prophylaxe gegen Arteriosklerose!

Abb. 78: Verlauf des am Unterarm transcutan gemessenen tc pO_2 während Blutstauung am Oberarm durch eine RR-Druckmanschette. Nach Lösung dieser Stauung bei einem Probanden im Alter von 79 Jahren mit 15jähriger Hochhaltung des O_2-Status durch O_2MT (A) und einem Probanden im Alter von 82 Jahren ohne Behandlungen durch O_2MT (B). p_S , p_D ≙ systol., diastol. RR-Wert.
Zum Vergleich der Verlauf bei einer gesunden Normalperson im Alter von 45 Jahren. Methode zur Gewinnung diagnostischer Kenngrößen für die Güte G des Blutgefäßsystems.

Zur Durchführung der Messung wird ein normales Blutdruckmeßgerät mit Armmanschette, wie es jedem Arzt zur Verfügung steht, und ein einfaches Meßgerät zur transkutanen Bestimmung des Gewebe-Sauerstoffpartialdrucks, z. B. am Handrücken, benötigt. Registriert wird der Verlauf des am Handrücken gemessenen Gewebe-Sauerstoffpartialdrucks während der am Oberarm mit der Druckmanschette bewirkten Blutstauung und nach Lösung des Staus. Typische Beispiele für solche Messungen sind in unserer Abbildung eingezeichnet. Der im Routinebetrieb leicht bestimmbare Neigungswinkel α_1 des Absinkens nach dem Stau und α_2 des Wiederanstiegs vom Gewebe-pO_2 nach Lösung der Blutstauung stellen hochinteressante diagnostische Kenngrößen dar. Der zeitliche Verlauf des Abfalls des transkutan gemessenen Gewebe-pO_2 während des Staus läßt Rückschlüsse auf Größe und Dynamik der O_2-Utilisation im Gewebe zu. Weiter spiegelt sich im Wiederanstieg des Gewebe-pO_2 nach Stauende gleichzeitig der bequem bestimmbare mittlere Wert des (RR-)Blutdrucks:

$$\overline{RR} = \frac{p_S + p_D}{2}$$

und der Güte G des Blutgefäßsystems (im Armbereich) wider. Gegenwärtig liegen erst wenige Mitteilungen in der Literatur über mit dieser Methode erzielte Ergebnisse vor. Der Altersgang der Kenngrößen α_1 und α_2 und G ist noch weiter zu erkunden.

Durch die Mitmessung der beiden RR-Blutdruckwerte p_S und p_D (z. B. unmittelbar anschließend) läßt sich aus α_2 eine *relative Kenngröße für die (lokale) Güte G des Gefäßsystems* allein nach der Beziehung gewinnen:

$$G = \frac{2 \cdot \operatorname{tg} \alpha_2}{p_S + p_D}$$

Hier bedeutet $\operatorname{tg} \alpha_2$ eine Größe mit der Maßeinheit [mm $Hg \cdot s^{-1}$]. Mit dieser einfachen Diagnosemethode, von der allerdings nur ungefähre Richtwerte erwartet werden dürfen, wurden erste Versuche unternommen, um zu prüfen, ob unsere oben referierte Hypothese richtig ist, daß eine über Jahrzehnte ohne wesentliche Zeitlücken bewirkte Hochhaltung des arteriellen Ruhe-Sauerstoffpartialdrucks die Entwicklung der Arteriosklerose verzögert. Der einzige Proband, der über etwa 1 1/2 Jahrzehnte durch periodische Sauerstoff-Mehrschritt-Therapie-Behandlungen zeitlückenarm vom 65. bis 79. Lebensjahr den arteriellen Ruhe-pO_2 auf Werte über 80 mm Hg (10,7 kPa) gehalten hat, ist der Verfasser. Das bei ihm erzielte

Meßergebnis (Abb. 78 A) ist mit dem Meßergebnis eines fast gleichaltrigen Probanden in Abb. 78 B und mit dem Ergebnis bei einem 45jährigen Probanden zu vergleichen. Danach entsprach die Gefäßgüte des damals 79jährigen Autors etwa der Güte eines 50jährigen Probanden. Mit der Einschränkung, daß hier nur ein Einzelergebnis vorliegt, läßt sich über die Messungen in unserer Abbildung aussagen, daß sie unsere Hypothese über die Verzögerung der Arteriosklerose durch jahrzehntelange periodische Wiederholung von Sauerstoff-Mehrschritt-Therapie-Behandlungen stützen. – Ein weiterer Hinweis auf die Richtigkeit unserer oben diffusionstheoretisch begründeten Annahme ist der in Abschnitt 7.12 besprochene Befund, daß durch die zeitlückenarme Hochschaltung des Ruhe-O_2-Partialdrucks bei fast allen Hypertonikern mit noch nicht fixiertem Bluthochdruck die Hypertonieprogression verhindert werden konnte.

In jüngster Zeit entstand an der Göttinger Universität durch D. Seidel [8] mit Unterstützung von F. von der Haar (B. Braun Melsungen AG) [9] ein neues Verfahren zur Therapie von Fettstoffwechselstörungen und deren fataler Folgeerkrankungen an den arteriellen Gefäßen. Dieses *HELP-Verfahren* (**H**eparinvermittelte **e**xtrakorporale **L**DL-Cholesterin-**P**räzipitation) hat in apparativer Hinsicht mit der künstlichen Niere Ähnlichkeit. Bei diesem Verfahren werden im Laufe von fünf Behandlungsschritten in einer hochgezüchteten Anlage extrakorporal, mit Hilfe einer *Präcipitinreaktion* (welche wir zufällig 1941 elektronenmikroskopisch als erste abbildeten [10]), die LDL-Cholesterin-Heparin-Komplexe über feinporige Filter aus dem Blutkreislauf entfernt. Von der im Blut eines gesunden Menschen zirkulierenden Menge von 15 bis 20 g LDL-Cholesterin werden pro Behandlung ungefähr 10 bis 12 g entfernt. Mit jährlich 18 bis 27 Behandlungen gelingt es, auch bei erblichen Fettstoffwechselkranken mit Extremwerten bis 1000 mg pro dl die Situation weitgehend zu normalisieren. Das Ergebnis dieser nicht einfachen und zunächst noch sehr aufwendigen Methode [8], [9] ist offensichtlich eine länger anhaltende Rückbildung reversibler Beiträge zur arteriosklerotischen Degeneration (ambulante Durchführung, z. B. Dr. med. Th. Rost, D-2000 Hamburg 60, Fuhlsbüttler Straße 257).

Wir sind froh darüber, daß die Autoren dieser neuen Methode den Weg zu uns gefunden haben, auch mit dem Ziel einer Kombination HELP-Sauerstoff-Mehrschritt-Therapie. Die Zusammenarbeit unter Einbeziehung der Medizinischen Akademie Dresden (M. Hanefeld) ist eingeleitet, aber sicher ist noch viel klinische und methodische Forschungsarbeit zu leisten.

Auf die nur lokal, z. B. gegen Atherome einsetzbare Methode zur Wiedererweiterung von verengten Arterien mit aufblasbaren Ballonkathetern [11] sei noch abschließend hingewiesen.

Literatur

[1] W. H. Hauss: Rolle der Mesenchymzellen in der Pathogenese der Arteriosklerose. Festvortrag Bad Nauheim. 7. 10. 1970. Doc. angiol. *2* (1970), 11.

[2] W. H. Hauss: Die Rolle des Mesenchyms in der Genese der Arteriosklerose. Virchows Arch. Abt. A *359* (1973), 135.

[3] W. H. Hauss, R. W. Wissler, R. Lehmann: State of Prevention and Therapy in Human Arteriosclerosis and in Animal Models. Westdeutscher Verlag, Opladen 1978.

[4] M. von Ardenne: Permanente Wiederanhebung von in höherem Lebensalter abgesunkenem arteriellen pO_2. Vortrag ZIMET, AdW Jena 24. 5. 1977. Techn. Med. (1977), 97 (Nr. 199).

[5] M. von Ardenne: Sauerstoff-Mehrschritt-Therapie, 4. Auflage, Georg Thieme Verlag, Stuttgart 1987.

[6] M. von Ardenne: Die Abhängigkeit des Sauerstofftransportes in das Körpergewebe vom Lebensalter und die günstige Beeinflussung dieses Transportes durch Sauerstoff-Mehrschritt-Therapie. Ztschr. Alternsforsch. *39* (1984), 187 (Nr. 307).

[7] V. Netz: Ein Vorschlag für die unblutige routinemäßige Funktionsprüfung der O_2-Dynamik im peripheren Gewebe. Ztschr. Ges. Innere Medizin *41* (1986), 623.

[8] D. Seidel, H. Wieland: Ein neues Verfahren zur selektiven Messung und extrakorporalen Elimination von low density Lipoproteinen. J. Clin. Chem. Clin. Biochem. *20* (1982), 684-685.

[9] D. Seidel, F. von der Haar, H. Berndt, D. Dauterstedt, M. Hanefeld, Th. Rost: Erstes H.E.L.P.-Symposium. Dresden. Institut M. von Ardenne am 3. 11. 1987.

[10] M. von Ardenne, H. Friedrich-Freksa, G. Schramm: Elektronenmikroskopische Untersuchung der Präcipitinreaktion von Tabakmosaikvirus mit Kaninchenantiserum. Archiv f. d. Ges. Virusforsch. *2* (1941), 80. - (Zur Präcipitinreaktion).

[11] P. Rentrop, H. Blanke, K. Karsch, V. Wiegand, H. Köstering, G. Rahlf, H. Oster, K. Leitz: Wiedereröffnung des Infarktgefäßes durch transluminale Rekanalisation und intrakoronare Streptokinaseapplikation (PTCA). Dtsch. med. Wochenschr. *104* (1979), 1438.

7.18 Einsatz gegen Schädigungen der Leber und zur Stärkung ihrer Entgiftungsfunktion

Eine der Aufgaben der Leber besteht darin, anflutende Gifte (Toxine) durch Abbau oder Umbau in verträgliche bzw. ausscheidbare Stoffe zu verwandeln. Für diese lebenswichtige Entgiftungsfunktion wird viel Energie bzw. Sauerstoff benötigt. Chronischer Energie- bzw. Sauerstoffmangel, wie er normalerweise im hohen Alter gegeben ist, führt zur Abnahme der Entgiftungsfähigkeit durch Energiemangel und zur Schädigung des Lebergewebes. Pathologische *Leberschädigungen* ergeben sich häufig durch zu starken Alkoholgenuß, durch Infektionen oder durch über längere Zeit anflutende Gifte. Zur Diagnose von Leberschädigungen ist es üblich, z. B. die Werte ihrer *Transaminasen* zu bestimmen. Hierzu gibt Abb. 79 ein Beispiel.

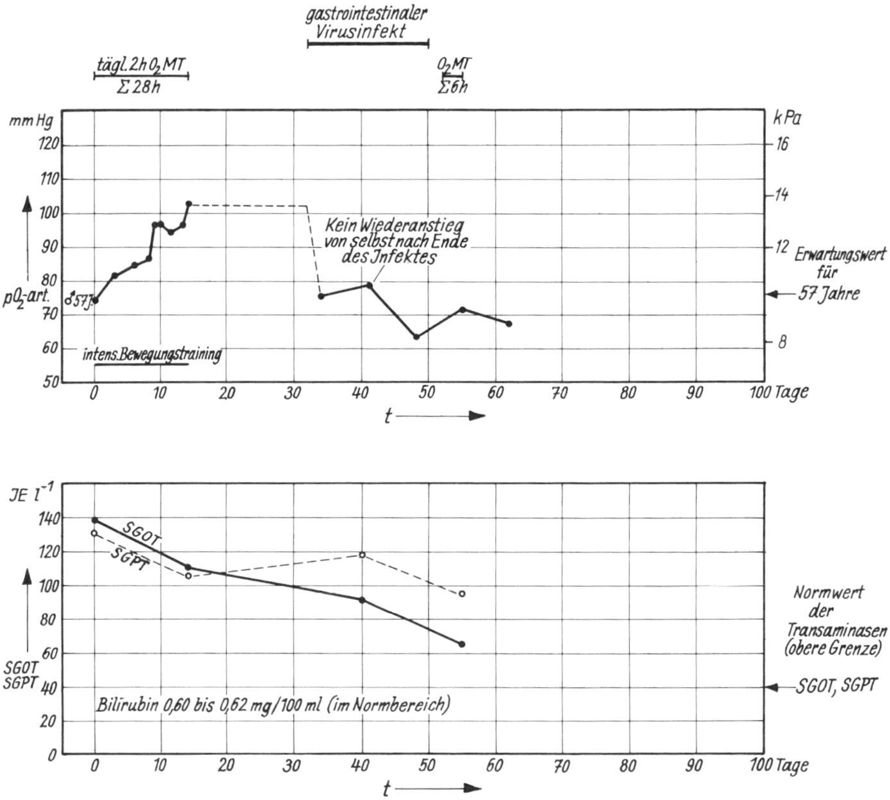

Abb. 79: Veränderung des arteriellen pO_2 (oben) und Besserung der Transaminasewerte (unten) bei ambulanter Behandlung eines Patienten mit progredienter chronischer Hepatitis durch O_2-Mehrschritt-Therapie. Variante GK 4-I mit 2 h pro Tag. Beispiel mit Störung der Behandlung durch einen Virusinfekt.

Es läßt erkennen, daß bei einer progredienten Hepatitis durch O_2-Mehrschritt-Therapie (Variante GK 4-I) trotz eines gleichzeitigen unspezifischen Viruseffekts eine bedeutende Verbesserung der Transaminasewerte eintritt [1]. Wie kaum ein anderes Organ, ist die Leber regenerierbar. Deshalb darf von der Bekämpfung der Leberschädigungen durch O_2-Mehrschritt-Therapie, z. B. auch in der Phase beginnender Leberzirrhose, viel erwartet werden. Die klinische Forschung steht hier noch ganz am Anfang. Charakteristisch für die nicht durch Schädigungsprozesse veränderte Leber ist die Wiederaktivierbarkeit funktioneller Reserven, die Induzierbarkeit proliferativ regenerativer Vorgänge und die große Reserve im Blutzufluß [2].

In Phasen mit übernormal hohem Einstrom von Toxinen (z. B. bei Verbrennungen und Chemotherapie), in denen besonders hohe Leistungen der Entgiftungsfunktion erwünscht sind, bedeutet die Anhebung des energetischen Status eine fast unverzichtbare Unterstützung. Vorstehender Hinweis sollte sehr ernst genommen und befolgt werden.

Literatur

[1] M. von Ardenne: Sauerstoff-Mehrschritt-Therapie, 4. Auflage, Georg Thieme Verlag, Stuttgart 1987.

[2] H. David: Struktur und Funktion der Leber im Alter – neue Erkenntnisse und Probleme. Ztschr. f. Klin. Med. *43* (1988), 21.

7.19 Einsatz gegen Schädigungen der Niere

Bei dem anderen Entgiftungsorgan, der Niere, greift die Bekämpfung ihrer Schädigung in der Regel nicht therapeutisch am Organ selbst ein, sondern prophylaktisch an den Ursachen an, die zur Schädigung führen können. Bekanntlich leitet hoher Blutdruck mit hoher Zeitsumme der hypertonen Intervalle fast regelmäßig zu arteriosklerotischen Veränderungen in der Niere. Betroffen sind vor allem die Vasa afferentia, deren Lumen durch die mesenchymalen Reaktionen in der Gefäßwand zunehmend verengt wird. Sekundär veröden die Glomerula, und es atrophieren die zugehörigen Harnkanälchen. Die erwähnte Einengung des Lumens führt frühzeitig zur Abnahme der Nierendurchblutung. Mit Fortschreiten dieses Gefäßprozesses sinkt mit wachsendem Ausfall der Glomerula allmählich auch die Filtratmenge ab, und die Durchblutung der Niere verschlechtert sich weiter. Danach besteht hier ein Rückkopplungsvorgang, bei dem die Abnahme der Nierendurchblutung und der Parenchymschwund zur Verstärkung der Hypertonie führt. Dann geht die Bluthochdruckkrankheit in ihr fixiertes Stadium mit geringer Lebenserwartung über. Ist dieser Prozeß stark ausgeprägt, so kommt es zur arteriosklerotischen Schrumpfniere. Wegen der geschilderten Zusammenhänge muß die Bekämpfung der Nierenschädigung durch rechtzeitige Milderung der Hypertonie mit Hilfe der Sauerstoff-Mehrschritt-Therapie erfolgen, wie in Abschnitt 7.12 ausführlich besprochen.

Klinische Erfahrungen deuten darauf hin, daß bei langzeitiger Hochhaltung des Energie- bzw. O_2-Status mit geringen Zeitlücken die Wahrscheinlichkeit von Nierenschädigungen durch anflutende Toxine erheblich herabgesetzt werden kann. – Bei *Nierentransplantationen* und Transplantationen anderer Organe, welche oft mit ihrer langen Operationsdauer einen besonders schweren Eingriff darstellen, deuten erste Erfahrungen darauf hin, daß der Einsatz der Sauerstoff-Mehrschritt-Therapie sowohl vor der Operation als auch danach das Patientenrisiko senken [1]. Bei unverändertem konventionellen Vorgehen mit zeitweiliger Depression der Immunabwehr scheint die Gefahr einer Abstoßung des Fremdorgans durch diesen doppelten Einsatz der Sauerstoff-Mehrschritt-Therapie sich nicht zu vergrößern.

Literatur

[1] M. von Ardenne, H.-J. Kretzschmar: Wege zur Risikosenkung bei Operationen durch vorausgehende O_2-Mehrschritt-Therapie. Anästh. Intensivmed. *22* (1981), 313 (Nr. 263).

7.20 Einsatz zur Senkung der Nebenwirkungen und Erhöhung der Hauptwirkung von Pharmaka

In Krankheitsfällen, wo über längere Zeiten, möglicherweise sogar auf Lebenszeit, Pharmaka mit toxischen Komponenten gegeben werden müssen (z. B. Psychopharmaka), ist die periodische Prüfung des Blutbilds vorgeschrieben. Es geht dabei um die Antwort auf die Frage, ob schon eine Änderung des Blutbilds eingetreten ist und Organschädigungen sich ankündigen. Es muß daher ein sehr bedeutender Fortschritt darin gesehen werden, daß mindestens ein Teil dieser kritischen Nebenwirkungen durch eine im bestimmten Zeitabstand wiederholte Sauerstoff-Mehrschritt-Therapie gemildert oder beseitigt werden können [1], [2]. Dieser Tatbestand sollte von Patienten, Ärzten, aber auch von der Pharmakaindustrie mit großer Aufmerksamkeit zur Kenntnis genommen und zur Grundlage für eigenes Handeln im Dienste der Patienten werden. Leider ist in den genannten Bereichen dieser Fortschritt bisher noch kaum bekannt geworden. Nur bei bei der Chemotherapie des Krebses ist damit begonnen worden, die den Patienten stark belastenden Nebenwirkungen der Cancerostatica durch etwa gleichzeitige Behandlung mit der Sauerstoff-Mehrschritt-Therapie zu mildern. Aber darin kann nur ein Anfang der Durchsetzung dieses Prinzips in einem sehr speziellen Bereich gesehen werden.

Pharmakon	mit toxischer Nebenwirkung			mit toxischer Nebenwirkung			mit Energievorgriff
Dauer der Gabe	langzeitige Gabe, schwach dosiert			langzeitige Gabe, hoch dosiert			kurzzeitig
Beispiel	Psychotherapeutika z.B. Leponex, Lithiumkarbonat			Kanzerostatika z.B. Cyclophosphamid, Metotrexat usw.			Sympathikomimetika z.B. Alupent
1. Primäre Ursachen der Nebenwirkungen	Schwache Senkung des Energie-Status (Leistungsreserve des Organismus)	Schwächung der Leukopoese	Spezifische Schädigungen (Organe, Systeme)	Starke Senkung des Energie-Status	Schwächung der Leukopoese	Spezifische Schädigungen (Organe, Systeme)	Erzeugung einer Energieschuld durch Vorgriff
2. Sekundäre Auswirkungen	Schwächung der Entgiftungsfunktion —·— Psychische Destabilisation	Oft Verschlechterung des Blutbildes nach vieljähriger Einnahme		Schwächung der Entgiftungsfunktion —·— Physische Destabilisation	Starke Verschlechterung des Blutbildes (z.B. Leukopenie bis 1500 Leu/mm^3)		Zeitweilige Herabsetzung des Energie-Status nach Wirkphase
3. Tertiäre Auswirkungen	Schädigung von Leber und Niere	Senkung der körpereigenen unspezifischen Abwehr		Kritische Abnahme der Lebensqualität (Erbrechen, Appetitlosigkeit, Kreislaufstörungen)	Starke Senkung der körpereigenen unspezifischen Abwehr. Förderung der Metastasierung bei Krebstherapie		Eventuell Kreislaufstörungen nach Wirkphase
4. Bekämpfung der Nebenwirkungen durch Maßnahmen gegen die primären Ursachen	O_2 – Mehrschritt – Immunstimulation GK4 – IV (Anhaltende Steigerung des Energie-Status und Stimulierung der zellulären Abwehr) und regelmäßiges Bewegungstraining						Steigerung der Energiebildung

Tab. 5: Vereinfachtes Schema zur Bekämpfung der Nebenwirkungen von Pharmaka.

Folgende *Arten der Nebenwirkungen von Pharmaka* stehen gemäß Tabelle 5 im Vordergrund:

1. *Toxische Nebenwirkungen bei kurzzeitiger Gabe der Pharmaka*, welche vorübergehend den Sauerstoff- bzw. Energiestatus stark verschlechtern und dadurch die Lebensqualität und die Effizienz der körpereigenen Abwehr herabsetzen, verändern auch zeitweilig das Blutbild (Beispiel Leukopenie). Dieser Typ der Nebenwirkungen tritt für den Patienten bei der Chemotherapie des Krebses und der Leukämie mit sehr kritischen Folgen in Erscheinung und findet sich an anderen Stellen dieses Buches besprochen.

2. *Toxische Nebenwirkungen bei langzeitiger Gabe der Pharmaka*, welche zu Schädigungen der Entgiftungsorgane (Leber, Niere) führen und z. B. die Funktion der Schleimhäute sowie anderer schnell proliferierender Gewebe ungünstig beeinflussen können. Bei diesem Typ der Nebenwirkungen kommt es oft zu progressiven Verschlechterungen des Blutbilds, welche zum Absetzen des benutzten Pharmakas zwingen und schwierige pharmakologische Probleme der weiteren Behandlung des Patienten aufwerfen. Hinweise darauf, daß in solchen Fällen die Verbesserung des Sauerstoff- bzw. Energiestatus Hilfe geben kann, gibt die in [1] referierte Studie.

3. *Pharmaka mit Energievorgriff, welche anschließend eine kritische Energieschuld versuchen.* Pharmaka dieses Typs sind Sympathikomimetika, Psychostimulantien. Als Beispiel seien genannt Pervitin®, Alupent®, Dopaminanaloga und Schilddrüsenhormone. Für *Alupent*® sind in Abb. 80 Messungen wiedergegeben, welche die Aufhebung seiner Nebenwirkung im Rahmen einer Sauerstoff-Mehrschritt-Therapie-Behandlung zeigt.

   Ohne Sauerstoffbehandlung beobachtet man bei Alupent® nach der Wirkphase mit starkem Energievorgriff ein Absinken der Ruhe-O_2-Aufnahme unter den Ausgangswert, um infolge der Rückzahlung der Energieschuld wieder anzusteigen. Bei herzinsuffizienten Patienten können vor der Rückzahlungsphase Energiemangelfolgen am Myokard ausgelöst werden. Die obere gestrichelt gezeichnete Kurve in unserer Abbildung läßt erkennen, daß bei O_2-Applikation das kritische Absinken des Status durch Rückzahlung der Energieschuld unterbleibt. Die Beseitigung dieser Nebenwirkung des Alupent® ist dadurch zu erklären, daß in der Phase des Energievorgriffs infolge der O_2-Applikation zusätzlich Energie gebildet wird, welche für die Bezahlung der Energieschuld zur Verfügung steht.

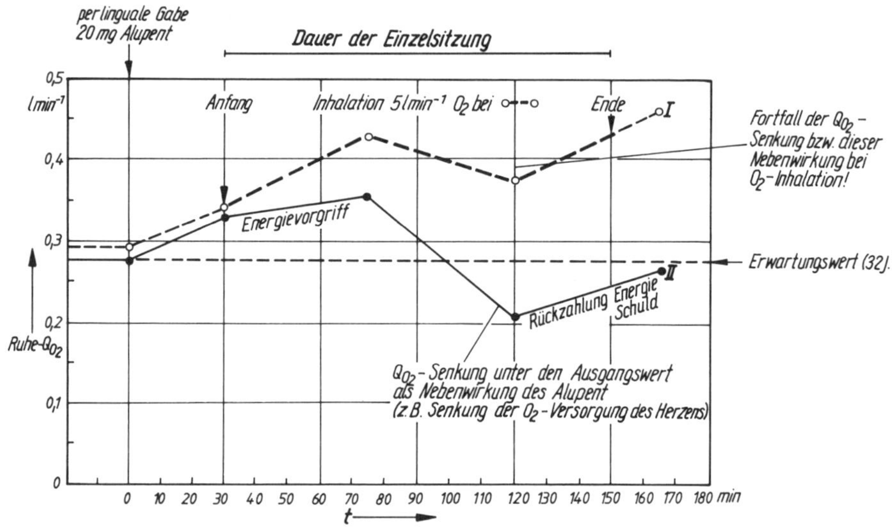

Abb. 80: Messung über die Beseitigung der „Energieschuld"-Nebenwirkung bei Alupent durch O_2-Applikation während einer Sitzung der 36 h - 18 Tage-O_2-Mehrschritt-Therapie. Das Absinken der Ruhe-O_2-Aufnahme unter den Ausgangswert (Normalwert) zwischen t = 100 und 160 min fällt bei O_2-Applikation in der Phase des Energievorgriffs fort.

In den vielen Fällen, wo Pharmaka mit Nebenwirkungen über Jahre oder sogar auf Lebenszeit gegeben werden müssen, ist es aus praktischen und finanziellen Gründen kaum vermeidbar, daß der Patient die regelmäßig zu *wiederholende Behandlung (beraten durch seinen Arzt) im eigenen Heim* vornimmt. Die technischen Voraussetzungen hierfür sind durch die Entwicklung bzw. Produktion von O_2-Selectoren, welche den Sauerstoff aus der Luft mit unserer Therapie angepaßter Flußrate gewinnen, geschaffen worden und werden in Abschnitt 8.3 ausführlich besprochen.

Ebenso wie die Wirkung von Urlauben und konventionellen Kuren durch anhaltende Erhöhung des Energiestatus erhöht werden kann, ist es möglich, auch die *Hauptwirkung vieler Pharmaka zu verstärken* oder zu unterstützen. Das gilt vor allem für solche Pharmaka, bei denen dem Mechanismus der Hauptwirkung ein hoher Energieverbrauch zugeordnet ist. Über diesen Einsatzbereich, der für die Pharma-Industrie von hohem Interesse sein sollte, sind bisher noch keine speziellen Forschungen durchgeführt worden. In der Zukunft könnte aus dieser Fragestellung eine wichtige Brücke zwischen Sauerstoff-Mehrschritt-Therapie und der Pharma-Industrie entstehen.

Literatur

[1] M. von Ardenne, P. G. Reitnauer, J. Fleischer: Erhöhte leukopoetische Wirkung von 2-Cyanethylharnstoff bei verdoppeltem Sauerstoffanteil der Luft. Folia Haematologica *115* (1988), im Druck (Nr. 381).

[2] M. von Ardenne: Milderung der Nebenwirkungen von (Psycho-)Pharmaka durch Sauerstoff-Mehrschritt-Therapie. Die Bedeutung des Ganzkörper-Energiestatus und seiner Dynamik für das gesundheitliche Schicksal des Menschen. Vortrag auf 6. Weltkongreß der World Association for Dynamic Psychiatry Wadp Inc. Bern, XIX. Internationales Symp. d. Dtsch. Akad. f. Psychoanalyse (DAP) e.V. Schizophrenie u. Psychosomatik am 8. 3. 1988 in München.

7.21 Einsatz zur Hebung von durch Bewegungsarmut gesunkenen Leistungsreserven, z. B. bei Lähmungen, Pflegefällen, Arthritis, Rheuma, Multiple Sklerose

Bewegungsarmut aus beliebiger Ursache bedingt stets eine starke Verschlechterung des Sauerstoff- bzw. Energiestatus mit den Folgeerscheinungen [1], [2]. Ausgeprägte längere Bewegungsarmut ist z. B. gegeben bei *Lähmungen* verschiedener Art, bei *Arthritis,* bei *Rheuma,* in den späteren Stadien der *Multiplen Sklerose*, bei *Pflegefällen* und bei allen *Krankheiten,* welche zu einer länger andauernden Bettruhe zwingen (Abschnitt 7.2). In all diesen Fällen müssen die Folgen der Statusverschlechterung zur Kenntnis genommen und beachtet werden. Als Folgen sei in diesem Zusammenhang erwähnt und erinnert an die Abnahme der Leistungsreserven des Organismus und damit auch der Kreislaufreserven, an die starke Verschlechterung der körpereigenen Immunabwehr und an die Schwächung von Entgiftungsfunktionen usw. Im hohen Alter, wo die Leistungsreserven im allgemeinen auf gefährlich niedrige Werte abgenommen haben (Abb. 49 und 50, oben), können die Folgen der Bewegungsarmut bereits das Leben gefährden. Deshalb kommt es etwa nach Überschreitung des 75. Lebensjahrs darauf an, durch der Kondition des Patienten angepaßte Varianten der Sauerstoff-Mehrschritt-Therapie, die gesunkenen Leistungsreserven möglichst stark anzuheben. Wenn im sehr hohen Alter durch schicksalhafte Ereignisse Bewegungsarmut für längere oder kürzere Zeitspannen gegeben ist, so sollte der Patient, seine Angehörigen und der behandelnde Arzt die Gefährlichkeit der Situation klar erkennen und ohne kritischen Zeitverlust als Gegenmaßnahme ggf. schon am Krankenbett und im eigenen Heim die Behandlung mit der Sauerstoff-Mehrschritt-Therapie einleiten. – Durch Fortbestehen der Bewegungsarmut geht der Therapieeffekt (Schaltmechanismus der Mikrozirkulation, anhaltende Wirkung) schon im Laufe von wenigen Wochen bzw. Monaten wieder zurück. Der zeitliche Verlauf dieses Rückgangs läßt sich in der Regel durch Messung des arteriellen Ruhe-Partialdrucks (Abb. 3) erkennen (Beispiel Abb. 13). Schon bevor der Rückgang beendet ist, sollte die Wiederholung der Behandlung beginnen.

Literatur

[1] M. von Ardenne: Sauerstoff-Mehrschritt-Therapie, 4. Auflage, Georg Thieme Verlag, Stuttgart 1987.

[2] M. von Ardenne: Measurement and Removal of Certain Stress Effects. Synergism, Physical Exercise, and Oxygen Multistep Therapy. STRESS *2* (1981), 25 (Nr. 251).

7.22 Einsatz zur Senkung der Stärke und Häufigkeit von Migräne

Sehr häufig wurde beobachtet, daß nach Sauerstoff-Mehrschritt-Therapie eine auffallende *Abnahme der Stärke und Häufigkeit gewisser Migränearten* gegeben ist. Ein typisches Beispiel hierfür bringt Abb. 81.

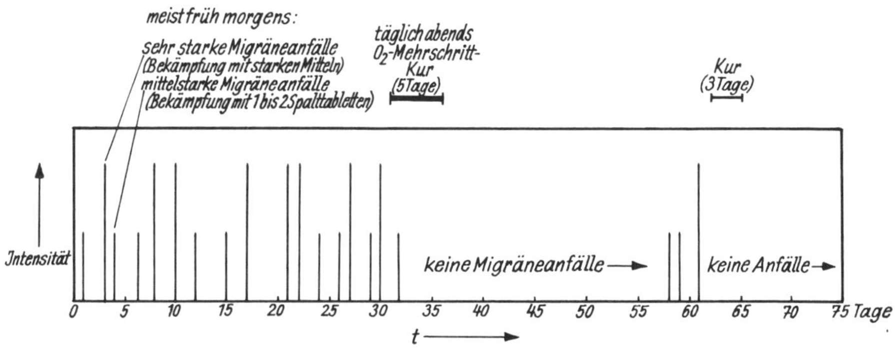

Abb. 81: Beendigung einer Periode mit fast täglich erfolgenden starken Migräneanfällen durch an 5 Tagen abends wiederholte 36 h-O_2-Mehrschritt-Kur GK 4-I.
5 Schlafkuren von 7 h Dauer. Patientin 59 Jahre.

Bei besonders starker Neigung zu schwerer Migräne hat sich oft die zusätzliche Einnahme einer Spalttablette gleich nach den ersten Anzeichen des Beginns einer Migräne als hilfreich erwiesen. Auch gegen menses-assoziierte Kopfschmerzen hat sich der Einsatz der Sauerstoff-Mehrschritt-Therapie oft als erfolgreich gezeigt. – Kontraindiziert ist der Einsatz der O_2-Mehrschritt-Therapie *während* Migräneanfällen, da wiederholt ein akut *spastisch verstärkender Einfluß* der Therapie festgestellt wurde.

Nicht selten erreichten uns Anfragen, ob die Sauerstoff-Mehrschritt-Therapie auch gegen *Schlafstörungen* hilft. Die Erfahrungen zu dieser Frage sind nicht einheitlich. In vielen Berichten wird davon gesprochen, daß nach den Behandlungen durch Herzschmerzen bedingte Schlafstörungen zusammen mit den Schmerzen verschwanden, aber in anderen Fällen wurde beobachtet, daß diese Störungen oft unbeeinflußt fortbestanden. Im individuellen Fall kann daher nur ein Behandlungsversuch diese Frage beantworten.

Literatur

[1] M. von Ardenne: Sauerstoff-Mehrschritt-Therapie, 4. Auflage, Georg Thieme Verlag, Stuttgart 1987.

7.23 Einsatz zur Risikosenkung während der Schwangerschaft und bei Geburten

Um die Wahrscheinlichkeit einer gestörten Entwicklung des Kindes wesentlich herabzusetzen, kommt es darauf an, eine evtl. bestehende *Plazenta-Insuffizienz* frühzeitig zu erkennen und zu bekämpfen. Eine Plazenta-Insuffizienz läßt sich mit Hilfe der im Abschnitt 2.15 besprochenen ^{133}Xenon-Clearance-Methode oder der ^{133}Indium-Chlorid-Methode diagnostizieren. Mit der gleichen Methode ist auch ein Erfolg bei der Bekämpfung der Mikrozirkulationsstörung in diesem Bereich feststellbar. Die Anregung zum Einsatz der Sauerstoff-Mehrschritt-Therapie gegen Plazenta-Insuffizienz erfolgte schon vor mehreren Jahren durch H. Kyank. Seine Schüler (K. E. Ruckhäberle) und Ärzte anderer Frauenkliniken sind dieser Anregung gefolgt [1]. Auch an anderen Frauenkliniken wurde inzwischen die Frage des Einsatzes der Sauerstoff-Mehrschritt-Therapie während der Schwangerschaft untersucht. Das Ergebnis der verschiedenen Studien kann in folgenden Empfehlungen zusammengefaßt werden: Bei Verdacht auf Plazenta-Insuffizienz und besonders nach ihrer nuklearmedizinischen Diagnostizierung ist die Anhebung des Sauerstoffstatus und damit auch der Mikrozirkulation im Gesamtorganismus indiziert (z. B. Therapievariante GK 4-I). Neben dieser Behandlung mit ihrer anhaltenden Wirkung in den ersten Schwangerschaftsmonaten ist besonders bei Frauen über 30 Jahre die Durchführung dieser Behandlung kurz vor der Geburt ratsam, um ihre Leistungsreserven und die körperlichen Kräfte auf einen möglichst hohen Wert vor der voraussehbaren starken Belastung zu bringen.

Beim *Geburtsgeschehen* selbst und bei Frauen im Alter über 30 Jahre sollte zur Senkung des Risikos für Mutter und Kind aus energetischen Gründen nicht auf die Vorteile verzichtet werden, welche der *Einsatz des*

120 bis 60 min-O_2-Mehrschritt-Geburtshilfeprozesses GK 2-IV erschließt. Die Applikation von Sauerstoff von einem O_2-Fluß um 4 l/min bei Gebärenden ist bekanntlich eine in Sonderfällen übliche Maßnahme, ebenso wie die damit verbundene Messung der Sauerstoff-Partialdruck-Korrelation zwischen Gebärender und Fetus [2], [3], [4]. Dabei wurde während der Sauerstoffgabe an die Mutter nur ein geringer Anstieg des fetalen Sauerstoffpartialdrucks gemessen, der aber keineswegs der Zunahme des maternalen Sauerstoffpartialdruckes proportional ist.

Von dieser üblichen Maßnahme unterscheidet sich der hier beschriebene Hilfsprozeß [5] grundsätzlich dadurch, daß eine O_2-Applikation mit einem Fluß bis 60 l/min zur Anwendung kommt und daß die Steigerung der mütterlichen körperlichen Leistungsfähigkeit während und durch das Geburtsgeschehen eine der Prozeßwirkungen darstellt. Weiter wird von diesem adjuvanten Prozeß, der zunächst besonders für Risikogeburten gedacht ist, eine Verkürzung der Geburtsdauer und eine Milderung von temporärem O_2-Mangel bei Mutter und Fetus erwartet.

Der angewandte hohe Sauerstoff-Fluß liegt weit unterhalb der toxischen Grenze (Enzymvergiftungen ab 6 h Einatmung von reinem Sauerstoff). In diesem Zusammenhang ist auch unser Befund [6] zu erwähnen, daß nach Behandlung mit der Sauerstoff-Mehrschritt-Therapie die Konzentration des antioxidativen Schutzenzyms Superoxiddismutase, welches Superoxidradikale abbaut, signifikant zunimmt.

Meßergebnisse an Kreißenden, die in der Frauenklinik des Bezirkskrankenhauses Dresden-Friedrichstadt (Direktor Prof. Dr. M. Link) gemeinsam mit H. Beleé und D. Petzold erzielt wurden, bildeten die Grundlage für die Programmierung unseres Sauerstoff-Mehrschritt-Hilfsprozesses. Bei allen mit herabgesetztem Zeitaufwand arbeitenden Varianten der Sauerstoff-Mehrschritt-Therapie kommt das *Prinzip der Anpassung des applizierten O_2-Flusses an das Atemzeitvolumen* (AZV) zur Anwendung. Zur günstigen Gestaltung des Hilfsprozesses mußte daher der ungefähre Atemzeitvolumenverlauf während des Geburtsgeschehens bekannt sein. Das Ergebnis von Messungen dieses Verlaufs ist in Abb. 82 eingetragen.

Die daraus folgende durchschnittliche Programmierung des O_2-Flusses ist in der gleichen Abbildung oben angegeben. Weiter ist zu entnehmen, daß von der Mutter *in der Austreibungsphase periodisch Leistungen der enormen Höhe von 175 bis 200 Watt* zu vollbringen sind. Das sind Leistungen, welche Frauen im Alter über 35 Jahre bereits sehr schwerfallen. Deshalb ist der eingezeichnete, während des Sauerstoff-Mehrschritt-Prozesses er-

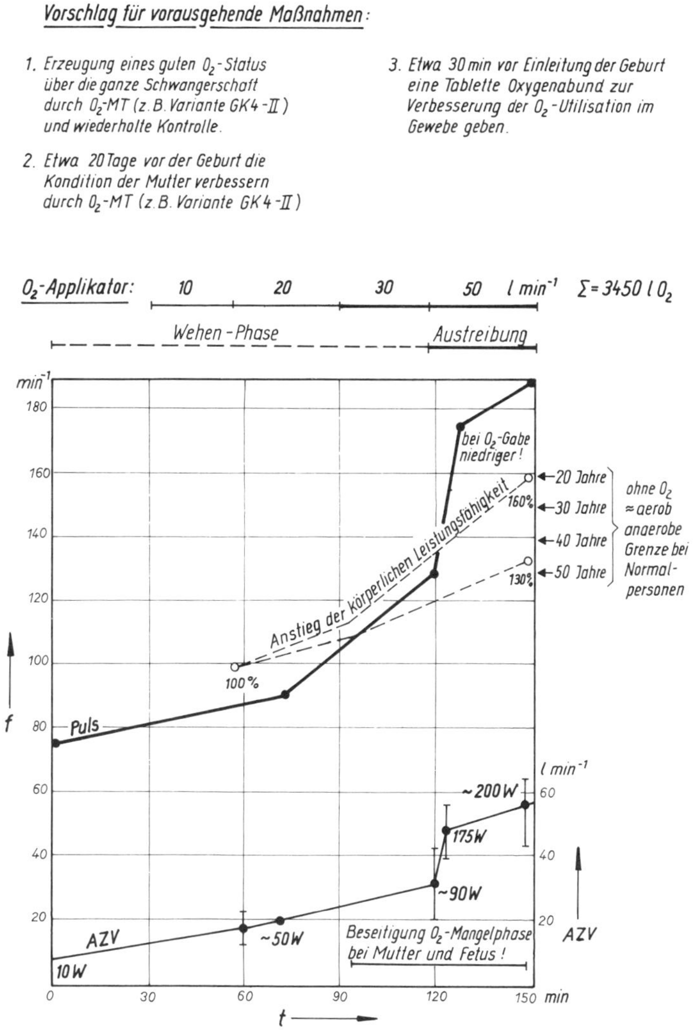

[1] Periodische Belastungen von etwa 2 min Dauer.

Abb. 82: Messungen an Kreißenden zum Verlauf des Atem-Zeit-Volumens AZV als Grundlage für die Programmierung des 120 bis 60 min-O_2-Mehrschritt-Geburtshilfe-Prozeß GK 2-IV.
Mittlerer Trainingszustand. Körper-Masse ≈ 70 kg.
Mittelwerte abgeleitet aus Messungen des Atemzeitvolumens AZV von D. Petzold und H. Belleé an 12 Wöchnerinnen. Frauenklinik des Krankenhauses Dresden Friedrichstadt.

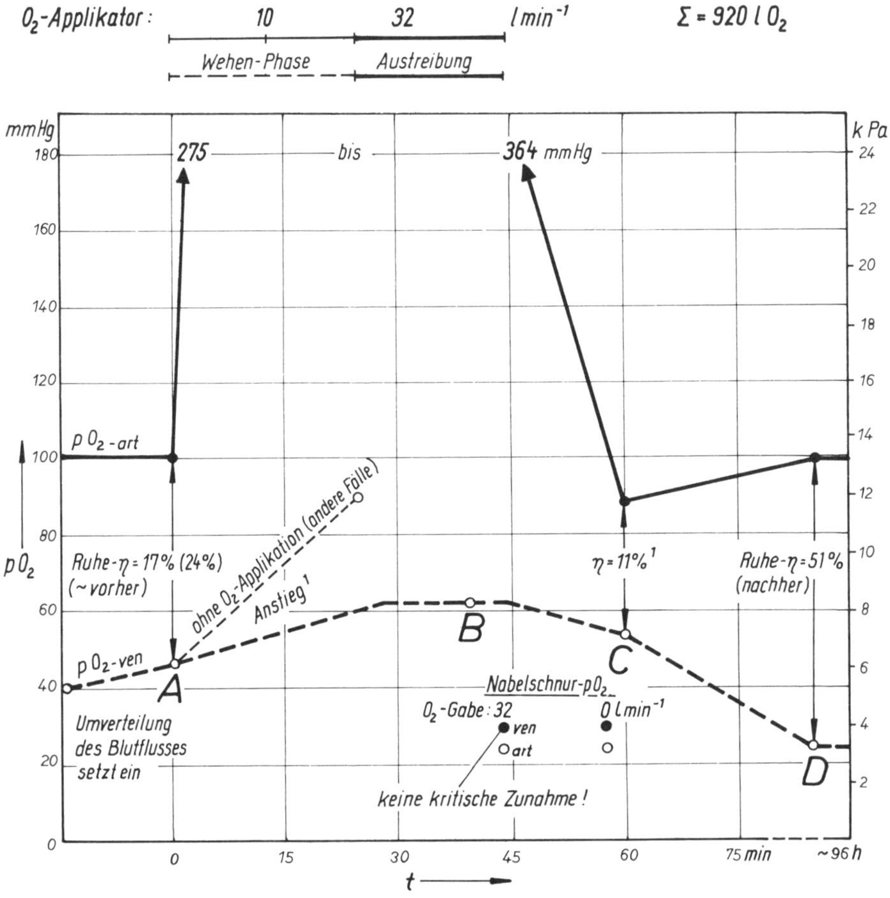

[1] Die gemessenen, gegenüber der Norm (38 mm Hg) erhöhten Werte des venösen pO_2 an der Vena cubitalis sind Ausdruck einer Umverteilung des Blutflusses dorthin, wo Energie gebraucht wird. Sehr geringe O_2-Utilisation im Arm!

Abb. 83: Messungen aus arteriellen und venösen in fast Ruhe vorher (A) unter der Geburt und O_2-Applikation (B), 15 min nach Ende von Geburt und O_2-Applikation (C) und in Ruhe nach 96 h (D). 34jährige III. para. Forceps aus mütterlichen Indikation (Myopie) Apgar 10/10 pH in A. umbilic. Dauer 45 min.
Messungen von H. Belleé und D. Petzold in der Frauenklinik des Krankenhauses Dresden Friedrichstadt (Direktor Prof. Dr. M. Link).

folgende und danach anhaltende, bedeutende Anstieg der körperlichen Leistungsfähigkeit eine wertvolle Hilfe für Kreißende des höheren Altersbereiches. In diesem Zusammenhang sei auf die Abb. 49 (oben) hingewiesen. Aus ihr geht hervor, daß die mechanischen Leistungsreserven für Frauen im Alter von 35 Jahren im Mittel bei 150 Watt liegen. Aus dem Vergleich dieses Zahlenwertes mit den Leistungen von 175 bis 200 Watt, welche von der Mutter in der Austreibungsphase wiederholt über Zeiten von etwa 2 min zu bringen sind, folgt, daß hier bereits eine völlige Ausschöpfung der Reserven vorliegt. Ein Sauerstoff-Mehrschritt-Hilfsprozeß, der gemäß den Abbildungen 30 und 42 die körperliche Leistungsfähigkeit bedeutend erhöht, sollte daher als fast unverzichtbar für Frauen im Alter über 30 bis 35 Jahre angesehen werden.

Erste *Ergebnisse mit Einsatz des Hilfsprozesses* und individuell angepaßter Programmierung sind in Abb. 83 zusammengefaßt.

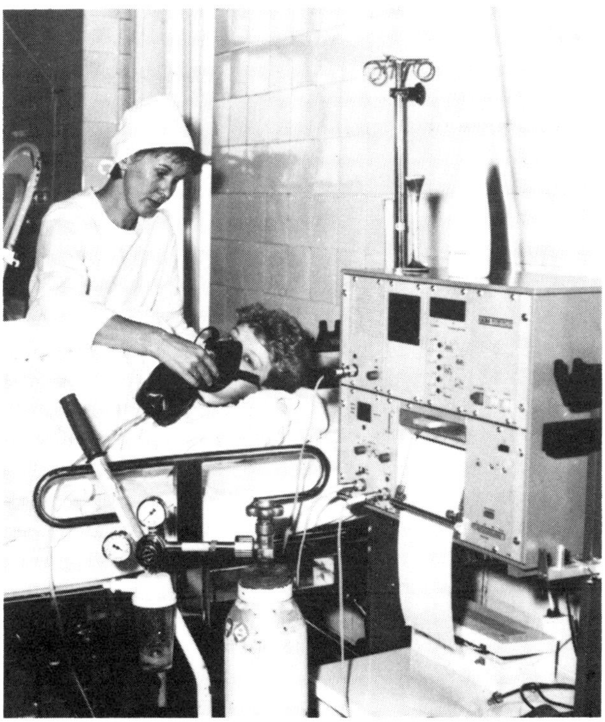

Abb. 84: Einsatz der Sauerstoff-Mehrschritt-Therapie zur Risikosenkung bei Geburten in der Frauenklinik Dresden-Friedrichstadt (Dir. Prof. Dr. M. Link, Chefarzt Dr. Belleé). O_2-Fluß während der Austreibungsphase 50 l/min!

Wie erwartet, tritt hier, wie auch bei allen anderen Varianten der Sauerstoff-Mehrschritt-Therapie, bereits während des Prozeßablaufs eine bedeutende Verbesserung des Sauerstoff- bzw. Energiestatus ein, welche stets mit einer Zunahme der körperlichen Leistungsfähigkeit verbunden ist. Da die Verbesserung des ein bis zwei Tage nach der O_2MT-Geburt gemessenen Ruhe-O_2-Status (η von 17 auf 51% in Abb. 82 und von 23 auf 56% in Abb. 83) infolge des ausgelösten Schaltvorgangs der Mikrozirkulation für Wochen bis Monate anhält, ist nicht nur eine Zunahme der körperlichen Leistungsfähigkeit während des Geburtsgeschehens und eine Beschleunigung der Rehabilitation gegeben, sondern es ist auch die körperliche Belastung beim Geburtsvorgang zu einer Art Kurprozeß mitgenutzt worden. In den bisherigen Fällen waren die subjektiven Eindrücke sehr positiv (kurze Geburtsdauer, schnelle Rehabilitation, höchste Punktzahl der Kindervitalität usw.).

Von den weiteren Ergebnissen, welche in den Abbildungen zusammengefaßt sind, erscheinen besonders bemerkenswert:

Während des Intervalls starker körperlicher Belastungen ist bei der Messung des venösen pO_2 an der Vena cubitalis ohne und mit O_2-Applikation ein starker Anstieg dieser Meßwerte zu beobachten. Dieser Anstieg ist vor allem Ausdruck einer Umverteilung des Blutflusses dorthin, wo die Energie beim Geburtsgeschehen gebraucht wird (Ausdruck sehr gering gewordener O_2-Utilisation im Arm). Wegen dieser $pO_{2\text{-ven}}$-Dynamik läßt sich die eintretende Verbesserung des O_2-Status (und körperlicher Leistungsfähigkeit) erst durch Bestimmung des O_2-Status vorher und ein bis zwei Tage nach einer O_2MT-Geburt zahlenmäßig abschätzen.

Unter normalen Bedingungen werden in der Nabelschnur venöse pO_2-Werte um 22 mm Hg (3,8 kPa) und arterielle pO_2-Werte um 24 mm Hg (3,2 kPa) gemessen. Obwohl die arterio-venöse pO_2-Differenz also nur etwa 5 mm Hg (0,66 kPa) beträgt, ist bekanntlich die hinreichende O_2-Versorgung des Fetus infolge der bei den genannten Drücken sehr steil und linksverschoben verlaufenden HbO_2-Bindungskurve des fetalen Hämoglobins gewährleistet. Unsere Messungen zeigen, daß während der hohen O_2-Applikation von z. B. 32 l/min keine kritische Zunahme (oder Abnahme) der O_2-Versorgung des Fetus eintritt. Aber es ist damit zu rechnen, daß bei diesem hohen O_2-Fluß auch im Maximum der körperlichen Belastung O_2-Mangel-Zustände bei der Mutter und fetale Hypoxie vermieden werden. Auch ist zu erwarten, daß die Zahl der Fälle mit nichtvaginalen Geburten durch den angegebenen Hilfsprozeß vermindert werden kann.

Eine Studie zu dem hier besprochenen Hilfsprozeß ist inzwischen bei der Frauenklinik des Bezirkskrankenhauses Dresden-Friedrichstadt seit Monaten im Gange. Die dabei benutzten technischen Geräte sind in Abb. 84 fotografiert. - Eine weitere Studie läuft mit hoher Zahl von Patientinnen im Bezirkskrankenhaus Wismar (Direktor MR Prof. Dr. med H. H. Büttner), Am Friedenshof, DDR-2400 Wismar.

Über die gesammelten Ergebnisse, die bisher voll den Erwartungen entsprechen, wird nach Abschluß der Arbeiten berichtet werden.

Literatur

[1] K.-E. Ruckhäberle, J. Petzold, B. Viehweg, B. Ruckhäberle, R. Robel, D. Langanke, R. Faber: Therapeutische Bemühungen um präpartale Beeinflussung ausgewählter gestörter fetomaternaler Beziehungen. Zbl. Gynäkologie *107* (1985), 803.

[2] H. Belleé, V. Schönjahn: Intrauterine Reanimation im Kurvenverlauf der transcutanen pO_2-Messung am Feten während der Geburt. 1. Mitteilung: Sauerstoffatmung der Gebärenden. Zbl. Gynäkologie *105* (1983), 1526.

[3] A. F. Khazin, E. H. Hohn, F. W. Hehre: Effects of maternal hyperoxia on the fetus. 1. Oxygen tension. Amer. J. Obstet. Gynec. *109* (1971), 628.

[4] E. Halberstadt, R. Schumann: Die kontinuierliche Sauerstoffpartialdruck-Messung unter der Geburt. Zentrum der Frauenheilkunde und Geburtshilfe. Universität Frankfurt am Main (Sonderdruck 1986).

[5] M. von Ardenne: Sauerstoff-Mehrschritt-Hilfsprozeß bei Geburten. O_2-Gabe bei 50 $l\,min^{-1}$, Energiebereitstellung, Milderung O_2-Mangel für Mutter und Fetus. Vortrag am 13.8.1986 auf dem 10th European Congress of Perinatal Medicine in Leipzig. - Erfahrungsheilkunde *36* (1987), 691 (Nr. 357).

[6] W. Klemm, U. Schaper: Messungen über anhaltende Veränderungen des antioxidativen Schutzenzyms. Superoxiddismutase im Blut durch Sauerstoff-Mehrschritt-Therapie. Ztschr. med. Labor diagn. *28* (1987), 14 (Nr. 346).

7.24 Einsatz zum Aufwecken aus dem Koma durch Sauerstoff-Mehrschritt-Energieimpuls (Vorschlag)

Bei einem Vortrag an der Universität Innsbruck am 11.11.1982[1] hatte der Verfasser den Vorschlag für einen Versuch zur *Erhöhung der Aufweckwahrscheinlichkeit aus bestimmten Komazuständen* durch einen Energieimpuls unterbreitet. Leider ist eine solche Studie bisher unterblieben. Deshalb sei an dieser Stelle an den Grundgedanken dieses Vortrags erin-

[1] Neurologische Klinik Innsbruck (Prof. Dr. Gerstenbrand)

nert und die damaligen Überlegungen aus energetischer Sicht erweitert. Ausgangspunkt für dieses Konzept war folgende zufällige Beobachtung während eines Zustands extremer Kreislauflabilität: In diesem Zustand können bekanntlich schon geringe Belastungen (geringer Energieverbrauch) eine Kreislaufstörung auslösen. Bei Patienten, welche sich im Zustand hoher Kreislauflabilität befanden, haben wir in mehreren Fällen beobachtet, daß im Augenblick des Aufwachens aus tiefem Schlaf Kreislaufstörungen einsetzen. Aus dieser Beobachtung wurde die Schlußfolgerung gezogen, daß der *Aufwachvorgang, der Zugriff zu den Gehirnzellen, ein energieverbrauchender Prozeß* ist.

Andererseits wissen wir aus der Sauerstoff-Mehrschritt-Therapie-Forschung, daß der stressorische Einfluß von Bewegungsarmut, dem der im Koma liegende Patient ausgesetzt ist, eine Verschlechterung des Ruhe-Sauerstoffstatus bzw. des Ruhe-Energiestatus zur Folge hat. Deshalb ist bei einem im Koma bewegungslos liegenden Patienten ein besonders schlechter Energiestatus anzunehmen, bei welchem der Organismus die für den Aufwachvorgang aufzuwendende Energie aus eigener Kraft nicht mehr aufbringen kann. Vorliegende Einschätzung der Situation brachte den Verfasser auf den Gedanken, die *Chance für das Aufwecken aus dem Komazustand durch die Erzeugung eines etwa einstündigen starken Energieimpulses im Körper des Patienten zu erhöhen* [1].

In Abb. 85 ist das Problem und der Vorschlag für eine Lösung aus energetischer Sicht etwa quantitativ dargestellt.

Die Energieangaben in Watt beziehen sich hier auf den Energieumsatz in Ruhe (siehe Abb. 50). Versuche zur Realisierung des Vorschlags haben natürlich nur Sinn bei Patienten, bei denen der abgesunkene energetische Status noch nicht zur Zerstörung der Gehirnzellen geführt hat, d. h. wo also das Koma noch reversiblen Charakter hat. Der O_2-Mehrschritt-Energieimpuls ließe sich z. B. für die Zeit von einer Stunde durch folgende Kombination, die weit über das in solchen Fällen übliche hinausgeht, realisieren:

1. Steigerung der Pumpleistung des Herzens (HZV) durch Massage von Hand oder besser durch ein spezielles Massagegerät und gleichzeitige Injektion von Pharmaka.
2. Künstliche maschinelle Beatmung.
3. Applikation von reinem Sauerstoff mit einem Fluß, welcher etwa dem doppelten Atemzeitvolumen entspricht.
4. Intensivmassage zur zeitweiligen Steigerung des Energieumsatzes der Skelettmuskulatur.

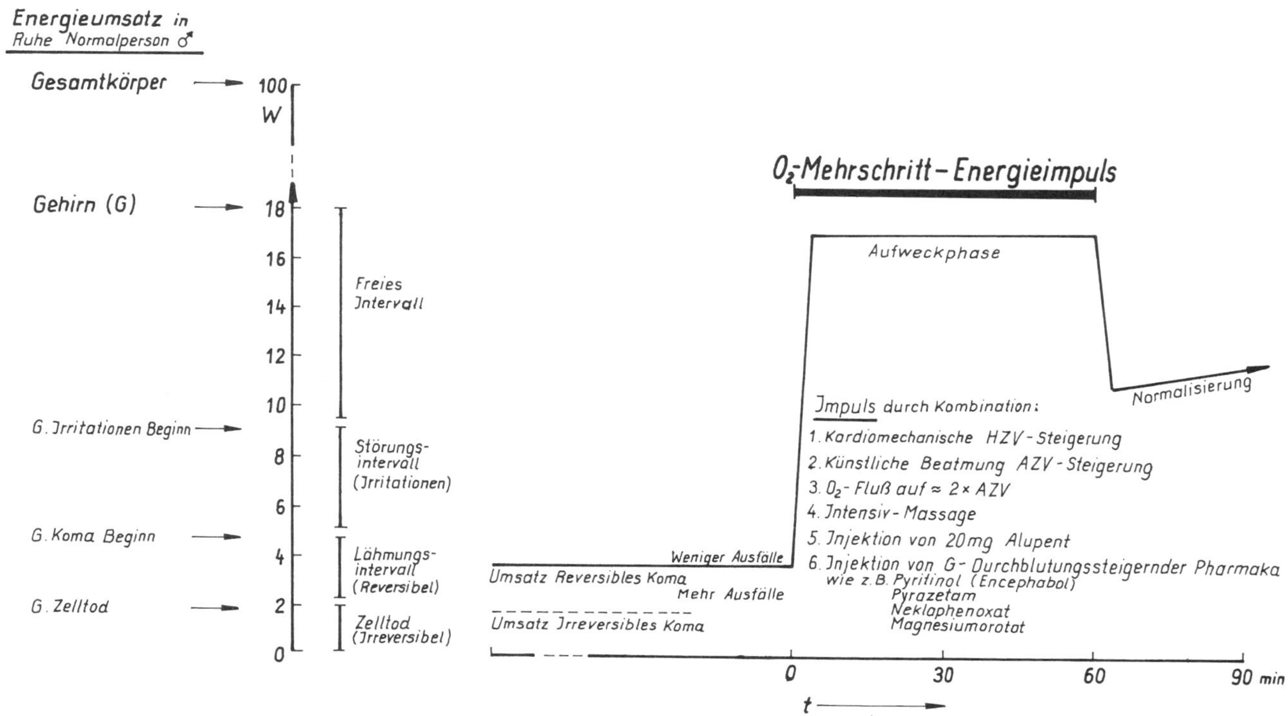

Abb. 85: Quantitative Vorstellungen zur energetischen Situation beim Vorhaben des Aufweckens aus einem Koma des reversiblen Typs durch einen Sauerstoff-Mehrschritt-Energieimpuls von etwa 60 min Dauer.
Der Aufwachvorgang ist ein Geschehen mit besonders starkem Energieverbrauch. Diese Energie kann kaum vom Komapatienten mit seinem reduzierten Gesamtenergieumsatz aufgebracht werden.

5. Injektion von 20 mg Alupent zur Stimulation des Energieumsatzes im Gesamtorganismus (Abb. 80).
6. Injektion von Pharmaka, welche speziell im Gehirn die Durchblutung heraufsetzen (Abschnitt 7.9).

Die Prüfung, ob die vorstehende Arbeitshypothese in die richtige Richtung zeigt, steht noch aus. Trotzdem schien es zweckmäßig, diesen Vorschlag an dieser Stelle zur Diskussion zu stellen, weil die energetische Betrachtung dieses Problems ein interessantes *Lehrbeispiel* darstellt und eine Abkürzung der Komadauer, möglicherweise auch eine Verringerung der Schädigung von Gehirnzellen bedeutet.

Literatur

[1] M. von Ardenne: Aufwecken aus dem Koma durch Energieimpuls. Erst eine Idee - Wer probiert sie? Notabene medici *18* (1988), 249 (Nr. 377).

7.25 Einsatz zur Milderung von Strahlenschäden

Wenn der ganze Körper des Menschen einer einmaligen Dosis von ionisierten Strahlen ausgesetzt wird (z. B. bei Strahlenunfällen, Bestrahlungsweise - gemäß Abschnitt 7.29), dann sind die Veränderungen im Blut und in den blutbildenden Organen (z. B. Zellen des Knochenmarks und der Lymphknoten) die charakteristischen und leicht diagnostizierbaren biologischen Folgeerscheinungen. Abb. 86 gibt eine Darstellung zum ungefähren *Zusammenhang zwischen der Dosis eines einmaligen Stoßes von ionisierender Strahlung und dem Rückgang der Tiefe des Minimums der Leukozyten* [1].

Erreicht dieses Minimum Werte der Leukozytenzahlen unter etwa 1800 pro mm^3 im Blut, so geht die Fähigkeit des Organismus, Infektionen Widerstand zu leisten, so stark zurück, daß ein gefährlicher Zustand erreicht wird. Deswegen müssen in so einem Fall alle Möglichkeiten genutzt werden, um z. B. durch Knochenmark-Transplantationen die Zahl der Abwehrzellen den Normwerten wieder zu nähern. Ein unblutiges und einfaches Mittel hierfür, welches noch viel zu wenig bekannt ist und benutzt wird, ist der *Einsatz des Prozesses der Sauerstoff-Mehrschritt-Immunstimulation*, z. B. in Form der Varianten GK 2-II und GK 4-IV (siehe Abschnitt 2.18).

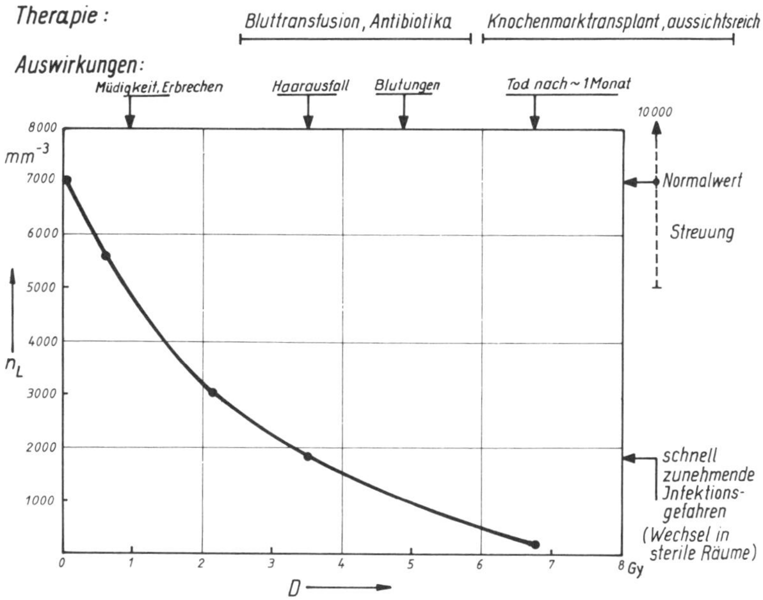

Abb. 86: Richtwerte für die Größe des Minimums der Leukozytenzahl n_L nach Ganzkörperbestrahlung mit der angegebenen Dosis D ionisierender Strahlung. Einzeldosis.

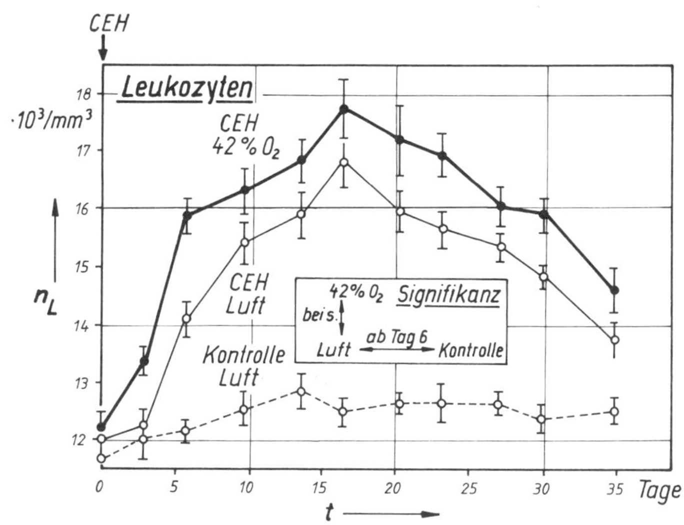

Abb. 87: Verstärkung der Bildung von Leukozyten nach Gabe des Standard-Immunmodulators CEH (2Cyanethyl-Harnstoff) und weitere Verstärkung der Bildung um 40% durch Anhebung des O_2-Status. Tierversuch mit 25 männl. Wistar-Ratten, Applikation von 165 mg/kg CEH in die Schwanzvene [2].

Bei diesem Prozeß wird durch die Kombination verschiedener, auf das gleiche Ziel ausgerichteter Schritte ein sehr bedeutender Gesamteffekt erreicht (Abb. 47). Durch Gabe einer Immunmodulatorsubstanz in ungiftiger Dosierung wird die Bildung von Abwehrzellen im Knochenmark und in den Lymphknoten so angeregt, daß für zwei bis drei Wochen im Blutbild eine bedeutende Zunahme der Leukozytenzahl zu messen ist (Abb. 44). Der weitere Schritt, die anhaltende Anhebung des Sauerstoff- bzw. Energiestatus trägt in mehrfacher Hinsicht, und zwar wie wir heute wissen, sehr bedeutend zur Steigerung der körpereigenen Abwehr bei. Durch die erhöhte Energiebereitstellung an die verschiedenen energiebedürftigen Mechanismen der Abwehr wird ihr Leistungsvermögen erheblich gesteigert. Ein Beispiel für die Wirkung allein dieses Schrittes wurde bereits oben in Abb. 48 gebracht. – Da auch die Bildung von Abwehrzellen ein energieverbrauchender Prozeß ist, vermuteten wir, daß die Anhebung des Energiestatus im Rahmen unseres Prozesses auch die Bildungsrate der Abwehrzellen günstig beeinflußt. Diese Vermutung wurde durch Tierexperimente und durch das in Abb. 87 dargestellte Ergebnis bestätigt [2].

Die Erhöhung der Leukozytenzahl während des Untersuchungszeitraumes von 35 Tagen, welche durch unseren chemisch definierten Standard-Immunmodulator 2-Cyanethylharnstoff (CEH) hervorgerufen wird, nimmt hier unter der Verbesserung des Sauerstoff- bzw. Energiestatus um 40% zu. Bei einer ähnlichen Versuchsreihe fanden wir, daß auch die Anhebung des Sauerstoff- bzw. Energiestatus allein zu einer Steigerung der Leukozytenzahl führt. Nachdem in der Tumorimmunologie die sogenannten immunmodulierenden Substanzen bereits breite Anwendung finden, sollte die in unserer Abbildung dargestellte Wirkungserhöhung immunmodulierender Substanzen durch Anhebung des Energiestatus schnell allgemein anerkannt und genutzt werden.

Die Verbesserung des Sauerstoff- bzw. Energiestatus durch die Behandlung mit dem Sauerstoff-Mehrschritt-Immunstimulationsprozeß liefert aber noch einen weiteren Beitrag bei der Bekämpfung von Strahlenschäden. Es ist dies die *Begünstigung der energiebedürftigen Regenerationsmechanismen* in allen von der Strahlendosis bevorzugt geschädigten, schnell profilierenden Zellen des Organismus (Zellen des lymphoetischen Systems, Zellen der Schleimhäute im Intestinaltrakt und der Lunge usw.).

Durch Einsatz der Sauerstoff-Mehrschritt-Immunstimulation beim *Menschen* wurden u.a. folgende *Ergebnisse* erzielt: Bei strahlentherapeutisch behandelten Personen mit Abnahme der Leukozytenzahl auf 1500 bis 1800 pro mm^3 gelang es in der Regel innerhalb weniger Tage, diese Zahl wieder dem Normwert von 6000 pro mm^3 anzunähern (z. B. 5000 bis 5500 pro mm^3). Die außergewöhnliche Effizienz des Prozesses hat sich heute schon vielfach bei der Bekämpfung von Lungenmetastasen erwiesen (Röntgenbildpaar Abb. 46).

Nach dem Reaktorunfall von Tschernobyl bei Kiew wurde eine Delegation unter Leitung von Prof. Dr. med. L. P. Kindzelsky (Direktor des Kiewer Forschungsinstituts) in die Methodik der Sauerstoff-Mehrschritt-Immunstimulation eingearbeitet, um den Strahlengeschädigten, sofern ein bestimmter Grad der Leukopenie noch nicht überschritten war, Hilfe zu geben. Ein bei diesem Besuch aufgenommenes Foto zeigt Abb. 88.

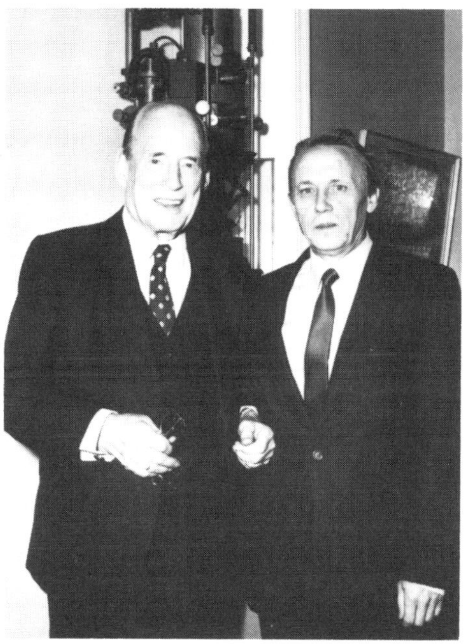

Abb. 88: Prof. Dr. L. P. Kindzelsky, Kiew, Leiter der Delegation zur Bekämpfung von Strahlenschäden, bei seinem Dresdener Besuch nach dem Reaktorunfall von Tschernobyl.

Der erfolgreiche Einsatz des Prozesses der Sauerstoff-Mehrschritt-Immunstimulation gegen Strahlenschäden bedeutet eine Art Desensibilisierung des menschlichen Organismus gegenüber den eintretenden Schäden ionisierender Strahlung. Wenn auch der Desensibilisierungsfaktor klein ist (≈ 2), so dürfte er doch erhebliche Wirkung im Rahmen der unten im Abschnitt 7.29 kurz besprochenen Halbkörperbestrahlung gegen Krebs haben.

Literatur

[1] B. Rajewski: Strahlendosis und Strahlenwirkung. Georg Thieme Verlag, Stuttgart 1956.

[2] M. von Ardenne, P. G. Reitnauer, J. Fleischer: Erhöhte leukopoetische Wirkung von 2-Cyanethylharnstoff bei verdoppeltem Sauerstoffanteil der Luft. Folia Haematologica *115* (1988), (Nr. 381), im Druck.

7.26 Soforthilfe bei mit Chemotherapie behandelten Krebspatienten

Bei hochdosierter Chemotherapie gegen Krebs, Leukämie oder andere Krankheiten verschlechtert sich, wie schon besprochen (Abschnitt 1.5), der Energie- bzw. Sauerstoffstatus des Organismus so stark, daß die körpereigene Abwehr und damit auch die Therapieeffizienz kritisch abnehmen. Außerdem sinken die Leistungsreserven (Kreislaufreserven) so bedeutend, daß sich eine *sehr schlechte Lebensqualität* einstellt. Begleitende Erscheinungen sind Kreislaufstörungen, Erbrechen, Appetitlosigkeit, Schwindel, Schwäche und pathologische Zeichen im Blutbild. Nicht selten führt die Abnahme der Lebensqualität dazu, daß die Patienten vor einer Wiederholung der Chemotherapie zurückschrecken und diese ablehnen. Wir entdeckten [1], daß ein Ausweg aus dieser Situation durch möglichst *gleichzeitigen Einsatz des Prozesses der Sauerstoff-Mehrschritt-Immunstimulation* (Abschnitte 2.18, 4.) gegeben ist. Ein typisches Ergebnis, in welchem sich die künftige Unverzichtbarkeit dieses Weges widerspiegelt, ist in Abb. 89 zusammengefaßt und kommentiert.

Die Befunde hierzu in zahlreichen Zentren für Sauerstoff-Mehrschritt-Therapie waren so eindrucksvoll, daß sich im Rahmen der *Ärztegesellschaft für Sauerstoff-Mehrschritt-Therapie e.V.* Hamburg-Harburg unter Dr. S. H. Wolf spontan eine Arbeitsgruppe bildete, welche bereits mehrere Spezialsymposien in Bad Wildungen und Baden-Baden veranstaltete.

Bei gleichzeitiger Durchführung des adjuvanten Prozesses GK 4-IV wird die sonst gegebene Verschlechterung des Energie- bzw. Sauerstoffstatus mindestens aufgehoben. – Wenn der adjuvante Prozeß aus organisatorischen Gründen nicht genau gleichzeitig mit der konventionellen Therapie durchgeführt werden kann, so beobachtet man, daß die stark abgesunkene Lebensqualität schon nach wenigen Behandlungstagen, eindrucksvoll für Patient und Arzt, sich bedeutend wieder verbessert und daß die Leukozytenzahl von z. B. im Minimum um 2000 mm^{-3} sich wieder auf Werte um 5500 mm^{-3} nahezu normalisiert.

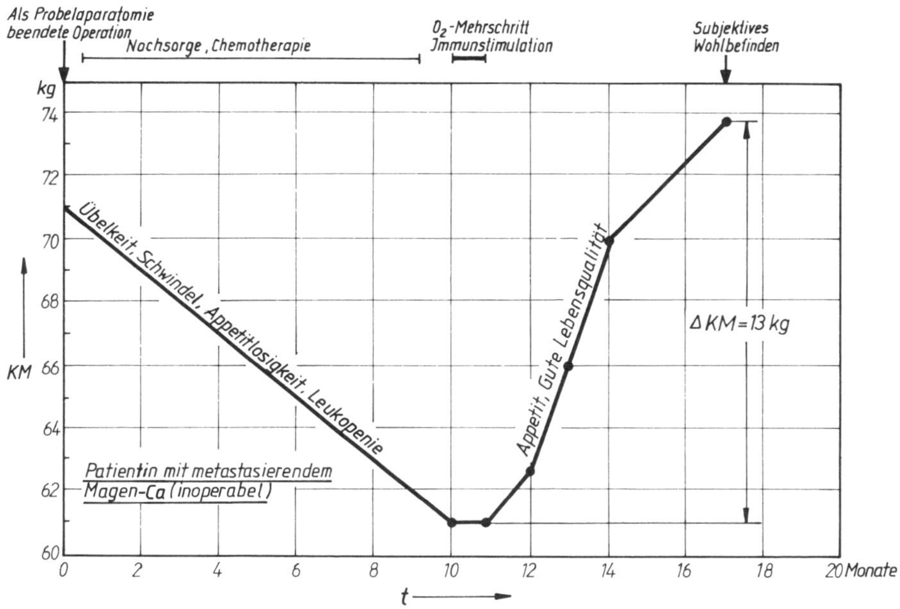

Abb. 89: Verbesserung von Therapieeffizienz und Lebensqualität bei einer 73jährigen Patientin mit inoperablem Magen-Ca durch Sauerstoff-Mehrschritt-Immunstimulation GK 4-IV. Wiederzunahme der Körpermasse nach Behandlung um 13 kg.

Die mitgeteilten Beobachtungen über die drastische Senkung der Nebenwirkungen sind Ausdruck einer *starken Erhöhung der Selektivität der Chemotherapie* durch den einfachen, unblutigen, niemals schadenden Prozeß der „Sauerstoff-Mehrschritt-Immunstimulation". Die Erklärung hierfür dürfte in der *Stabilisierung aller Normalzellen in den Geweben, Organen und im Abwehrsystem des Organismus* infolge Anhebung seines Energie- bzw. Sauerstoffstatus liegen [2]. Hier wird ein *neues allgemeines Prinzip der Pharmakologie* erkennbar, welches von Pharmakologen und von der Pharma-Industrie schnell in seinem praktischen Wert erkannt und genutzt werden sollte. Die gefundene Erhöhung der Selektivität erlaubt in der Chemotherapie und Strahlentherapie *den Übergang zu höheren Dosierungen (Effizienzsteigerung) und zu zeitsparenden Fraktionierungen.* Diese Möglichkeit erscheint besonders wichtig für die chemotherapeutische *Bekämpfung der Leukämie.* Leider sind bisher diese neuen Möglichkeiten noch nicht von den zuständigen Spezialisten studiert und genutzt worden.

Über vorstehende Ergebnisse hatte der Verfasser 1984/85 auf mehreren medizinischen Kongressen gesprochen [3], aber das Echo war unbedeutend. Die Informationsüberflutung in der Medizin unserer Tage und die Überlastung der Ärzte in den zuständigen Kliniken standen offenbar auch in diesem Fall der Durchsetzung des Neuen zur Nutzung beim Patienten entgegen. Bei der großen Bedeutung der den Ganzkörper umfassenden Chemotherapie für die Bekämpfung der Metastasierung (Krebsnachsorge) sowie von Metastasen sah der Verfasser es als seine Pflicht an, unseren Prozeß so schnell wie möglich zur Anwendung beim Patienten durchzusetzen.

Was konnte getan werden, um den Patienten in dieser wichtigen Frage der konventionellen Krebstherapie die theoretisch sofort helfende Zusatzbehandlung zu vermitteln? Daß heute bereits über 400 Zentren für Sauerstoff-Mehrschritt-Therapie in Europa zu ambulanter oder stationärer Behandlung zu Verfügung stehen, war eine erfüllte Voraussetzung für die Möglichkeit einer *Soforthilfe. Eine Liste der Zentren*, die mit uns zusammenarbeiten und deren Leiter sich verpflichtet haben, die Behandlungen exakt nach unseren Programmierungstabellen durchzuführen, wird auf Anforderung übersandt.

Wir sind folgenden Weg gegangen:
Einrichtung einer eigenen Druckerei zur Herstellung von Drucksachen über die wissenschaftlichen Grundlagen und die Programmierung des Prozesses sowie zur Herstellung von Adressenlisten der mit unserem Prozeß bereits vertrauten Zentren für Sauerstoff-Mehrschritt-Therapie. Dann hat der Verfasser in sieben Fernsehsendungen mit einem geschätzten Teilnehmerkreis von 40 Millionen den Krebspatienten mit Chemotherapie-Behandlung die Zusendung des Informationsmaterials über den helfenden Prozeß und der Adressenliste nach Anforderung angeboten. Das Ergebnis waren bisher 12.000 Briefe! Das darauf zugesandte Material war vor allem dafür bestimmt, daß die Patienten es nach Kenntnisnahme an ihre Ärzte mit forderndem Kommentar weiterreichen. Auf diese Weise wurden die Ärzte stark angeregt, das Material sorgfältig zu studieren und Stellung zu nehmen. Der beobachtete Gewinn an Lebensqualität hat inzwischen eine Kettenreaktion von Wünschen nach gleicher Behandlung ausgelöst. In vielen eingegangenen Dankschreiben spiegeln sich diese Ergebnisse wider.

Im Rahmen der Therapie von Primärtumoren dürfte die besprochene Behandlungsweise auch die *Wahrscheinlichkeit der Metastasierung des Krebses stark herabsetzen.*

Literatur

[1] M. von Ardenne: Sauerstoff-Mehrschritt-Therapie, 4. Auflage, Georg Thieme Verlag, 1987.

[2] M. von Ardenne: Die zwei Grundarten des Effektes der Sauerstoff-Mehrschritt-Therapie. Überraschende Aufklärung bisheriger Meinungsverschiedenheiten über die Therapieeffizienz. Therapeutikon *1* (1988), 49 (Nr. 374).

[3] M. von Ardenne: Ein unverzichtbarer Weg zur Verbesserung von Lebensqualität, Blutbild und Therapiewirkung bei Chemo- und Strahlentherapie des Krebses. Vortrag auf dem 8. Krebskongreß der DDR. 15. bis 18.4.1985 in Berlin.

7.27 Soforthilfe bei konventionell behandelten Krebspatienten und Senkung der Wahrscheinlichkeit des Entstehens von Tochtergeschwülsten (Metastasen)

Ein Hauptgrund für die weltweit erkannte große Krise der heutigen konventionellen Krebstherapie (mit Chirurgie, Strahlentherapie, Chemotherapie) ist nach [1] die von den konventionellen Maßnahmen selbst verursachte Verschlechterung der körpereigenen zellulären Krebsabwehr. Diese Verschlechterung begrenzt die Effizienz der konventionellen Therapie, so daß sich eine zu niedrige Heilungsrate und eine zu hohe Metastasierungsrate (im Schnitt von 30 bis 60%) ergibt. Als Ursache der Abwehrverschlechterung haben wir das *Zusammenwirken* der *O_2-Status-Abnahme* (Senkung des Energiestatus) infolge des Distreß der konventionellen Therapiemaßnahmen (Abb. 12) *mit der gleichzeitig ausgelösten Leukopenie* erkannt. Meßbeispiele zum Leukopenieverlauf bei den drei konventionellen Therapiemaßnahmen sind in Abb. 90 gebracht.

Bei der Kombination mit dem Prozeß der Sauerstoff-Mehrschritt-Immunstimulation gelingt es, die stark depressiven Wirkungen der konventionellen Krebstherapie zu kompensieren (Abb. 36) oder sogar zu überkompensieren. Ein sofort anwendbares *Konzept* dieser Kombination [2] ist in Abb. 91 bzw. mit ausführlichem Kommentar für den behandelnden Arzt in Abb. 92 wiedergegeben.

Eine Vorstellung von dem etwa gegebenen Fortschritt in bezug auf Krebsabwehrstatus, Krebszellenvernichtung, Rezidivbildung und Metastasierung bringt die Gegenüberstellung in Abb. 93.

Aus Abb. 93 A folgt gemäß K. S. ZÄNKER, daß bei den gegenwärtig üblichen therapeutischen Maßnahmen nach chirurgischer Entfernung des Primärtumors unter günstigen Verhältnissen mit einer *restlichen Zahl Krebszellen von* 10^9 und nach anschließender Chemo- oder Strahlentherapie von ungefähr 10^6 gerechnet werden muß.

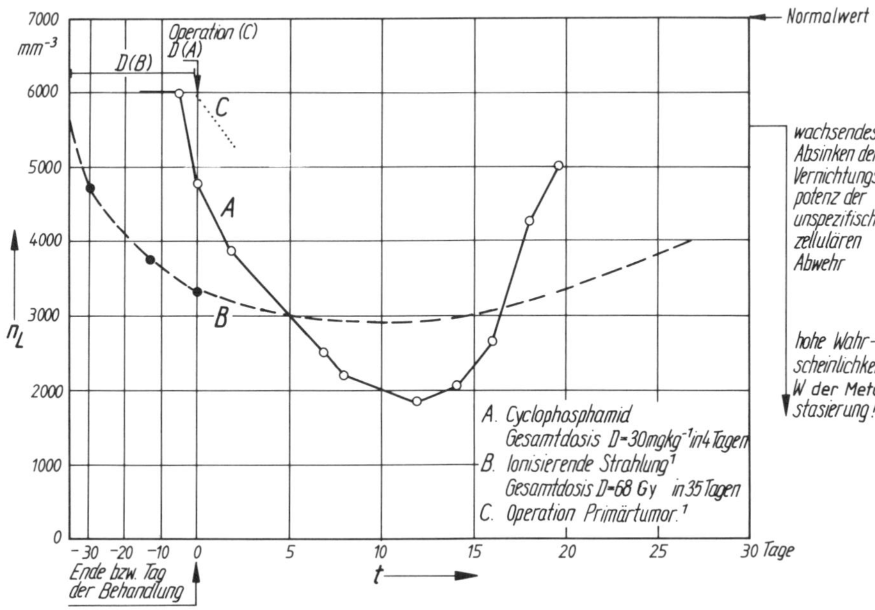

[1] Volumen des Primärtumors ≈ 800 cm^3.

Abb. 90: Meßbeispiele für das Absinken der Zahl n_L von Leukozyten (Leukopenie) nach einmaliger Einwirkung von Zytostatika (A), ionisierender Strahlung (B) und chirurgischer Behandlung (C).

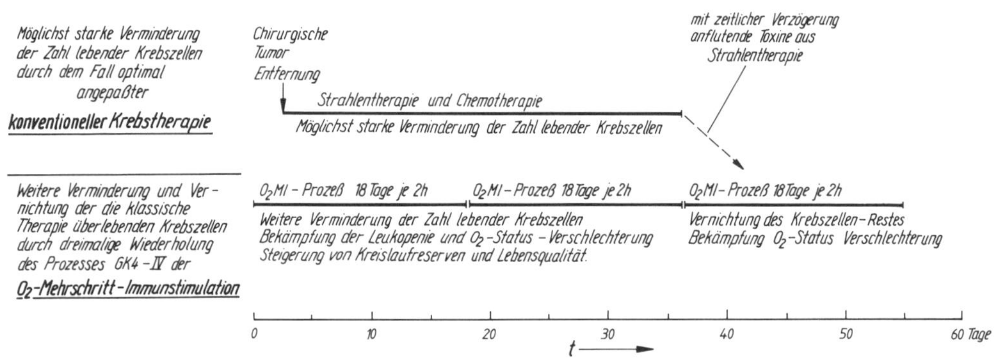

Abb. 91: Programmierung der hocheffizienten Kombination von konventioneller Krebstherapie und drei 18 Tage-Prozessen der Sauerstoff-Mehrschritt-Immunstimulation (O_2MI), Variante GK 4-I.
Haupteinsatz des 36 h - 18 Tage-O_2-Mehrschritt-Immunstimulation-Prozesses zur Vernichtung des Krebszellenrestes, der nach optimal gestalteter konventioneller Krebstherapie noch überlebt hat. Gleichzeitig Metastasierungsprophylaxe.

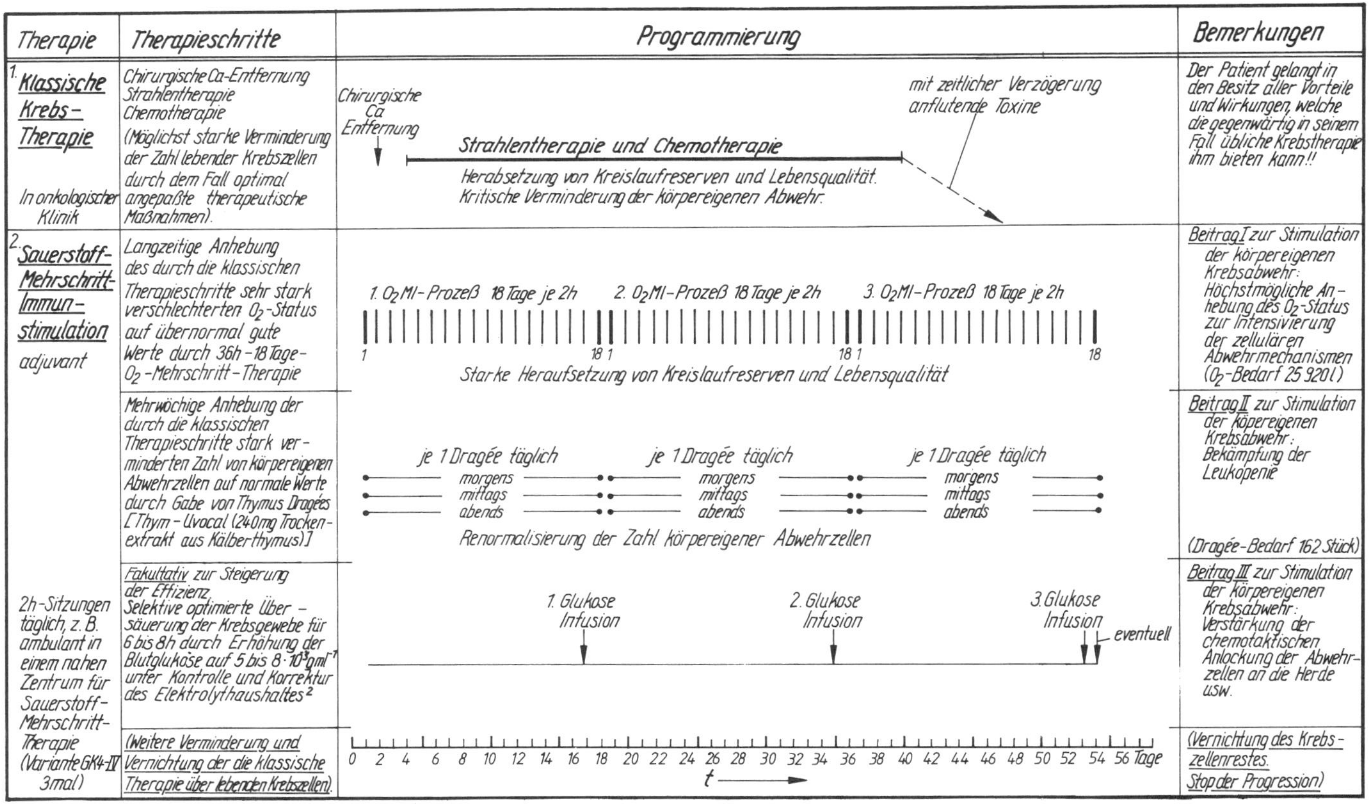

[1] Fa. Dr. Kurt Mulli Nachf. – D-7844 Neuenburg, Otto-Hahn-Str. 2, BRD

[2] H. G. Lippmann, D. Graichen: Glukose- und K^+-Bilanz während hochdosierter intravenöser Glukosezufuhr. Infusionstherapie 4 (1977) 166, Nr. 204. Glukose (40% Infusionslösung) mit 16 IE Alt-Insulin pro 500 ml und einer Rate von 1,9 bis 2,8 g min^{-1}. Infusion über Verweilkatheter z. B. von Vena subclavia in Vena cava superior vorgeschoben. Elektrolytzugabe (K^+) ≈ 10 m val K^+ pro 100 g Glukose ≙ 10 m val Sol. Kal. chrorat pro 100 g Glukose. Zeitdosis < 20 m val pro Stunde.

Abb. 92: Sofort anwendbares Konzept mit adjuvanter stimulierter Immunabwehr.

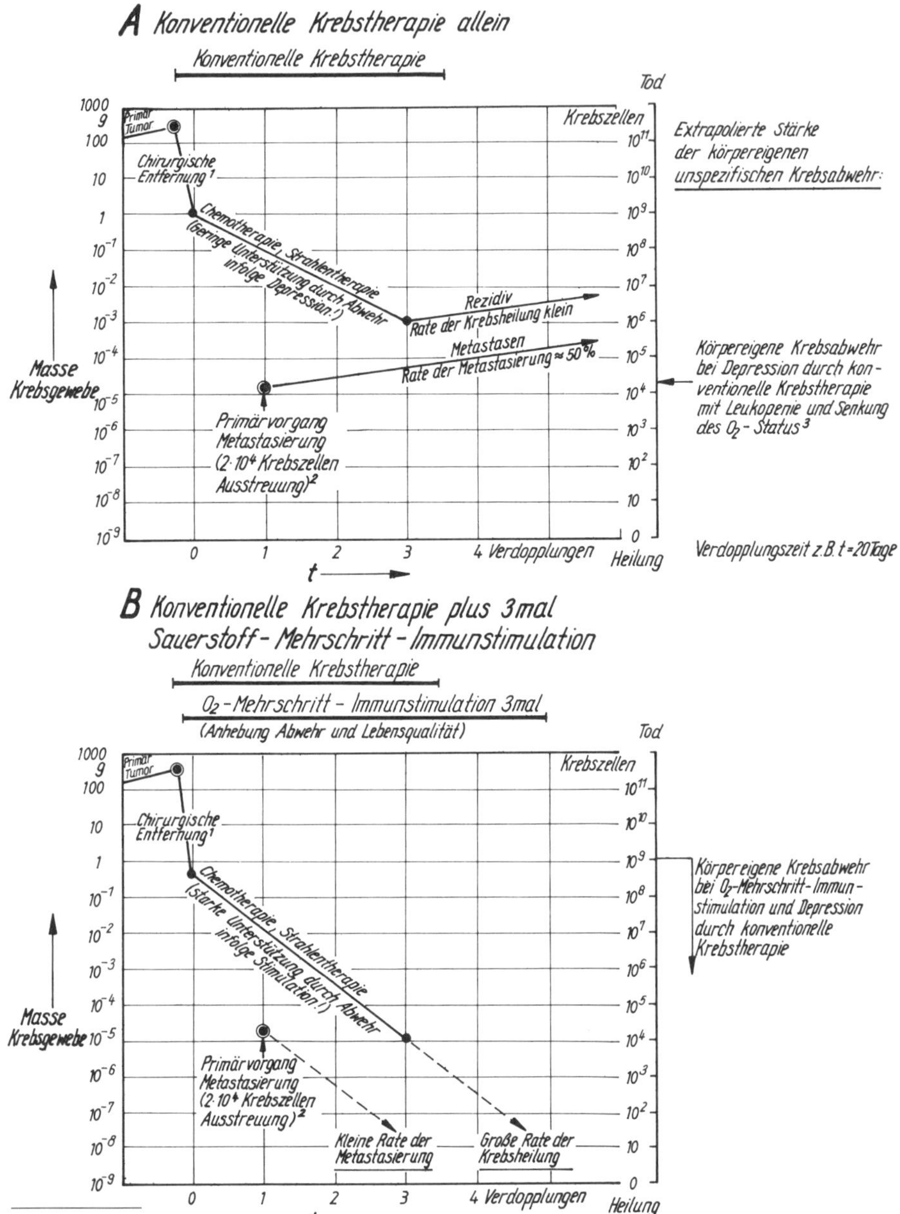

[1] nach K. Zänker

[2] nach E. Krokowski

[3] Zahlenwert folgt aus mittlerer Metastasierungsrate und mittlerer Zahl ausgestreuter Krebszellen.

Abb. 93: Die zelluläre Entwicklung der vitalen Krebsgewebeanteile unter konventioneller Krebstherapie mit starker Depression der unspezifischen Abwehr (A) und unter konventioneller Krebstherapie mit starker Stimulation der unspezifischen Abwehr (B) durch ambulante 3 × 18 Tage-Behandlung mit dem Prozeß GK 4-IV der O_2-Mehrschritt-Immunstimulation. Richtwerte.

Zur Bekämpfung der Metastasierung, die bekanntlich 80% aller Krebstodesfälle verschuldet [3], müssen zu einem Zeitpunkt, welcher nicht viel später liegt als die Ausstreuung der zur Metastasierung führenden Zellen, nach E. KROKOWSKI [3] etwa 10^5 Krebszellen vernichtet werden.

Die genannten Zahlen von etwa 10^6 nach konventioneller Therapie des Primärtumors überlebender Krebszellen und von etwa 10^6 bis 10^7 zur Metastasierung oder zur Rezidivierung führender Krebszellen liegen noch so hoch, daß in der Regel die körpereigene zelluläre Krebsabwehr zur Vernichtung nicht ausreicht, *weil sie aus den besprochenen Gründen gerade in dieser Phase kritisch geschwächt ist.* Der Richtwert für die während konventioneller Krebstherapie gegebene Abwehrdepression dürfte bei 2×10^4 Krebszellen liegen. Diese aus unserer Forschung erkennbar gewordenen Zusammenhänge führten den Verfasser zu folgender, sofort realisierbarer *Variante mit konventioneller Krebstherapie und adjuvanter Sauerstoff-Mehrschritt-Immunstimulation [4]:*

In der ersten Therapiephase wird nach konventioneller Art alles getan, um die Zahl überlebender Krebszellen zu minimieren. Chirurgische Entfernung und Strahlentherapie des Primärtumors, ferner Chemotherapie, insbesondere bei bereits bestehenden Metastasen (Abb. 93), Ziel: Zahl überlebender Krebszellen $\leq 10^6$. Dann wird gemäß Abb. 91 als adjuvante Maßnahme die Variante „36 h – 18 Tage-O_2-Mehrschritt-Immunstimulation“ GK 4-IV erst zweimal gleichzeitig mit der Strahlentherapie und (oder) Chemotherapie sowie bei der letzten Wiederholung zur Vernichtung der restlichen noch lebend gebliebenen Krebszellen eingesetzt.

Bei dieser Kombinationsbehandlung gelangt der Patient in den Besitz aller Vorteile und Wirkungen, welche die gegenwärtig in seinem Fall übliche Krebstherapie ihm bieten kann. Der behandelnde Onkologe braucht nicht umzudenken und auch keine neuen Anlagen. Nur muß er bereit sein, den Patienten während der konventionellen Therapie täglich für zwei Stunden der Sauerstoff-Mehrschritt-Immunstimulationbehandlung (evtl. ambulant in einem der O_2MT-Zentren gemäß Adressenliste) zu überlassen.

Dieser adjuvante Prozeß kann niemals schaden. Es gibt kein medizinisches Argument gegen die Nutzung dieses Konzepts. Mindestens gewinnt der Patient eine *Milderung der Nebenwirkungen von Strahlen- und Chemotherapie (Erhöhung seiner Lebensqualität) in dieser Phase.* Außerdem ergibt sich, wie schon erwähnt, aus der Stimulierung der körpereigenen Krebsabwehr eine bedeutende *Effizienzzunahme der konventionellen Krebstherapie*, welche zur Steigerung der Heilungsrate und Senkung der Metastasierungsrate führen muß.

Für den gerade an Krebs (Primärtumor) *erkrankten Patienten ist es von höchster Bedeutung, daß sofort im Rahmen seiner Behandlung alles getan wird, um die Wahrscheinlichkeit des Entstehens von Tochtergeschwülsten* (Metastasen) *stark herabzusetzen* [5], [6], [7], [8]. Bei dem gegenwärtigen Stand der Onkologie muß er dies selbst kontrollieren! Damit der Patient hierzu in der Lage ist, wurde dieser Buchabschnitt in größerer Ausführlichkeit abgefaßt. Erinnert sei daran, daß über 80% aller Krebstodesfälle durch *Metastasen bedingt* sind und nur etwa 10% aller Krebstodesfälle durch den Primärtumor [3]. Ferner folgt aus der Literatur, daß die Wahrscheinlichkeit einer Metastasierung mit zunehmender Größe des manipulierten Primärtumors (zunehmendes Stadium) sich bei der Erstbehandlung schnell erhöht. Ein Beispiel für das Mamma-Ca ist nach [9] in Abb. 94 eingetragen.

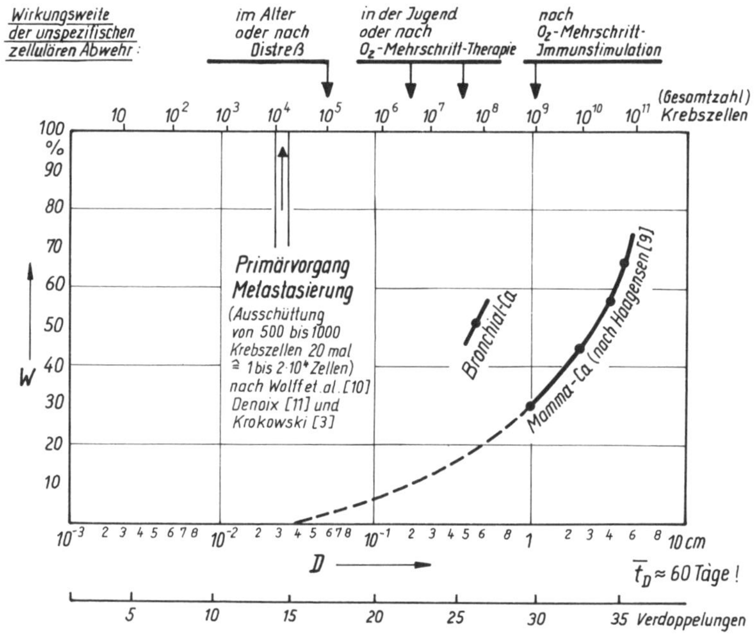

Abb. 94: Primärvorgang der Metastasierung und Wahrscheinlichkeit W der Metastasierung in Abhängigkeit vom Tumordurchmesser D beim Mammakarzinom (nach chirurgischer, radiologischer oder chemotherapeutischer Behandlung).
Unter Verwendung von Angaben bei E. Krokowski [3].

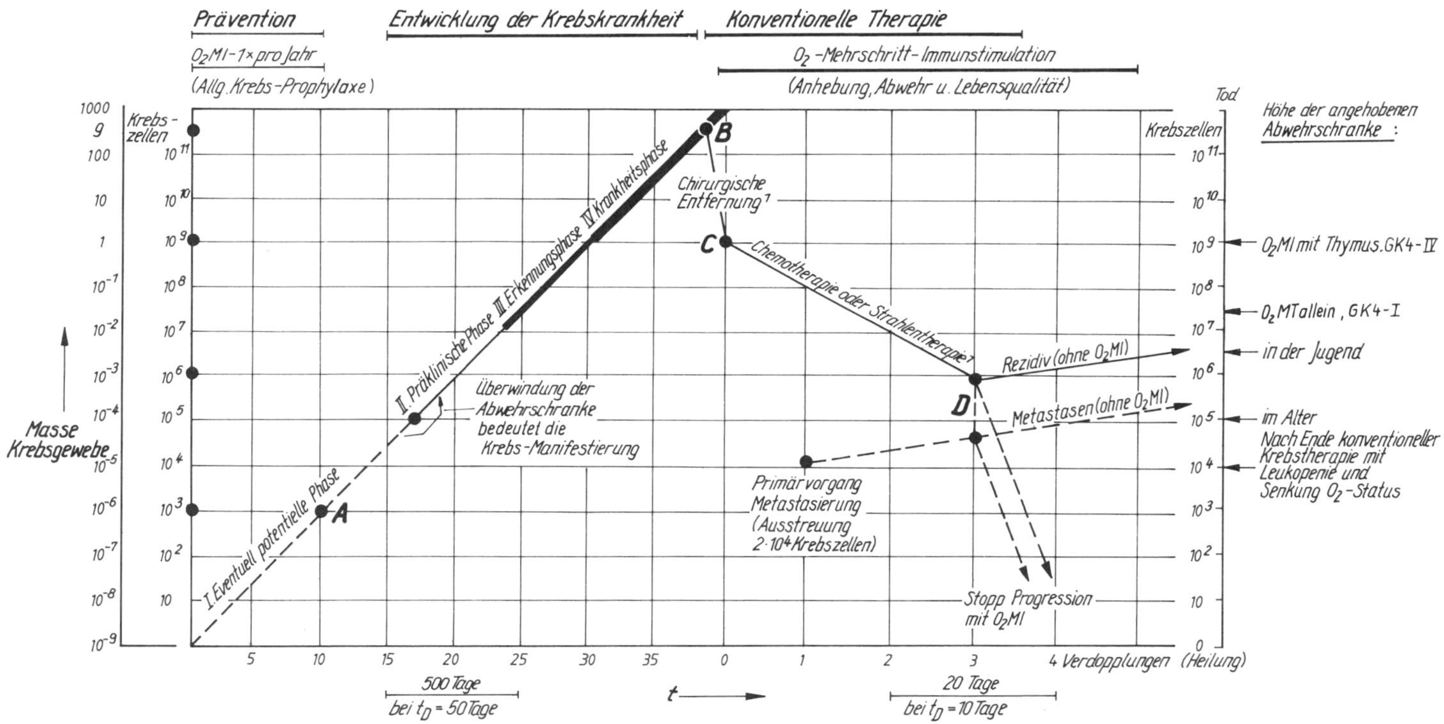

[1] Zahlenwerte nach K. Zänker, Vortrag Wildunger Symposium der Ärztegesellschaft für Sauerstoff-Mehrschritt-Therapie 30. 8. 1985.

Abb. 95: Zelluläre Entwicklung der Krebskrankheit und die Bekämpfung des Primärtumors durch konventionelle Therapiearten mit Ergänzung (Unterstützung) durch Sauerstoff-Mehrschritt-Immunstimulation [O_2MI]. Allgemeine Krebsprophylaxe bei Zellzahl $\leqq 10^3$ (A). Ziele und Wirkungen der adjuvanten O_2MI sind Senkung der Metastasierungsrate, Erhöhung der Heilungsrate sowie Anhebung der durch Chemotherapie oder Strahlentherapie reduzierten Kreislaufreserven und Lebensqualität. Leitprinzip: Bekämpfung des Krebses in Stadien mit kleiner Zellzahl.

Für durchschnittliche Tumorabmessungen im Augenblick der ersten therapeutischen Behandlung und für häufige Tumorarten (z. B. Mamma-Ca, Lungen-Ca, Melanom) *liegt die Metastasierungswahrscheinlichkeit bei 30 bis 60% und sogar darüber.* Es kann das weitere Schicksal des Patienten davon abhängen, daß zum Zeitpunkt der Therapie des Primärtumors die angegebene adjuvante Behandlung auch gegen Widerstände durchgesetzt wird und wirklich stattfindet.

Die vorstehenden Fakten weisen darauf hin, daß die besprochene Ergänzung der konventionellen Krebsbehandlung durch Prozesse der Sauerstoff-Mehrschritt-Immunstimulation als fast unverzichtbar einzuschätzen ist und daß diese Ergänzung in möglichst frühen Stadien der in Abb. 95 dargestellten *zellulären Entwicklung der Krebskrankheit* einsetzen sollte.

Literatur

[1] M. von Ardenne: Sauerstoff-Mehrschritt-Therapie, 4. Auflage, Georg Thieme Verlag, Stuttgart 1987.

[2] M. von Ardenne: Hyperthermie und Krebs-Mehrschritt-Therapie. Stand unserer Forschungen zur therapeutischen Mehrschritt-Bekämpfung. Vortrag auf dem 3. Wiss. Kongreß der Gesellschaft für Biologische Krebsabwehr in Heidelberg am 15.5.1987 (Nr. 369).

[3] E. Krokowski: Programmiert die Tumortherapie auch ihren Mißerfolg? Strahlentherapie *154* (1978), 147.

[4] M. von Ardenne: Die Kombination der Schritte Hyperthermie, Hyperglykämie und Hyperoxie in den verschiedenen Varianten der Krebs-Mehrschritt-Therapie. Dresdener Vorstellungen zur Effizienzerhöhung bei der Bekämpfung des Krebses in seinen verschiedenen Entwicklungsstadien. Eröffnungsvortrag auf dem 2. Dresdener Hyperthermie-Sym. am 22.1.1987 (Nr. 361).

[5] M. von Ardenne, R. A. Chaplain: In-vivo-Versuche zur Krebs-Metastasen-Mehrschritt-Prophylaxe durch starke Intensivierung des O_2-Stoffwechsels aller Gewebe. Naturwiss. *58* (1971), 221 (Nr. 105).

[6] M. von Ardenne: Über die Methode der intensivierten O_2-Mehrschritt-Prophylaxe gegen Krebs bzw. Krebsmetastasen. Technik Med. *2* (1972), 91 (Nr. 120).

[7] M. von Ardenne: Theoretische und experimentelle Grundlagen der Krebs-Mehrschritt-Therapie, 2. Auflage, VEB Verlag Volk und Gesundheit, Berlin 1970/71.

[8] M. von Ardenne: Fundamentals of Combatting Cancer Metastasis by Oxygen Multistep Immunostimulation Processes. Medical Hypotheses 17/1 (1985), 47 (Nr. 298).

[9] C. D. Haagensen: Diseases of the breast. W. B. Saunders Co., Philadelphia, London, Toronto 1971.

[10] H. Wolff, G.-H. Schwarz, K. J. Bohn: Über das Wachstum von benignen Lungengeschwülsten und Lungenmetastasen. Med. Klin. *59* (1964), 1817.

[11] P. Denoix: Treatment of malignant breast tumors. Springer, Heidelberg 1970.

[12] M. von Ardenne: Die Erhöhung des Leistungs- und Lebensalters der Menschen durch die künftige multidisziplinäre Medizin. Technological Forecasting and Social Change *4* (1972), 101 (Nr. 114a).

7.28 Einsatz bei der Krebs-Mehrschritt-Therapie (im Forschungsstadium)

Trotz des erreichten sehr hohen Standes von Methodik und Technik der *Krebs-Mehrschritt-Therapie* (Kurzbezeichnung KMT) [1], [2], [3], [4], [5], [6], [7], [8] schweigen wir gegenwärtig in den Massenmedien über die erzielten Fortschritte, weil die zwei bestehenden Einrichtungen wegen ihrer Aufgaben im Bereich der klinischen Forschung und ihrer zu geringen Patienten-Behandlungskapazität keine sofortige Hilfe geben können. Jede öffentliche Äußerung würde gegenwärtig und in den nächsten Jahren noch unerfüllbare Hoffnungen erwecken. Wenn aber an dieser Stelle über den letzten Stand berichtet wird, so hat das mehrere Gründe: Die *Hyperthermie,* die wir in [1], [2], [3] mit einigen Besonderheiten 1965 als eine Maßnahme zur Bekämpfung des Krebses zur Diskussion stellten, ist heute in der Welt-Krebsforschung etabliert. Es ist ein Weg, der im Gegensatz zu fast allen anderen Krebstherapien aus Gründen der Wärmeleitung im Gewebe [9] gerade *in späteren Stadien mit großer Tumormasse die besten Erfolgsaussichten* hat. Frühere Erfahrungen des Autors auf dem Gebiet der Hochfrequenztechnik und Elektronik haben dazu beigetragen, daß die Hyperthermietechniken, welche in unserem „*Selectotherm*-Verfahren“ vereinigt sind, heute mit an der Spitze dieser Technik stehen dürften. Es kommt jetzt darauf an, daß Therapieanlagen dieser Art an vielen Plätzen errichtet werden, um die weitere klinische Forschung und die Möglichkeiten für die Behandlung von Krebskranken auf eine breitere Basis zu stellen. Für die Förderung dieser aussichtsvollen Richtung der *Therapie,* wo ein Erfolg unmittelbar dem Patienten in seiner Not helfen würde, sollten die *Einrichtungen und Vereine für Krebshilfe* Mittel zur Verfügung stellen oder sich Mäzene finden. Die Voraussetzung für die Realisierung dieser Anregung ist erfüllt, denn 1988 hat die Herstellung von Kleinserien der Selectotherm-Technik beim VEB Transformatoren- und Röntgenwerk Dresden begonnen.

Die *Krebs-Mehrschritt-Therapie* (KMT) besteht aus sinnvollen Kombinationen der methodisch und technisch hochgezüchteten Einzelschritte *Hyperthermie, Hyperglykämie und Hyperoxie.*

Das *Grundkonzept* enthielt bereits die selektiven Hauptschritte aller modernen Varianten der KMT:

A. Den *Hyperthermie-Schritt* schon in zweistufiger Form mit Aufstockung der Krebsgewebetemperatur auf eine etwas niedrigere und daher leichter verträgliche Körperkerntemperatur.

B. Den *Hyperglykämie-Schritt* mit vielstündiger Steigerung der Blutglukose auf das Vier- bzw. heute bis Achtfache der normalen Konzentration zur hochgradigen selektiven Übersäuerung der Krebsgewebe durch Stimulierung ihrer aeroben Glykolyse. (Wegen der ausgelösten Sensibilisierungseffekte unverzichtbar in Verbindung mit Hyperthermie und (oder) ionisierender Strahlung).

C. Den *Hyperoxie-Schritt* zur Stabilisierung von Kreislauf und Blut-Hirn-Schranke sowie zur Verstärkung der körpereigenen zellulären Krebsabwehr. 1972 wurde dieser Schritt durch Hinzufügung eines Immunmodulators (damals BCG) ergänzt und in den folgenden Jahren dann zum bereits besprochenen Schritt der „Sauerstoff-Mehrschritt-Immunstimulation“ erweitert.

Die seit 1965 im Rahmen der Entwicklung und der Verfeinerung des KMT-Konzepts vorgenommenen Änderungen bezogen sich hauptsächlich auf die Dosierung der Schritte und ihr Timing sowie auf die Hochzüchtung der Hyperthermietechnik.

Bei alleiniger Anwendung von Hyperthermie und der vorgesehenen Hyperthermiedauer besteht nur ein sehr geringer Temperaturspielraum zwischen der bei etwa 44 °C liegenden Schädigungstemperatur von Normalgewebe und der etwas über 42,5 °C liegenden Temperatur für die gewünschte Schädigung der Krebsgewebe. Bei selektiver Thermosensibilisierung der Krebszellen bzw. des Krebsgewebes durch Hyperglykämie wird der Temperaturspielraum von zunächst 1 1/2 °C auf etwa 3 °C erhöht. *Diese Erweiterung des Temperaturspielraums durch Hyperglykämie* ist besonders willkommen, wenn das Ziel verfolgt wird, auch Metastasen zu bekämpfen, d. h. die Therapie nicht nur lokal, sondern in einer größeren krebsverdächtigen Körperregion durchzuführen. Für die *Regionalhyperthermie* wurde 1977 das Selectothermverfahren nach M. und Th. von Ardenne konzipiert [4] und unter Mitarbeit von G. Böhme, E. Kell und M. Zimmermann weiterentwickelt [5], [6]. Bei diesem Verfahren erfolgt eine Homogenisierung des Energieeintrags in die jeweiligen Körperregionen durch geometrisch angepaßte Führung des Hochfrequenzapplikators auf *dem Behandlungsfall angepaßten zyklischen Rasterbahnen*. Hierzu kann bei der neuen Anlagengeneration Abb. 96 der in Abb. 97 fotografierte Applikator über roboterartige Elemente nach einem vorausberechneten Programm elektronisch auf die angepaßten Rasterbahnen gesteuert werden.

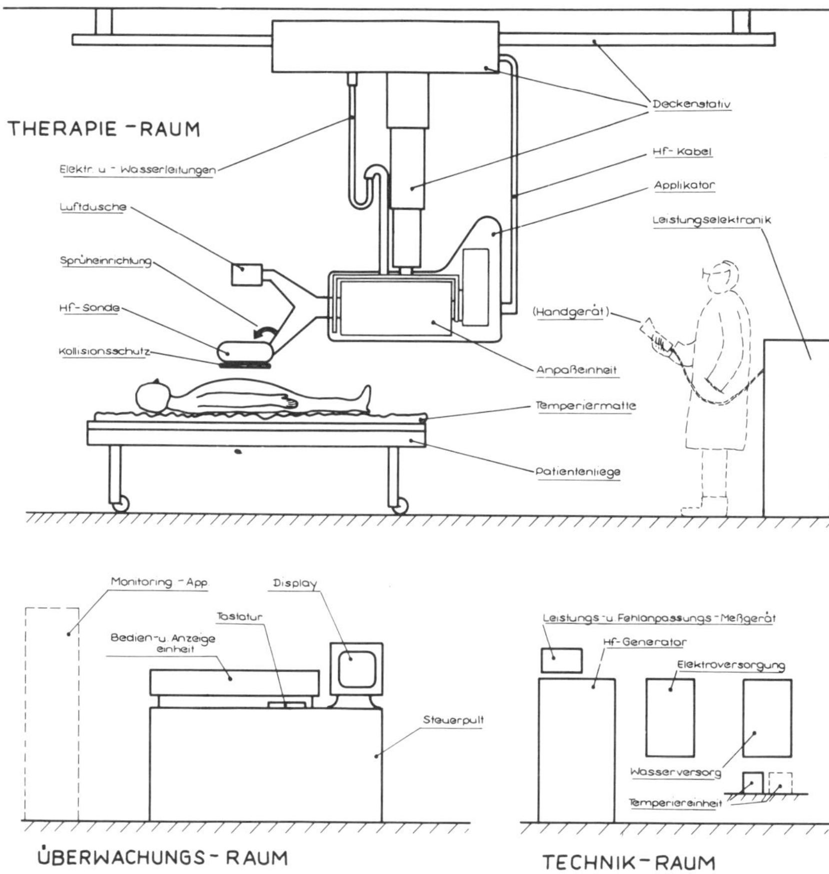

Abb. 96: Schematische Darstellung der KMT-Selectotherm-III Anlage für homogenisierten Energieeintrag zum Körperkern (z. B. $T_N = 41{,}5\,°C$) und zur krebsverdächtigen Körperregion ($T_K = 42{,}5\,°C$). Zweistufige Hyperthermie mit O_2-Inhalation.

Um teure Hochfrequenzenergie einzusparen, erfolgt bei der neuesten Ausführung die Aufwärmung auf die vorgesehenen Körperkerntemperaturen hauptsächlich durch die mitabgebildete *Infrarot-A-Patientenliege* [6] (Anregung Dr. med. h. c. Erwin Braun). Durch partielle Abdeckung der Infrarot-A-Einstrahlung auf den Patientenkörper oder durch Wasserkühlung von Hautflächen oder aber durch zusätzlichen Energieeintrag über den geführten Hochfrequenzapplikator läßt sich oft im Patientenkörper ein kleiner zusätzlicher Temperaturunterschied zwischen Körperbereichen herbeiführen, welcher eine Regionalhyperthermie mit drei Temperaturstufen gemäß Abb. 98 erschließt.

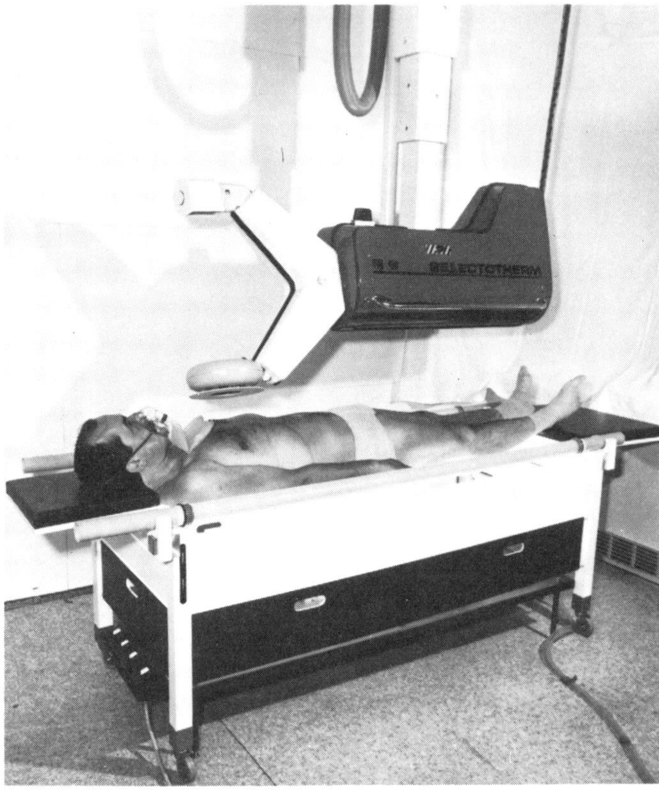

Abb. 97: Blick auf die KMT-Selectothermanlage der III. Generation für dreistufige Regionalhyperthermie mit dem Fall anpaßbarer Führung der Applikatorrasterbahnen und mit unterschiedlicher Erwärmung von Körperbereichen auf der Infrarot-A-Patientenliege.

Bei klinischen KMT-Behandlungen beobachteten wir unerwünschte Temperatursteigerungen außerhalb des Zielgebiets durch den in [5] besprochenen „*Körpergrenzeneffekt*". Der Wunsch, diesen kritischen Effekt, welcher wiederholt zu thermischen Komplikationen führte, auszuschalten, leitete uns zur Erfindung und Entwicklung neuer, in Abb. 99 skizzierter Applikatorformen, durch welche gleichzeitig der Energieeintrag in größerer Gewebetiefe verbessert werden konnte.

Durch das *neue Applikatordoppelsystem* mit Nahfeldformung wird der Energieeintrag in 5 cm Tiefe von 25 auf 50% angehoben. Zur weiteren Anpassung der Hyperthermietechnik an spezielle klinische Patientenfälle wurden *verschiedene Hilfseinrichtungen für Körper-*

höhlen zum Zwecke zusätzlicher Wärmeabgabe entwickelt und in Tierversuchen hochgezüchtet sowie erprobt. Das Prinzipschema zum Betrieb dieser Hilfseinrichtungen bringt Abb. 100.

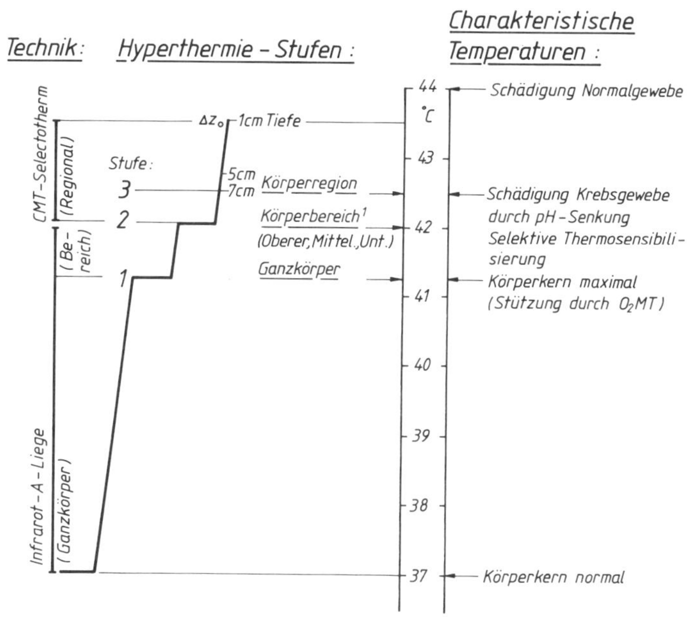

[1] Bei den nicht in die regionale Therapie einbezogenen Körperbereichen erfolgt keine oder herabgesetzte Energieeinstrahlung und (fakultativ) Kühlung.

Abb. 98: Die Temperaturverhältnisse bei dreistufiger Regionalhyperthermie nach dem KMT-Selectothermverfahren.
(Kreislaufschonend, Metastasenbekämpfung), Prinzip der zweistufigen Hyperthermie M. v. Ardenne 1965.

Endlich, nach 22 Jahren, beginnt die Erkenntnis sich durchzusetzen, daß der zur selektiven Krebsgewebeübersäuerung führende Schritt der *Hyperglykämie* [1] in Verbindung mit Hyperthermie als synergistischer Schritt unverzichtbar ist. Unter in-vivo-Bedingungen führt die von Otto Warburg entdeckte *aerobe Glykolyse* der Krebszellen [10] noch zu keinem wesentlichen pH-Unterschied zwischen Krebszellen (pH 7,0 bis 7,2) und den schwach gärenden Normalzellen des Organismus (Gehirn z. B. pH = 7,05; Retina 7,0 und unerregtes Nervengewebe 6,8). Erst die 1965 [1] beschriebene *Maßnahme einer Steigerung der Blutglukosekonzentration auf das Vier- bis Fünffache bzw. heute bis Achtfache der Norm* führte zu dem aus Abb. 101 ersichtlichen selektiven Unterschied von etwa einer pH-Einheit.

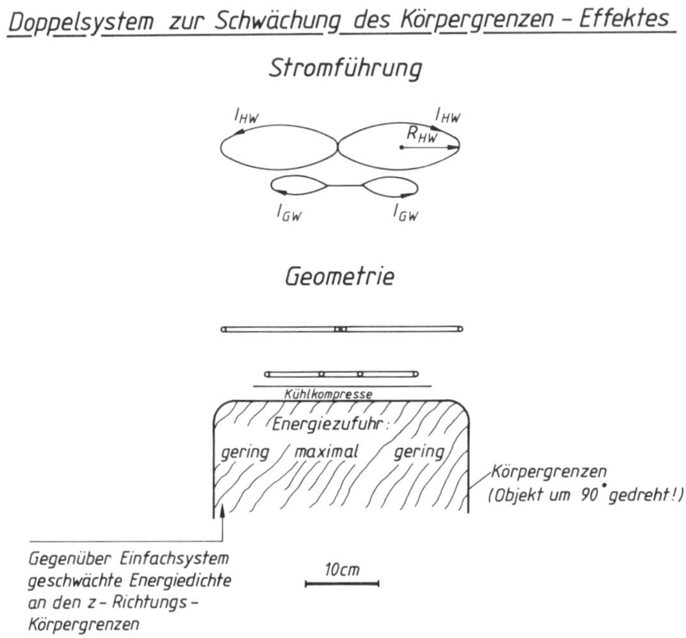

Abb. 99: Stromführung und Geometrie beim Selectotherm-Applikator-Doppelsystem[1] mit Schwächung der erhöhten Energiedichte an in z-Richtung verlaufenden Körpergrenzen und Nahfeld-Formung.

[1] WP ang. M. v. Ardenne - G. Böhme - M. Zimmermann - H.-J. Götting.

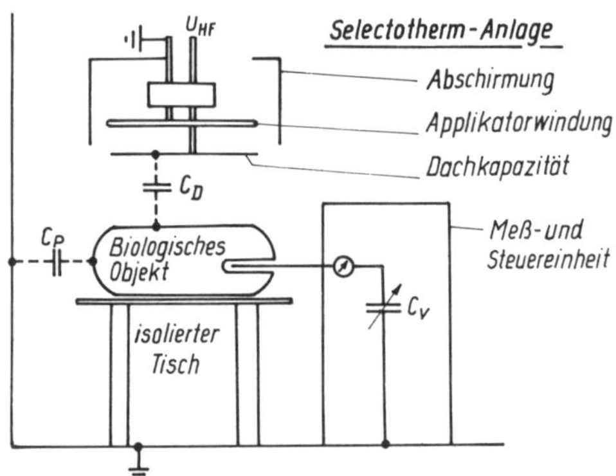

Abb. 100: Prinzipschema des HF-Applikators für aufgestockte Körperhöhlenhyperthermie.

Um in vivo eine maximale Übersäuerung im Krebsgewebe zu erzielen, muß beim Prozeßtiming der Zeitpunkt abgewartet werden, bis sich stationäre Verhältnisse ausgebildet haben. Das bedeutet, daß man die Erhöhung der Glukosekonzentration im Blut des Patienten für eine Zeitspanne vornehmen muß, welche dreimal so groß ist, wie die mittlere Zeitkonstante der Glukoseversorgung im Krebsgewebe, welche etwa eine Stunde beträgt. Zur angestrebten maximalen Übersäuerung des Krebszellen- bzw. Krebsgewebes ist daher die hohe Blutglukosekonzentration für mehr als etwa 180 min aufrechtzuerhalten.

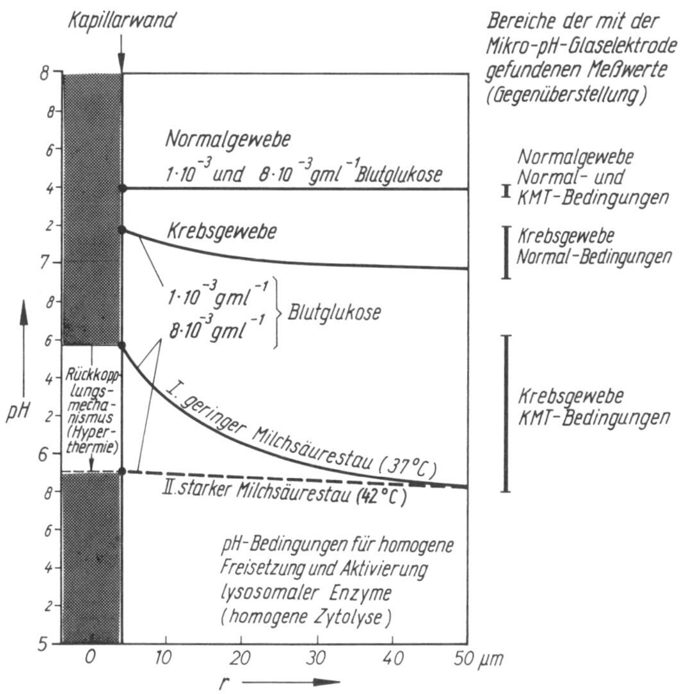

Abb. 101: Der pH-Wert als Funktion der Kapillarachsenentfernung r für den venösen Kapillarbereich unter Normalbedingungen und KMT-Bedingungen. Berechnet für den Fall stationärer Konzentrationsverhältnisse und Krebsgewebevolumina $> 100\ mm^3$
(A. und M. von Ardenne 1977) [11].

Ein grundlegendes Ergebnis für das KMT-Konzept war der Befund Abb. 102 [12], [13], daß auch *Mikrometastasen bis zu etwa 3 mm^3 Volumen nahezu optimal übersäuerbar* sind.

Mit noch kleineren Mikrometastasen wird die körpereigene zelluläre Krebsabwehr, besonders die stimulierte Abwehr fertig.

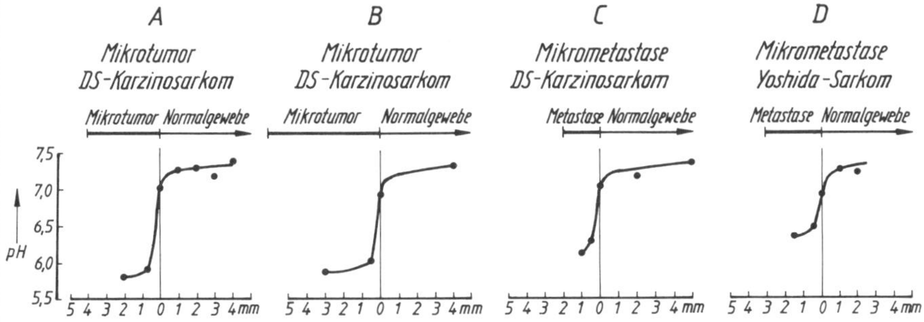

Abb. 102: Messungen zum pH-Profil im Innern und in der Nähe optimiert übersäuerter Mikrotumoren und Mikrometastasen verschiedener Abmessungen und Art. Nach in-vivo-Messungen mit der Mikro-pH-Glaselektrode. Länge der freien Meßspitze ≈ 80µm $4 \cdot 10^{-3}$ gml^{-1} Blutglukose. t = 200 min. 1969 [28].

Für den *klinischen Einsatz der Hyperglykämie* war es notwendig, darauf zu achten, daß unter der kräftigen Glukoseinfusion keine Entgleisung des Elektrolyt- und Wasserhaushalts entsteht [14] und daß auch bei Steigerung der Blutglukosekonzentration bis zum achtfachen Wert der Norm die Blut-Hirn-Schranke mit Sicherheit stabil bleibt. Diese zweite Bedingung wird durch den *Hyperoxie*-Schritt erfüllt. Bisher sind etwa insgesamt 1000 Krebspatienten mit Hyperglykämie (in Kombination mit Hyperthermie) behandelt worden (DDR, BRD, Sowjetunion), ohne daß ein Zwischenfall eingetreten ist.

Die zitierten Forschungsergebnisse zeigten, daß durch die Methode der optimierten Krebsgewebeübersäuerung (Hyperglykämie) ein hochselektiver Therapieschritt für die Anwendung beim Menschen bereitstand. Schon 1967 [15] war darauf hingewiesen worden, daß eine Selektionsquelle der beschriebenen Art *zur Erzielung hoher Gesamtselektivität vielfach ausgenutzt werden kann.*

Die Hyperglykämie wird im KMT-Konzept vielfach zur Steigerung der Selektivität und der Effizienz genutzt:

A. zur *selektiven Thermosensibilisierung* der Krebszellen um etwa 2 °C bzw. der Krebsgewebe in vivo. Begünstigung der selektiven Hämostaseauslösung [16];

B. zur *selektiven Strahlensensibilisierung* der Krebszellen und Krebsgewebe [17] um den Faktor etwa 2,5. Diese Möglichkeit ist auch von fundamentaler Bedeutung für das später besprochene Konzept der Halbkörper-Schwachdosisbestrahlung;

C. zur *Immunosensibilisierung* durch Verstärkung der chemotaktischen Anlockung von Abwehrzellen an den Herd;

D. zur Begünstigung der lysosomalen Kettenreaktion der Krebszellenschädigung [2], [18];

E. zur selektiven Chemosensibilisierung (besonders in Verbindung mit Hyperthermie) ausgewählter pH-und T-sensibler Cancerostatika.

Bei tierexperimentellen Studien fanden wir schon vor Jahren [19], [20], daß sowohl bei Hyperthermie als auch bei Hyperglykämie eine starke *selektive Hemmung der Blutmikrozirkulation in den Krebsgeweben* eintritt und daß die Kombination dieser beiden synergistischen Hauptschritte der KMT fast zum selektiven Stopp der Mikrozirkulation führt. Bei diesen Experimenten fanden wir beispielsweise den Hemmfaktor der Mikrozirkulation im Krebsgewebe von 0,1 bei Hyperthermie -allein- (42,5 °C, 100 min) und von 0,06 bei Hyperglykämie -allein- ($5 \cdot 10^{-3}$ gml^{-1} Blutglukose, 300 min) sowie von 0,007 bei der Kombination von Hyperthermie und Hyperglykämie.

Auch mit der integral messenden ^{133}Xenon-Clearance-Methode fand unser Nuklearmediziner bei der Kombination eine starke, wenn auch etwas geringere selektive Hemmung der Blutmikrozirkulation.

Durch die selektive Hemmung der Mikrozirkulation kommt es fast zum Wegfall der Blutkonvektionskühlung bei der Krebsgewebehyperthermie. Durch Rechnungen für homogene Energiezufuhr wurde nachgewiesen [9], daß der selektive *Wegfall der Konvektionskühlung* in den Krebsgeweben während des Energieeintrages nur bei Tumoren über etwa 2 cm Durchmesser zu selektiven Temperaturerhöhungen führt, während bei kleineren Tumoren diese therapeutisch günstige Temperaturerhöhung infolge der *Wärmeleitung* unterbleibt.

Daß der Weg mit selektiver Hämostaseauslösung und sogar schon mit Hyperthermietemperaturen von nur 40 bis 41 °C realisierbar ist (Thermosensibilisierung durch Hyperglykämie, Hämatokrit-Einfluß?), beweisen die in Abb. 103 wiedergegebenen *beiden Röntgen-Arteriographien eines Klarzellensarkoms* am rechten Oberschenkel vor und drei Wochen nach Behandlung mit dem Konzept 1977 [3] der Krebs-Mehrschritt-Therapie.

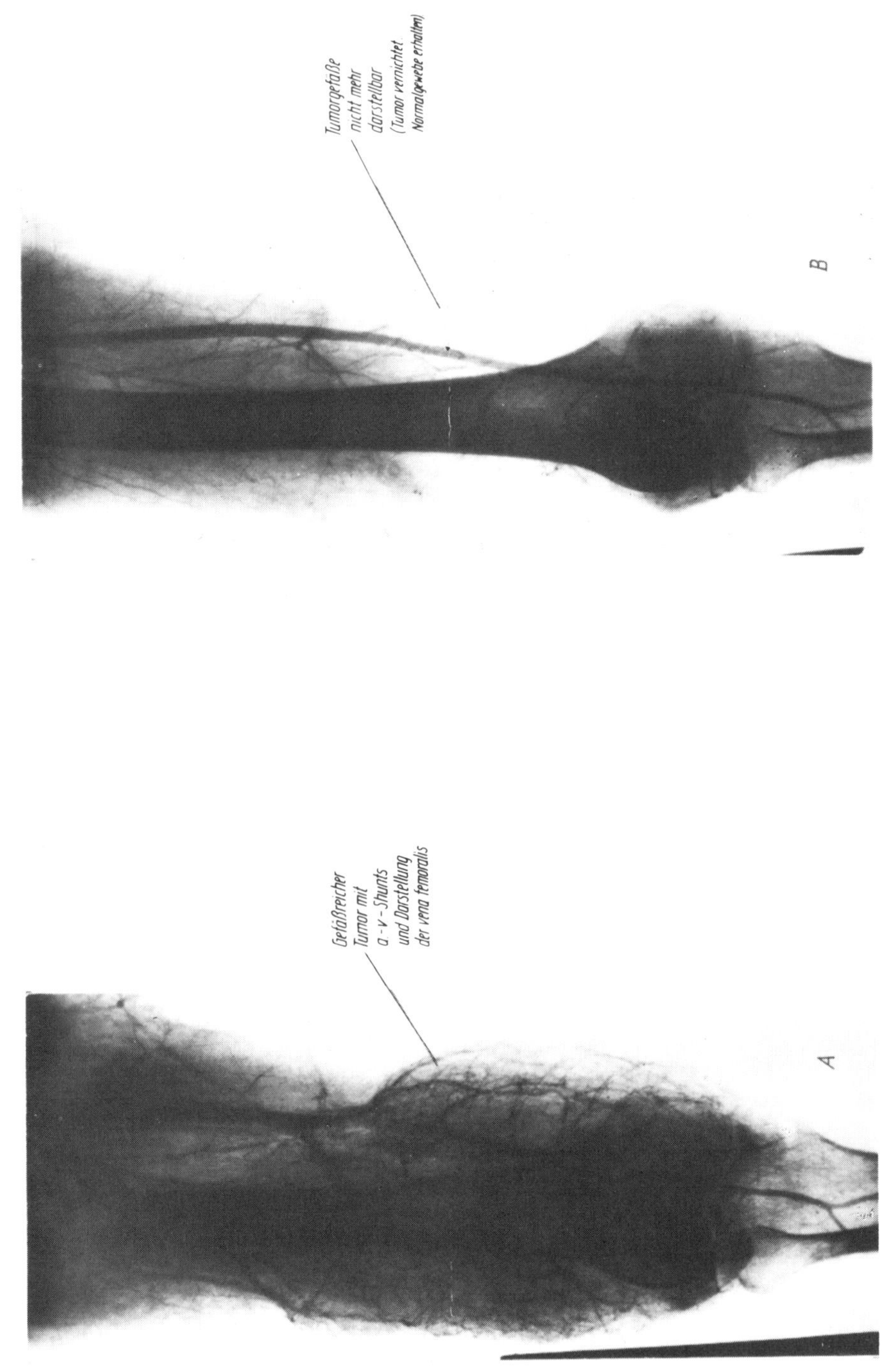

Abb. 103: Röntgen-Arteriographie eines Klarzellensarkoms (rechter Oberschenkel) vor (A) und drei Wochen nach Behandlung (B) mit dem Konzept 1977 der Krebs-Mehrschritt-Therapie. Vereinfachte Variante 2.11.79.

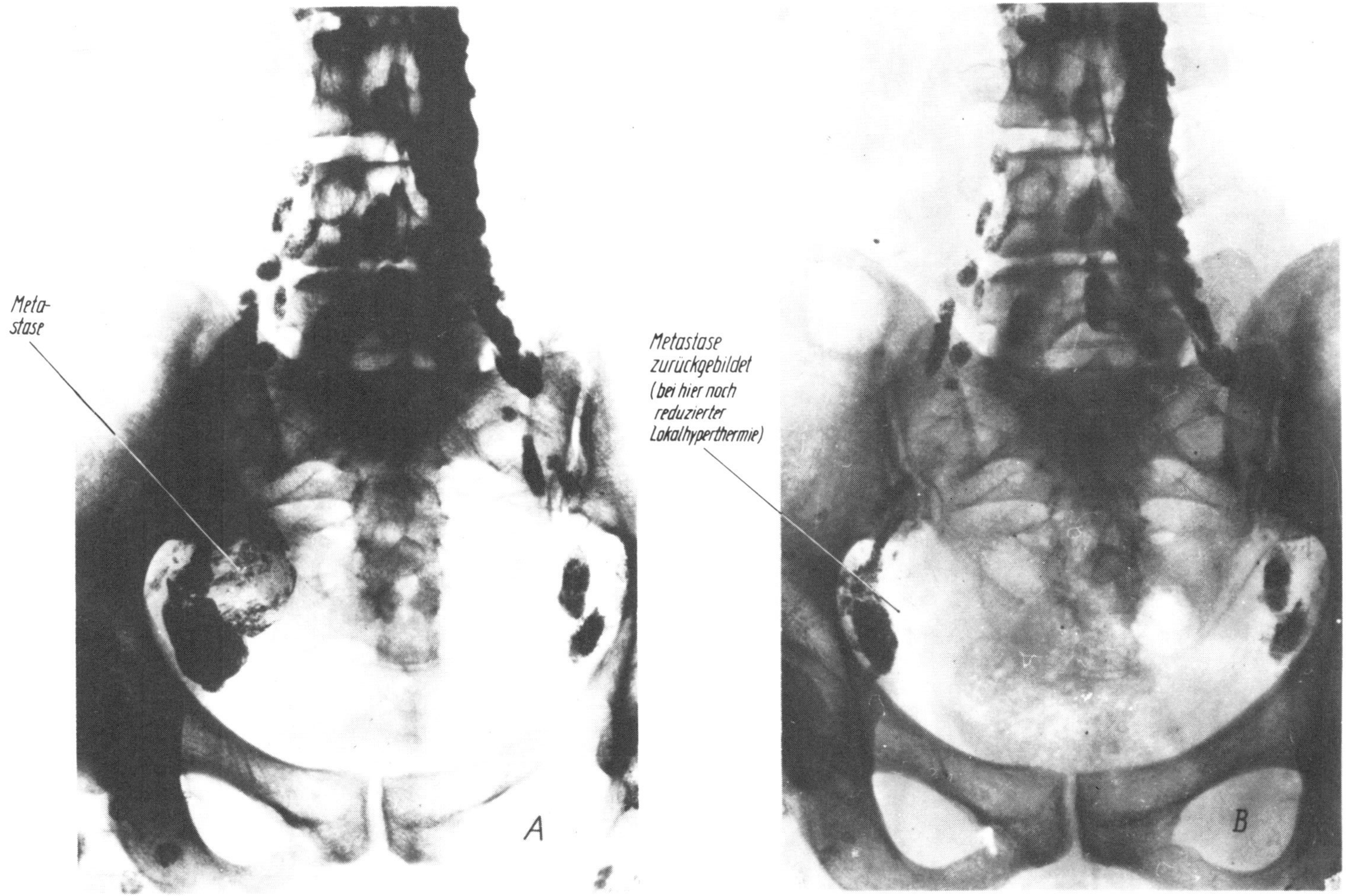

Abb. 104: Röntgenlymphographie der Lymphknotenmetastasen eines Klarzellensarkoms vor (A) und drei Wochen nach Behandlung (B) mit dem Konzept 1977 der Krebs-Mehrschritt-Therapie (Patient ♀ 52 Jahre).

Der Tumor war nach drei Wochen völlig verschwunden und die Patientin acht Jahre später noch ohne ein Rezidiv. Gleichzeitig waren auch zwei Metastasen im Beckenraum, wie Abb. 104 zeigt, beseitigt.

Das primäre therapeutische Ziel war hier nicht mehr die direkte Vernichtung der Krebszellen, sondern die Abstoppung des Blutflusses in den Krebsgewebekapillaren und damit die indirekte Vernichtung der Krebszellen durch Aushungerung.

Mit Prof. Dr. sc. med. Bodo Sarembe (Direktor der Frauenklinik der Medizinischen Akademie Dresden) begann 1975 eine größere Behandlungsreihe nach dem KMT-Konzept 1974 [21] an Patientinnen mit Zervix-Karzinom (Stadium II b). Fünf Jahre nach Ende der Studie wurden die Ergebnisse in einer Doktorarbeit analysiert. Das Resultat dieser Behandlungsreihe mit 25 Patientinnen der KMT-Gruppe und 47 Patientinnen der mit üblicher Therapie behandelten Vergleichsgruppe war oben in Abb. 45 zusammengefaßt. Die Heilungsrate nach fünf Jahren war von 72% bei der Standardbehandlung auf 92% bei der KMT-1974-Behandlung angestiegen. Gleichzeitig hatte die Metastasierungsrate von 30% auf 16% abgenommen [22]. Bei weiteren klinischen Studien ergaben sich Fortschritte ähnlicher Weite.

Unmittelbar angrenzend an unsere Institutsanlage war uns 1986 ein Gebäude (Schillerstraße 12b) für die klinische KMT-Forschung in Zusammenarbeit mit der Radiologischen Klinik der Medizinischen Akademie Dresden (Direktor Prof. Dr. sc. med. Köhler) zur Verfügung gestellt worden. Durch umfangreiche An- und Umbauten mußten die Räumlichkeiten der Aufgabe angepaßt werden. Dies zwang zu einer Unterbrechung der klinischen KMT-Forschung von 1986 bis 1988. Diese Zeitspanne wurde genutzt, um die *Selectothermanlage der III. Generation* mit ihrer neuen Applikatorform und ihrer flexiblen, elektronisch über Roboter gesteuerten zyklischen Rasterbahnführung zu entwickeln, um zur Anpassung der Hyperthermietechnik an spezielle Patientenfälle die verschiedenen *Hyperthermiezusätze für Körperhöhlen* zu schaffen und um die Temperaturmeßtechnik zu vervollkommnen sowie um den Mechanismus der manipulierten Mikrozirkulationshemmung in den Krebsgeweben weiter zu klären [23].

Die *Programmierung für die praktische Durchführung von Forschungsbehandlungen nach dem gegenwärtig gültigen KMT-Konzept* ist ausführlich in [24] angegeben. Das Konzept berücksichtigt: O_2MT-Immunstimulation, Konditionierung, zweistufige Regionalhyperthermie mit Selectothermtechnik, Hyperglykämie und die Kombination mit konventionellen Maßnahmen.

Mit dieser Technik und Methode dürfte wahrscheinlich die gegenwärtig größte Tiefenwirkung im Gewebe [25] gegeben sein.

Literatur

[1] M. von Ardenne: Syncarcinokolyse in Gestalt der Mehrschritt-Therapie. Vortrag im Heidelberger Krebsforschungszentrum am 25.9.1965.

[2] M. von Ardenne: Theoretische und experimentelle Grundlagen der Krebs-Mehrschritt-Therapie, 2. Auflage, Volk und Gesundheit, Berlin 1970/71.

[3] M. von Ardenne: Prinzipien und Konzept 1977 der Krebs-Mehrschritt-Therapie. Arch. Geschwulstforsch. *48* (1978), 504 (Nr. 183a).

[4] M. von Ardenne, Th. von Ardenne und G. Böhme: Dekawellen-Rasterhyperthermie. Ein neues Diathermieverfahren mit homogenisierter Energiezufuhr und sehr hoher Tiefenwirkung im Körpergewebe. Ztschr. Physiotherapie *29* (1977), 225 (Nr. 192).

[5] M. von Ardenne, G. Böhme, H. J. Götting und M. Zimmermann: Selectotherm-Verfahren und -Anlage für Ganzkörper- sowie aufgestockter Regional-Hyperthermie und dem Objekt anpaßbarer zyklischer Bewegung des Applikators. Biomed. Technik *32* (1987), im Druck (Nr. 368).

[6] H. Ch. Hecht, E. Schuhmann, W. Dauterstedt, W.-K. Mayer, R. Winckler: Infrarot-Hyperthermie – ein bekanntes Verfahren mit einer neuartigen Einrichtung. Vortrag auf dem 2. Dresd. Hyperthermie-Symposium, 22.–24.1.1987 (Nr. 365).

[7] M. von Ardenne: Die Kombination der Schritte Hyperthermie, Hyperglykämie und Hyperoxie in den verschiedenen Varianten der Krebs-Mehrschritt-Therapie. Dresdener Vorstellungen zur Effizienzerhöhung bei der Bekämpfung des Krebses in seinen verschiedenen Entwicklungsstadien. Eröffnungsvortrag auf dem 2. Dresdener Hyperthermie-Sym. am 22.1.1987 (Nr. 361), Dtsch. Ztschr. f. Onkologie *20* (1988), 14.

[8] M. von Ardenne: Hyperthermie und Krebs-Mehrschritt-Therapie. Stand unserer Forschungen zur therapeutischen Mehrschritt-Bekämpfung. Vortrag auf dem 3. Wiss. Kongreß der Gesellschaft für Biologische Krebsabwehr in Heidelberg am 15.5.1987 (Nr. 369).

[9] M. von Ardenne, G. Böhme, E. Kell, P. G. Reitnauer: Die Bedeutung der Wärmeleitung für die therapeutischen Grenzen der selektiven Lokalhyperthermie von Krebsgeweben. Radiobiol. Radiother. *20* (1979), 529 (Nr. 197).

[10] O. Warburg: The metabolism of tumours. Constable & Co. Ltd. London 1930.

[11] M. von Ardenne, A. von Ardenne: Berechnung des pH-Profils im Interkapillarraum der Krebsgewebe für die Fälle mit und ohne Langzeit-Glukose-Infusion. Schlußfolgerungen für die Gestaltung der Therapie des Krebses. Res. exp. Med. *171* (1977), 177 (Nr. 172).

[12] M. von Ardenne, P. G. Reitnauer, K. Rohde, H. Westmeyer: In-vivo-pH-Messungen in Krebs-Mikrometastasen bei optimierter Übersäuerung. Ztschr. Naturforsch. *24b* (1969), 1610 (Nr. 78).

[13] M. von Ardenne, R. A. Chaplain, P. G. Reitnauer, K. Rohde: pH-Messungen im Inneren und in der Nähe optimiert übersäuerter Mikrometastasen verschiedener Größe. Acta. biol. med. germ. *25* (1970), 671 (Nr. 85).

[14] H. G. Lippmann, D. Graichen: Glukose- und K^+-Bilanz während hochdosierter intravenöser Glukosezufuhr. Infusionstherapie *4* (1977), 166 (Nr. 204).

[15] M. von Ardenne, F. Rieger: Über das Prinzip der mehrfachen Ausnutzung einer einzigen Selektionsquelle bei der Krebstherapie. Ztschr. Naturforsch. *22b* (1967), 958 (Nr. 43).

[16] M. von Ardenne: Die selektive Schädigung der Krebsgewebekapillaren als Teilziel des Konzeptes 1974 der Krebs-Mehrschritt-Therapie. Radiobiol. Radiother. *16* (1975), 717 (Nr. 160).

[17] M. von Ardenne, R. A. Chaplain, P. G. Reitnauer: In-vivo-Versuche zur Krebs-Mehrschritt-Therapie mit der Attackenkombination „Optimierte Tumorübersäuerung + Hyperthermie + schwache Röntgenbestrahlung". Dtsch. Gesundheitswes. *24* (1969), 924 (Nr. 69).

[18] M. von Ardenne, P. G. Reitnauer: Versuche zur lysosomalen Zytolyse-Kettenreaktion der Krebszellenschädigung. Ztschr. Naturforsch. *29c* (1974), 425 (Nr. 143).

[19] M. von Ardenne, P. G. Reitnauer: Gewebe-Übersäuerung und Mikrozirkulation. Arch. Geschwulstforsch. *48* (1978), 729. Krebs-Mehrschritt-Therapie und Mikrozirkulation. Vortrag auf dem Krebskongreß Baden-Baden am 6.11.1977, Krebsgeschehen *9* (1977), 134 (Nr. 205).

[20] M. von Ardenne, P. G. Reitnauer: Vergleichende photoelektronische Registrierung des Einstromes von Evansblau in das Blutgefäßsystem von Normalgewebe und von Tumoren mit selektiv ausgelöster Hämostase. Verlangsamung des Farbeinstromes als Gradmesser der Mikrozirkulationshemmung. Arch. Geschwulstforsch. *50* (1980), 443 (Nr. 238).

[21] M. von Ardenne: Prinzipien und Konzept 1974 der „Krebs-Mehrschritt-Therapie". Radiobiol. Radiother. *16* (1975), 99 (Nr. 159).

[22] C. Kaiser: Klinische Prüfung des Krebs-Mehrschritt-Konzeptes 1974 nach Manfred von Ardenne, Therapieeffizienz beim Zervix-Carzinom. Aus der Frauenklinik der Medizinischen Akademie Dresden (Direktor OMR Prof. Dr. B. Sarembe) Dr. Dissertation 1985 an der Med. Akademie Dresden.

[23] M. von Ardenne, P. G. Reitnauer: Hyperglykämie als obligate synergistische Ergänzung der Hyperthermie in der Krebstherapie. Zum Mechanismus der manipulierten Mikrozirkulationshemmung im Tumorgewebe. Dtsch. Zeitschrift f. Onkologie *20* (1988), im Druck (Nr. 362).

[24] M. von Ardenne: Die Programmierung von vier Konzepten zur Krebsbekämpfung mit Varianten der Sauerstoff- und Krebs-Mehrschritt-Therapie. O_2-Mehrschritt-Immunstimulation als Ergänzung der konventionellen Krebstherapie. Vortrag auf der Medizinischen Woche in Baden-Baden am 31.10.1987.

[25] G. Böhme, M. Zimmermann; Vergleichende Studie über die Tiefenwirkung der Selectothermanlage IV des Forschungsinstituts M. von Ardenne und der Phased-Array-Anlage BSD-2000 der USA. Unveröffentlicht.

7.29 Einsatz bei der Halbkörperbestrahlung mit selektiver Strahlensensibilisierung der Krebsgewebe und Desensibilisierung der Normalgewebe (im Forschungsstadium)

Nur durch eine im Gesamtkörper wirkende systemische Therapie ist die Vernichtung von Metastasen unbekannter Lokalisation und Zahl möglich. Deshalb können Bestrebungen, die bisher meist auf lokale Wirkungen beschränkte Strahlenbehandlung zur systemischen Therapie zu erweitern, den Beginn einer Revolutionierung der Strahlentherapie des Krebses bedeuten.

Über eine in dieser Richtung liegende Pilotstudie mit lymphogen metastasiertem und radikal operiertem Mammakarzinom sowie postoperativer Bestrahlung einer Körperhälfte mit 8 Gy im Abstand von drei bis vier Wochen wurde aus der Klinik für Radiologie der Karl-Marx-Universität Leipzig vor kurzem vorgetragen [1]. In der Diskussion zu diesem Vortrag und auf dem „European Symposium 1987 Half Body and Total Body Irradiation" in Dresden vom 30. September bis 3. Oktober 1987 wies der Verfasser darauf hin [2], daß die Erreichung des hohen Ziels einer *systemischen Strahlentherapie* durch folgende Ergebnisse unserer Forschung ermöglicht wird:

A. *Die selektive Strahlensensibilisierung aller Krebsgewebe des Organismus durch Hyperglykämie mit einem Faktor ≈ 2,5 ([3] und neuere Studien).*

B. *Die Herabsetzung der Strahlenempfindlichkeit der Normalgewebe des Organismus durch O_2-Mehrschritt-Immunstimulation mit einem Faktor ≈ 2.*

Tierexperimentell wurde schon 1969 nachgewiesen, daß durch Hyperglykämie in vivo eine Strahlensensibilisierung mit einem Faktor >2 gelingt [3] (und eine Thermosensibilisierung mit $\Delta T \approx 2\,°C$). Ein weiterer direkter Beitrag zur Strahlensensibilisierung kann durch Hyperthermie (je nach Temperaturhöhe), wie aus der Hyperthermieliteratur bekannt, bereitgestellt werden. Ob es notwendig ist, diese komplizierende Reserve einzusetzen, muß die künftige Forschung klären.

Die Herabsetzung der Strahlenempfindlichkeit der Normalgewebe ergibt sich durch Anwendung des oben besprochenen Prozesses GK

4-IV der Sauerstoff-Mehrschritt-Immunstimulation, denn die beobachtete fast völlige Behebung der Leukopenie (obiges Beispiel) und die eintretende Milderung von Nebenwirkungen der Strahlenbehandlung üblicher Dosierung, bedeutet die Herabsetzung der Strahlenempfindlichkeit des Normalgewebes im Organismus oder genauer seiner sensitiven schnell proliferierenden Zellen.

Grundprinzip der Programmierung ist, daß die Halbkörperbestrahlung mit einer 180 min vor der Bestrahlung begonnenen Steigerung der Blutglukose auf den sechs- bis achtfachen Normwert und eventuell mit einer etwa 60 min vor der Bestrahlung einsetzenden Hyperthermie von 40 bis 41 °C (unter einem O_2-Fluß von 25 l min^{-1}) verbunden wird. Dem folgt sowohl vor als auch nach der Einzelbestrahlung eine Anhebung des Abwehrstatus und des O_2-Status durch den 18 Tage-Prozeß GK 4-IV der Sauerstoff-Mehrschritt-Immunstimulation (Mitnutzung der lysosomalen Zytolyse-Kettenreaktion [4]). Die eventuelle Hyperthermie und die obligatorische *Hyperglykämie werden noch z. B. 240 min* über den Bestrahlungswert fortgesetzt. – Solange nicht genügend geklärt ist, wie Hypo- und Hyperoxie die Strahlensensibilität von Krebs- und Normalzellen beeinflussen, wird ab 5 min vor bis zum Ende der Bestrahlung auf die O_2-Gabe verzichtet.

Die vorgeschlagene *Programmierung der systemischen Halbkörperstrahlentherapie* ist in Abb. 105 wiedergegeben.

Für den Beginn der Forschung ist zunächst eine zweimalige Wiederholung des Prozesses mit einem Zeitabstand von z. B. 18 Tagen zwischen den Bestrahlungen vorgesehen. – Die günstigste Fraktionierung und die zweckmäßige Höhe der einzelnen Strahlendosen muß noch durch Optimierungsforschung ermittelt werden.

Zur Herbeiführung der als Reserve fakultativ vorgesehenen Ganzkörperhyperthermie von 40 bis 41 °C dürfte die *Infrarot-A-Hyperthermieeinrichtung* IRA-Therm [7] gut geeignet sein, weil von oben freier Zugang zum horizontal liegenden Patienten besteht. Das in diesem Abschnitt besprochene Konzept befindet sich im Stadium beginnender klinischer Forschung.

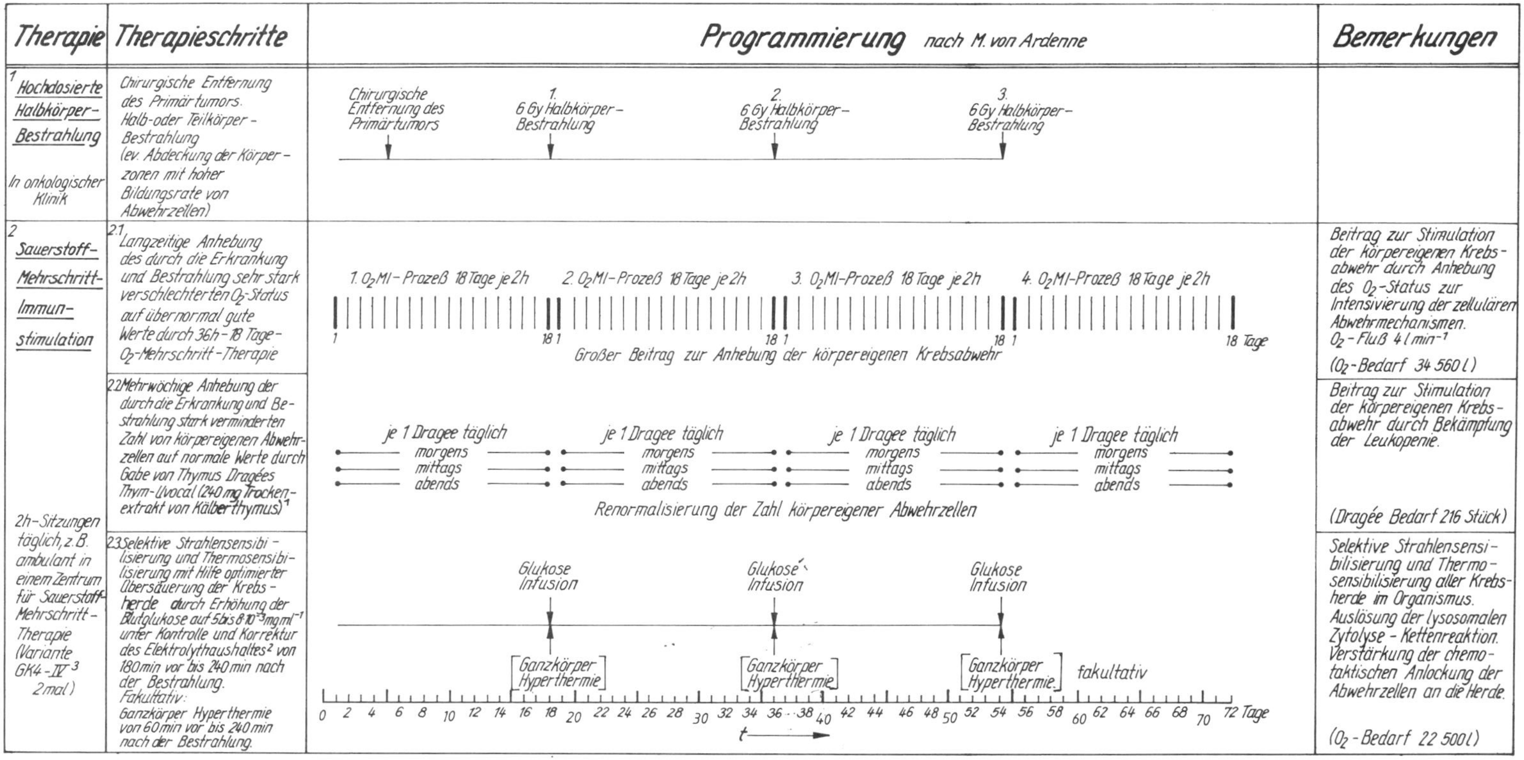

Abb. 105: Programmierung der Halbkörperstrahlentherapie des Krebses mit erhöhter Wirkung durch selektive Strahlensensibilisierung und Thermosensibilisierung der Krebsherde sowie Stimulierung der körpereigenen Krebsabwehr mit Hilfe der Maßnahmekombination des Konzepts 1977/1987 der Krebs-Mehrschritt-Therapie. Dreimalige Wiederholung im Abstand von 18 Tagen. [Ganzkörperhyperthermie z. B. durch Infrarot-A-Hyperthermie-Einrichtung IvA-VEB Transformatoren und Röntgenwerk. Während Hyperthermie O_2-Fluß auf 25 l/min einstellen[4]].

[1] Fa. Dr. Kurt Mulli Nachf. D-7844 Neuenburg, Otto-Hahn-Str. 2, BRD; [2] H. G. Lippmann, D. Graichen [5]; [3] M. von Ardenne [6]; [4] Während der Bestrahlung (von 5 min vor bis 10 min danach) kann es zweckmäßig sein, den O_2-Fluß bzw. O_2-Status herabzusetzen.

Literatur

[1] E. Standtke, W. Oelsner, M. L. Kunze: Hochdosierte Halbkörperbestrahlung beim lymphogen metastasierten, radikal operierten Mammakarzinom. Vortrag auf dem 2. Dresdener Hyperthermie-Symposium 22.–24.1.1987, Abstracts, Seite 45.

[2] M. von Ardenne: Effizienzsteigerung hochdosierter Halbkörperbestrahlung durch Kombination mit der Krebs-Mehrschritt-Therapie. „European Symposium 1987 Half Body and Total Body Irradiation" in Dresden vom 30.9. bis 3.10.1987. Radiobiol. Radiother. *30* (1989), im Druck (Nr. 364).

[3] M. von Ardenne, R. A. Chaplain, P. G. Reitnauer: In-vivo-Versuche zur Krebs-Mehrschritt-Therapie mit der Attackenkombination „Optimierte Tumorübersäuerung + Hyperthermie + schwache Röntgenbestrahlung". Dtsch. Gesundheitswes. *24* (1969), 924 (Nr. 69).

[4] M. von Ardenne, P. G. Reitnauer: Versuche zur lysosomalen Zytolyse-Kettenreaktion der Krebszellenschädigung. Ztschr. Naturforsch. *29c* (1974), 425 (Nr. 143).

[5] H. G. Lippmann, D. Graichen: Glukose- und K^+-Bilanz während hochdosierter intravenöser Glukosezufuhr. Infusionstherapie *4* (1977), 166 (Nr. 204).

[6] M. von Ardenne: Sauerstoff-Mehrschritt-Therapie, 4. Auflage, Georg Thieme Verlag, Stuttgart 1987.

[7] H. Ch. Hecht, E. Schuhmann, W. Dauterstedt, W.-K. Mayer, R. Winckler: Infrarot-Hyperthermie – ein bekanntes Verfahren mit einer neuartigen Einrichtung. Vortrag auf dem 2. Dresd. Hyperthermie-Symposium vom 22.–24.1.1987 (Nr. 365).

7.30 Einsatz zur künftigen allgemeinen Krebsprophylaxe und zur sofortigen individuellen Prophylaxe

Das Leitprinzip „Bekämpfung des Krebses in Stadien mit kleiner Zahl der Krebszellen" (Abb. 95) führt zu der Einschätzung, daß die *Krebsprophylaxe* der beste Weg zur Bekämpfung der Krebskrankheit ist. Auf der Nobelpreisträgertagung 1966 hatte OTTO WARBURG in seinem letzten öffentlichen Vortrag [1] seine Gedanken zur allgemeinen Krebsprophylaxe mitgeteilt. Als Gast von Otto Warburg hatte der Verfasser an dieser Tagung damals teilgenommen. Es war eine große Freude und Ehre für ihn, daß Otto Warburg, welcher damals unser Konzept der Krebs-Mehrschritt-Therapie [2] schon kannte, am Schluß seines Vortrags mit anerkennenden Worten auf unsere Dresdener Arbeiten mit Hyperthermie und Hyperglykämie hinwies.

Zur prophylaktischen Verhütung des Krebses stellte Otto Warburg den *Sauerstoff* und seinen Metabolismus in den Zellen als zentrales Problem heraus. Seine einzige, aber zu dieser Zeit naheliegende Fehlorientierung war es, daß er dabei nicht an die *Verbesserung des O_2-Stoffwechsels der Abwehrzellen* dachte. Er hatte aber in seinem Lindauer Vortrag in die richtige Richtung gewiesen. Wir nahmen schon kurz nach seinem Tod

1970 die Stafette auf [3], [4], [5] und gelangten so zum Konzept der „Sauerstoff-Mehrschritt-Immunstimulation“ (Abschnitte 2.18; 7.26; 7.27; Abb. 47, 92, 95).

Für die Entwicklung einer Krebsprophylaxe ist die Kenntnis der kürzesten praktisch vorkommenden Krebszellenverdopplungszeit t_D und die Kenntnis der immunologisch vernichtbaren bzw. zu vernichtenden Zahl der Krebszellen in der heranwachsenden Lawine notwendig. Daraus ergibt sich unter Einrechnung einer angemessenen Reserve die *zweckmäßige Wiederholungsfrequenz des Prophylaxeprozesses.* Bei vorgegebener Wiederholungsfrequenz (zweckmäßiger Zeitabstand, z. B. 1 Jahr) wird der Aufwand für die Krebsprophylaxe im Gesundheitswesen um so kleiner sein, je früher der Prozeß in der zellulären Entwicklung zum Einsatz kommt. Für die ungünstige Annahme der besonders kurzen Verdopplungszeit $t_D = 50$ Tage bzw. 25 Tage und für das Ziel der Lawinenvernichtung in der frühen potentiellen Phase (Abb. 95) ist in Abb. 106 ein Beispiel für die immunologische Vernichtung bei Erreichung einer Lawinenzellenzahl 10^3 dargestellt.

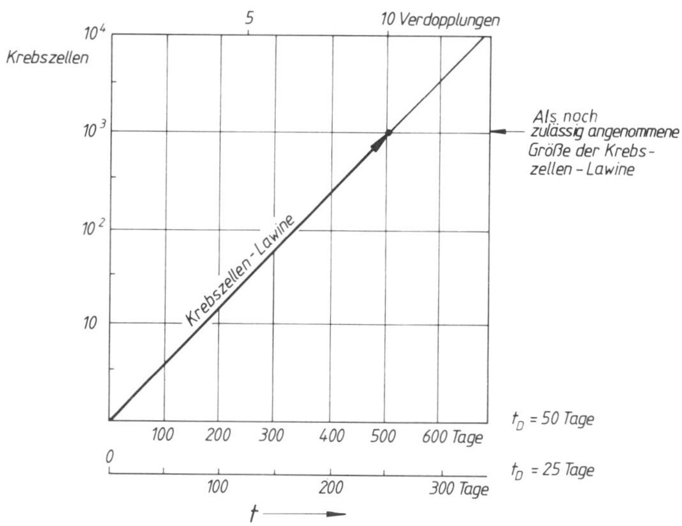

Abb. 106: Ein Prozeß zur Krebsprophylaxe, der Zellenaggregate von 10^3 Krebszellen vernichtet, sollte bei einer Zellenverdopplungszeit von $t_D = 50$ Tage[1] einmal pro Jahr wiederholt werden.

[1] Die mittlere Zellenverdopplungszeit liegt bei den meisten Tumoren zwischen t_D = 60 bis 200 Tage.

Der Zeitabstand für die Wiederholung des Prozesses der Krebsprophylaxe liegt hier theoretisch bei 500 bzw. 250 Tagen. Das Besondere dieses Konzepts ist darin zu sehen, daß die Waffen der Tumorimmunologie nicht mehr gegen eine Million und mehr Krebszellen eingesetzt werden, sondern nur noch gegen etwa tausend Krebszellen! Das entspricht unserem Leitprinzip, den Krebs immunologisch in Stadien kleiner Zellenzahlen zu bekämpfen.

Nach bisher vorliegenden Ergebnissen (siehe auch Abb. 95, rechte Skala) ist es im hohen Grade wahrscheinlich, daß mit großer Reserve eine einfache Variante der Sauerstoff-Mehrschritt-Immunstimulation Krebszellenaggregate mit etwa 10^3 bis 10^4 Zellen vernichtet. Wir denken hierbei konkret an den Prozeß der *15 min-O_2-Mehrschritt-Immunstimulation GK 2-II mit gleichzeitiger, einmaliger oraler Gabe von Immunmodulatoren*, wie z. B. 4 Thymus-Dragees oder unserem billig synthetisierbaren 2-Cyanethylharnstoff. Der Aufwand für diese einfache in Abb. 107 dargestellte Variante, welche allerdings nur bei bewegungsfähigen Personen angewendet werden kann, ist kaum größer als für die gegenwärtig im Gesundheitswesen jährlich empfohlene Röntgenreihenuntersuchung.

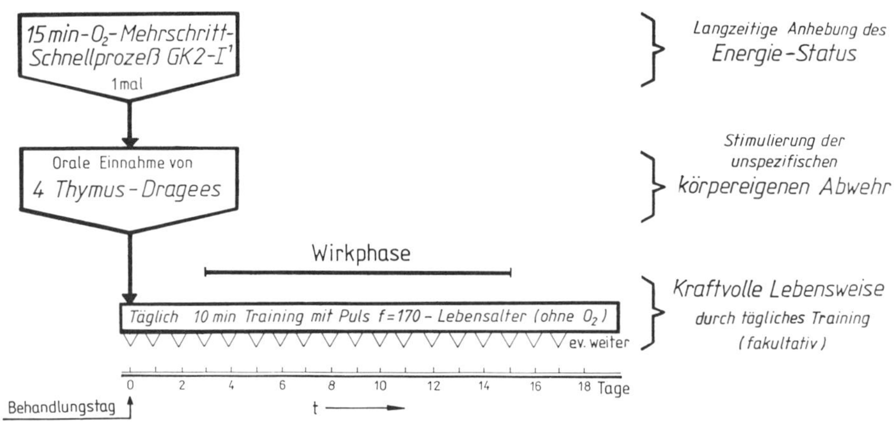

[1] Zu Einzelheiten siehe M. v. Ardenne, Sauerstoff-Mehrschritt-Therapie, 4. Auflage, Georg Thieme Verlag, Stuttgart 1987.

Abb. 107: Vorläufige Programmierung des vereinfachten Prozesses der 15 min-O_2-Mehrschritt-Immunstimulation GK 2-II zur allgemeinen Krebsprophylaxe. Optimierung der zeitlichen Zuordnung noch nicht abgeschlossen.
Durchführung 1mal pro Jahr. Bemerkung: Vernichtungsleistung $\approx 10^8$ Krebszellen sehr groß gegen $\approx 10^3$ Krebszellen, welche aus einer Krebszelle im Jahr etwa heranwachsen. Inst. M. v. Ardenne.

Bei dieser günstigen Ausgangslage sollten sich Förderer finden, welche möglichst bald die Mittel und Einrichtungen für eine „Großzahlstudie zur allgemeinen Krebsprophylaxe“ zur Verfügung stellen. Eine solche Studie müßte mit einer Laufzeit von fünf Jahren und etwa 15.000 Probanden sowie weiteren 15.000 Probanden der Kontrollgruppe organisiert werden und eine jährliche Wiederholung der Variante GK 2-II vorsehen. Sie erst könnte eine gesicherte statistische Aussage über die Senkung der mittleren Krebshäufigkeit durch diese Form der allgemeinen Krebsprophylaxe liefern. Das fast mit Sicherheit zu erwartende positive Ergebnis einer solchen Großstudie würde den Weg zur gesetzlichen Einführung der allgemeinen Krebsprophylaxe öffnen. Für die baldige Organisation dieser bereits in allen Einzelheiten geplanten Großzahlstudie zu kämpfen, lohnt sich. Welch eine Perspektive! Der Staat, wo zuerst dieser schon so konkrete Weg beschritten wird, darf hoffen, daß unter seinen Bürgern der Krebs in naher Zukunft zur Seltenheit werden kann! Ein Geschenk des Schicksals ist es, zur Annäherung an dieses Traumziel der Medizin, d. h. der Befreiung der Menschheit von der Geißel „Krebs“, beitragen zu dürfen.

Sicher werden noch 10 bis 20 Jahre vergehen, bis diese Vision zur Wirklichkeit geworden ist. Inzwischen werden Millionen Menschen an Krebs leiden und sterben. Aber der einzelne Mensch, wie der Leser dieses Buches, braucht nicht die Jahrzehnte bis zum Abschluß der Fünfjahre-Großzahlstudie und bis zur Einführung der allgemeinen Krebsprophylaxe in das Gesundheitswesen abzuwarten. Er kann schon heute mit geringem Aufwand einmal im Jahr für seinen Organismus die Krebsprophylaxe mit dem Prozeß der Sauerstoff-Mehrschritt-Immunstimulation durchführen. *Er muß hierfür nur daran glauben, daß dieser Prozeßtyp, der im Beispiel Abb. 46 sogar mehrere Milliarden Krebszellen der Lungenmetastasen vernichtet hat, in der Lage ist, eine heranwachsende Lawine von nur etwa tausend Krebszellen abzutöten.*

Literatur

[1] O. Warburg: Über die letzte Ursache und die entfernten Ursachen des Krebses. Vortrag am 30.6.1966 auf der Lindauer Tagung der Nobelpreisträger, Verlag Konrad Triltsch, Würzburg 1967.

[2] M. von Ardenne: Syncarcinokolyse in Gestalt der Mehrschritt-Therapie. Vortrag im Heidelberger Krebsforschungszentrum am 25.9.1965 (Nr. 18).

[3] M. von Ardenne: Theoretische und experimentelle Grundlagen der Krebs-Mehrschritt-Therapie, 2. Auflage, Volk und Gesundheit, Berlin 1970/71.

[4] M. von Ardenne, R. A. Chaplain: In-vivo-Versuche zur Krebsmetastasen-Mehrschritt-Prophylaxe durch starke Intensivierung des O_2-Stoffwechsels aller Gewebe. Naturwiss. *58* (1971), 221 (Nr. 105).

[5] M. von Ardenne: Über die Methode der intensivierten O_2-Mehrschritt-Prophylaxe gegen Krebs bzw. Krebsmetastasen. Technik Med. *2* (1972), 91 (Nr. 120).

8. Durchführung der Sauerstoff-Mehrschritt-Therapie

8.1 Exakte gleichartige Durchführung der Behandlungen in eingearbeiteten Zentren

Das überraschend lange Anhalten aller besprochenen positiven Wirkungen der Sauerstoff-Mehrschritt-Therapie (Tabellen 2 und 3) beruht auf dem entdeckten *Schalteffekt der Blutmikrozirkulation*. Wie bei einem Lichtschalter muß zur Auslösung der anhaltenden Wirkung eine bestimmte *Schaltschwelle* überschritten werden. Wird diese Schwelle durch ungenügende Dosierung des Sauerstoff-Flusses oder der Zeitdauer seiner Applikation oder bei bestimmten Varianten durch unzureichende körperliche Belastung nicht überschritten, so findet der Schaltvorgang nicht statt, und die nach Ende der Sauerstoffapplikation sonst gegebene anhaltende positive Wirkung der Therapie bleibt aus. Im Rahmen unserer Forschung haben wir für die verschiedenen Varianten der Sauerstoff-Mehrschritt-Therapie die Bedingungen ermittelt, unter denen es mit hoher Wahrscheinlichkeit zur Auslösung des Schalteffekts kommt. Die Ergebnisse dieser Prozeßoptimierungen haben in den *Tabellen für die Programmierung der verschiedenen Varianten* ihren Niederschlag gefunden.

Aus Vorstehendem geht hervor, wie sehr es bei der Durchführung von Sauerstoff-Mehrschritt-Therapiebehandlungen darauf ankommt, die in den Programmierungstabellen angegebenen Daten genau einzuhalten. Die medizinischen Mitarbeiter einer großen Zahl von Behandlungszentren sind in Dresden oder an den anderen hierfür eingerichteten Stellen in die Programmierung der verschiedenen Varianten, in die Lösung der meßtechnischen Aufgaben und in die Indikationsbereiche eingearbeitet worden. Sie haben bei dieser Gelegenheit die exakte Einhaltung der vorgeschriebenen Programmierungen fest zugesagt sowie auch die Rückmeldung von besonders interessanten Ergebnissen als Gegenleistung versprochen. Auf diese Weise wurde gesichert, daß den Patienten die Chance für einen guten Erfolg der Behandlung gegeben ist und die Behandlungsergebnisse verglichen werden können. Weiter wurde diesen Behandlungszentren zugesagt, daß ihnen periodisch Informationen über nutzbare neue Ergebnisse der Sauerstoff-Mehrschritt-Forschung zugesandt werden. Die Adressen dieser mit uns in einer gewissen Zusammenarbeit stehenden Behandlungszentren sind in einer gedruckten *Liste* eingetragen, welche auf Wunsch interessierten Patienten zugesandt wird.

In jüngster Zeit hat auch die *„Ärztegesellschaft für Sauerstoff-Mehrschritt-Therapie“* (Präsident Dr. med. Rainer Holzhüter, Harburger Ring 10, D-2100 Hamburg 90) die Organisation solcher *Einführungskurse* in die Sauerstoff-Mehrschritt-Therapie auf ähnlicher Basis übernommen. Auch die Beratung über die zweckmäßige und ökonomisch günstige Einrichtung neuer Zentren (O_2-Bereitstellung, Ergometrie, Status- und Therapieresultatbestimmung) ist in diesen Kursen enthalten. Vom Verfasser wird diese Ausbildung mit Sonderdrucken, Programmierungstabellen der Standardtherapievarianten und weiteren Drucksachen unterstützt.

Nachdem in einer großen Reihe von wissenschaftlichen Veröffentlichungen und in zwei Büchern [1], [2] alle Einzelheiten zur Theorie und Praxis der Sauerstoff-Mehrschritt-Therapie veröffentlicht worden sind, ist jeder an dieser Richtung interessierte Mediziner in der Lage, Sauerstoff-Mehrschritt-Therapiebehandlungen durchzuführen, auch ohne Kontakt mit Dresden. Leider hat der Verfasser erfahren, daß, nicht einmal selten, *Behandlungen angeboten und durchgeführt werden, bei denen willkürlich Dosierungen und Timing zum Nachteil der Patienten abgeändert waren*, so daß der anhaltende Effekt, die Hauptwirkung der Sauerstoff-Mehrschritt-Therapie, nicht zu erwarten war. Bei einer anderen *Fehlrichtung von Behandlungsweisen* war festzustellen, daß die Dresdener Therapie, *nur um mehr Kosten berechnen zu können, mit anderen ineffizienten oder umstrittenen Therapiearten kombiniert angeboten oder durchgeführt wurde*. In einigen Fällen war man sogar dazu übergegangen, auf Standardvarianten der Sauerstoff-Mehrschritt-Therapie für den Effekt kaum wesentliche Zusatzmaßnahmen aufzustocken und dann von einer ortsspezifischen Vervollkommnung der Therapie zu sprechen. Der Verfasser ist über diese Art der Vermarktung der Sauerstoff-Mehrschritt-Therapie bestürzt. Er unterstützt alle Bestrebungen, welche dem Patienten, z. B. durch Senkung der entstehenden Kosten oder Steigerung der Therapieeffizienz, dienen.

Um Mißverständnissen vorzubeugen, sei ausdrücklich daran erinnert, daß die Kombination mit dem UVB-HOT-Prozeß oder mit Immunmodulatoren wie Thymus-Präparaten bzw. Analoga zu den Standardvarianten der Sauerstoff-Mehrschritt-Therapie gehören. Auch sei an dieser Stelle erneut darauf hingewiesen, daß die Sauerstoff-Mehrschritt-Therapie, welche die Energien und Kräfte des Organismus steigert, als *Basistherapie* zur Verstärkung anderer für den Patientenfall indizierter Kurmaßnahmen eingesetzt werden kann und sollte. Diese Art der Kombination dient dann der Gesundheit des Kurpatienten und auf keinen Fall durch künstliche Kostensteigerung den Interessen der Kureinrichtung. Zur *Senkung der*

Behandlungskosten beizutragen ist das Ziel vorstehender offener Worte, ebenso wie der Überlegungen in den folgenden beiden Abschnitten.

Literatur

[1] M. von Ardenne: Sauerstoff-Mehrschritt-Therapie, 4. Auflage, Georg Thieme Verlag, Stuttgart 1987.

[2] M. von Ardenne: Gesundheit durch Sauerstoff-Mehrschritt-Therapie. Nymphenburger Verlag 1985.

8.2 Wann und wie oft sollte die Therapie wiederholt werden?

Wiederholt wurde darauf hingewiesen, daß zur Kleinhaltung des Gesundheitsrisikos der durch Sauerstoff-Mehrschritt-Therapiebehandlungen erzeugte gute Sauerstoff- bzw. Energiestatus möglichst ohne Zeitlücken bestehen soll. Diese Empfehlung wurde aus zwei Gründen ausgesprochen,

a) um die Zeiten einer schlechten Versorgung der mittleren Bereiche arterieller Gefäßwände mit Sauerstoff möglichst klein zu halten,

b) damit im hohen Alter, wo der übliche Erwartungswert des Status bereits kritisch reduziert ist, die gefährliche Zeitspanne dieses „Statusabsturzes" auf den niedrigen Erwartungswert möglichst klein ist.

Die Frage ist, wie läßt sich diese Empfehlung mit dem geringsten Aufwand an Zeit und Behandlungskosten praktisch realisieren.

Messungen zum Anhalten oder Abklingen des Effekts der Sauerstoff-Mehrschritt-Therapie wurden bereits oben in Abb. 16 zusammengefaßt. Nach diesen Messungen hängt die Wirkungsdauer davon ab, ob die behandelte Person in ihrem Organismus die zusätzlich gewonnene Energie, d. h. ihre erhöhten körperlichen Kräfte ausnutzt oder nicht. Erfolgt diese Ausnutzung, indem der Proband zu einer kraftvolleren Lebensweise übergeht, so hält die *Wirkung bis zu einem Jahr* und darüber an, wie schon die Untersuchung mit anfänglich 43 Probanden in unserem Hause [1], [2] und Abb. 16 zeigte.

Eine *kraftvolle Lebensweise* ist z. B. dann gegeben, wenn man täglich für etwa 10 Minuten ein Muskeltraining mit solcher körperlicher Belastung durchführt, daß sich nahezu eine Pulsfrequenz nach der Hollmann'schen Trainingsregel für das gegebene Probandenalter einstellt. Eine Darstellung hierzu vermittelt die Abb. 108.

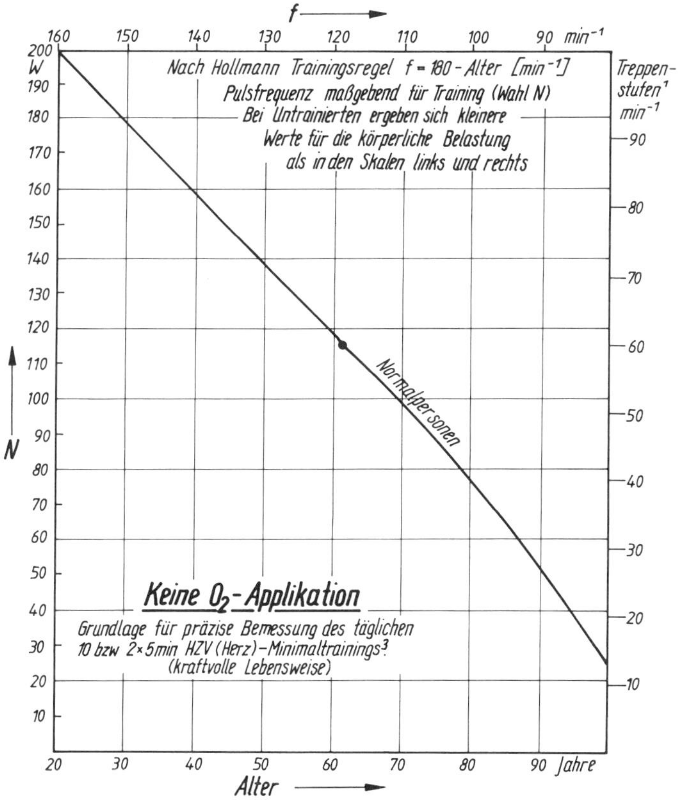

Abb. 108: Zur Erzielung des Trainingseffekts[2] notwendige körperliche Belastung N bzw. zu erreichende Pulszahl f.
Rechte Skala für Belastung nach Stufensteigmethode (Steigfrequenz).

[1] Skala gilt für 17 cm Stufenhöhe. Normalperson KM = 70 kg.
[2] Erreichung der aerob - anaeroben Grenze.
[3] Beim 15 min-Schnellprozeß ist in der Regel eine kleinere Belastung (60–100 W) anzuwenden.

Zur Kontrolle der Pulsfrequenz leistet das oben schon besprochene *Puls-Time-Meter* mit digitaler Anzeige gute Dienste. Wird bei Belastung nicht ein Ergometer benutzt, sondern z. B. das Auf- und Absteigen auf einer Treppenstufe, so stellt die rechte Skala in unserer Abbildung die *Beziehung her zwischen Stufensteigfrequenz und Belastungswattzahl.* - Als hinreichend kraftvolle Lebensweise darf es wohl im Grenzfall angesehen werden, wenn sich der Proband an die primitive Regel hält, täglich einmal für 10 min „ins Schwitzen zu kommen“. - Selbstverständlich fällt auch die wöchentlich mehrmalige Teilnahme an den verschiedenen

Sportarten, wie z. B. Tennis, *Schwimmen,* Handball, *Lauftraining* [3] usw. unter den Begriff „kraftvolle Lebensweise". Für *Schwimmen sowie für Gehen und Laufen* [5], [6] sind in Abb. 109, 110 und 111 *Darstellungen zur Bestimmung der äquivalenten (Fahrrad-)ergometrischen Leistung in Watt* wiedergegeben (siehe hierzu auch Abb. 37, oben).

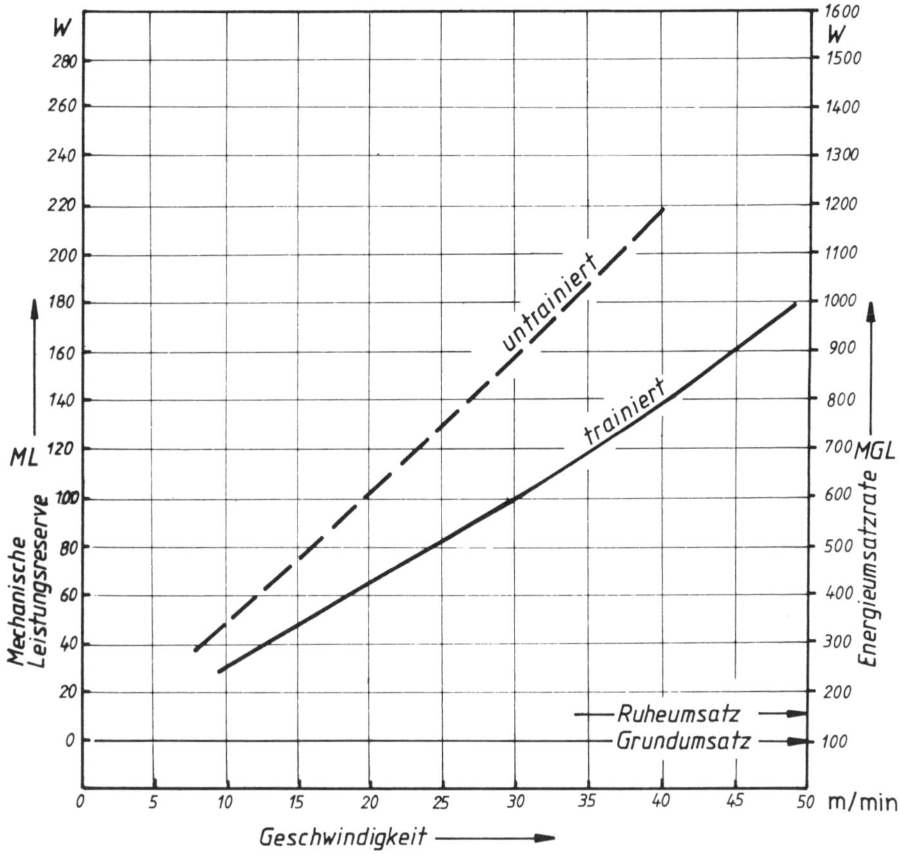

Abb. 109: Mechanische Leistungsreserve ML (äquivalente ergometrische Leistung) und biochemische Energieumsatzrate beim Brustschwimmen von untrainierten und trainierten Normalpersonen (70 kg männlich).

Die zweite Kurve in Abb. 16 (oben) repräsentiert die Meßergebnisse über die eintretende Statusabnahme bei Probanden aus einer Kurklinik [4]. Hier ist der Effekt nach etwa sieben Monaten auf 50% des Anfangswerts unmittelbar nach der Kur abgesunken. Noch etwas schneller erfolgt der Übergang bei bewegungsunfähigen, bewegungsbehinderten oder bewegungsarmen Personen. Bei diesen liegt die Halbzeit des Effekts schon bei etwa drei Monaten. Für einen solchen, *der Bewegungsarmut ausgesetzten Personenkreis müßte also eine Behandlungswiederholung in Abständen von drei Monaten vorgenommen werden, sofern ein Absinken des Effekts auf mehr als 50 % nicht in Kauf genommen werden soll.*

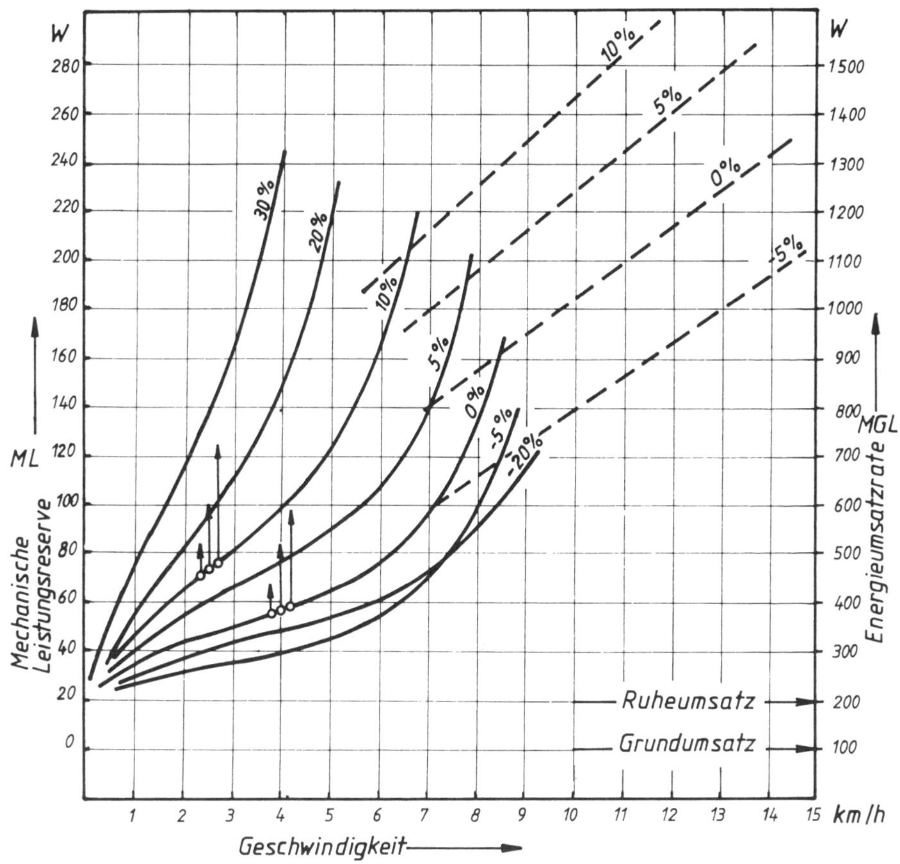

Abb. 110: Mechanische Leistungsreserve ML (äquivalente ergometrische Leistung) und biochemische Energieumsatzrate beim Gehen (—) und Laufen (---) auf ebenem Untergrund bei verschiedenen Neigungen. (Laufband wie Abb. 41, Normalperson, 70 kg, männlich)

Erhöhung des Leistungsbedarfs bei zusätzlicher Last von 10, 20 oder 30 kg.

Die Notwendigkeit zu *spontanen Behandlungswiederholungen* ergibt sich häufig auch aus Ursachen mit hoher stressorischer Wirkung. Hierzu gehören die schon im Abschnitt 7.2 besprochenen Einflüsse wie Grippe und andere Infekte, Grippeimpfungen, Gifteinwirkungen, Operationen, schwere emotionale Belastungen, längere Bettruhe, Phasen mit längerem und stark ausgeprägtem Bewegungsmangel. Grundsätzlich ist anzuraten, daß unmittelbar nach solchen stressorischen Ereignissen eine Behandlungswiederholung von dem Betroffenen selbst angestrebt wird.

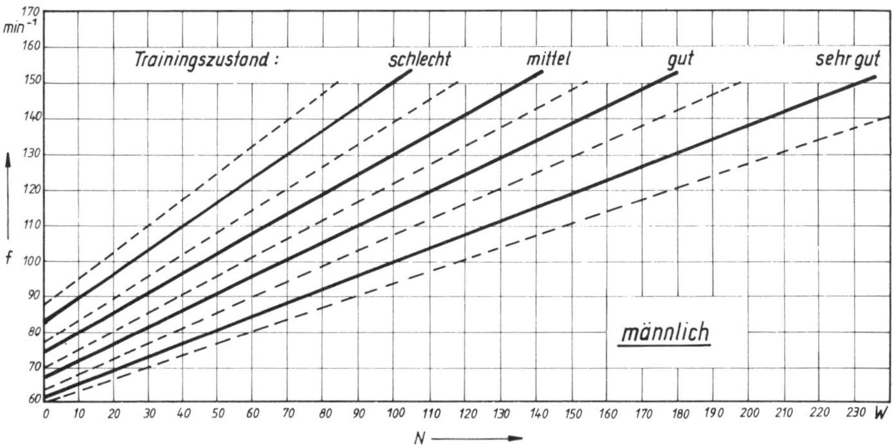

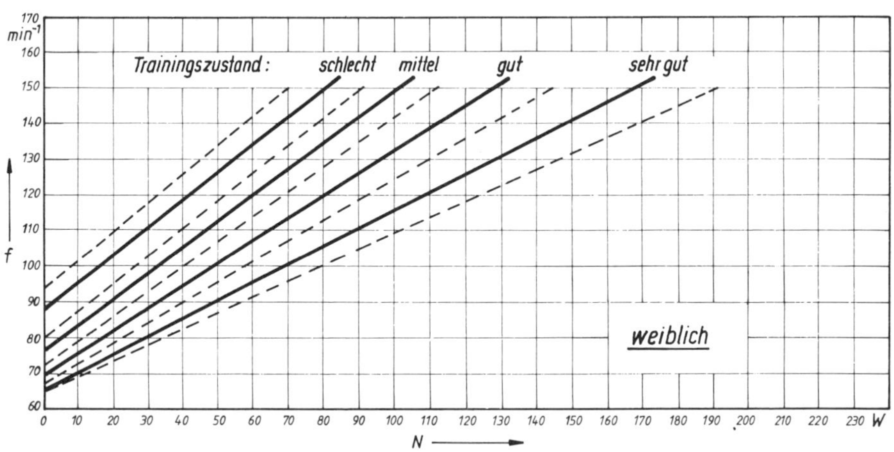

Abb. 111: Zusammenhang zwischen Pulsfrequenz f und ergometrischer Belastung N bei verschiedenen Trainingszuständen für Normalpersonen mit 70 kg Körpermasse. Darstellung zur rohen Abschätzung der äquivalenten mechanischen Belastung aus der Pulsfrequenz bei beliebigen Arten der Belastung. f = Messung 5 min nach Belastungsbeginn.

Der genaue Zeitpunkt für eine im Interesse der Gesunderhaltung notwendige Behandlungswiederholung läßt sich aus *subjektiven Beobachtungen* oder durch *Messungen der Statusverschlechterung objektiv* bestimmen. –

Ein schlechter Sauerstoff- oder Energiestatus bzw. die Verschlechterung dieses Status kündigen sich subjektiv zuerst durch Erscheinungen im Bereich des Herzens (Abb. 61) oder des Blutkreislaufsystems an. Deshalb müssen *pectanginöse Beschwerden*, vor allem im Blutdruckminimum einige Stunden nach dem Einschlafen, *Kreislauflabilitäten* oder *Schwindelerscheinungen* stets als *ernste Mahnungen* betrachtet werden, eine Behandlungswiederholung unverzüglich durchzuführen. Nach längerem Leben mit der Sauerstoff-Mehrschritt-Therapie gelingt es dem Patienten leicht, diese *Warnzeichen der Natur* früh zu erkennen. Immer wieder ist es dann für ihn ein großes Erlebnis, wenn diese schmerzenden oder störenden Erscheinungen unmittelbar nach der Therapie für längere Zeit verschwinden. Vorstehende naturnahe Handlungsweise hat in der Praxis große Bedeutung erlangt für die Beschlußfassung über notwendige Therapiewiederholungen. Diese Handlungsweise kommt ohne Arzt und ohne Meßtechnik aus.

Der andere Weg zur Erkennung des Zeitpunkts für eine Wiederholung der Behandlung geht von der *Messung des Status und seiner Verschlechterung* unter stressorischem Einfluß aus. Oft genügt es dabei, vom routinemäßig leicht aus einer Blutprobe bestimmbaren arteriellen Ruhe-Sauerstoffpartialdruck auszugehen. Ein *Beispiel* sowohl für die Zeitpunktbestimmung der Behandlungswiederholungen als auch für die verschiedenen Möglichkeiten der Wiederherstellung eines guten Status wurde bereits oben in Abb. 13 gegeben.

Die Erfahrung hat gelehrt, daß oft schon bei normalem Ablauf des Lebens die kritischen stressorischen Einflüsse so häufig sind, daß die *Behandlungen etwa ein- bis zweimal pro Jahr wiederholt* werden sollten. Bei einem Leben mit starker Häufung kritischer Belastungen, z. B. im Beruf oder im Privatbereich, kann die Zahl der notwendigen Wiederholungen noch erheblich größer sein. Mindestens in solchen Fällen gewinnt die Frage der *Kosten für Behandlungswiederholungen* erhebliche Bedeutung. Der Verfasser schätzt ein, daß die Kostenfrage, welche einer Verwendung der Sauerstoff-Mehrschritt-Therapie in allen Bevölkerungsschichten und in großer Breite entgegensteht, nur mit *Therapiewiederholungen im eigenen Heim* gelöst werden kann. Diesem Thema ist der folgende Abschnitt des Buches gewidmet.

Literatur

[1] H. G. Lippmann, M. von Ardenne, H. H. Wiemuth: Zwischenresultate einer Pilotstudie zur Optimierung und klinischen Prüfung der „Sauerstoff-Mehrschritt-Therapie (O_2 MT)". Ztschr. Alternsforsch. *35* (1980), 411 (Nr. 234).

[2] M. von Ardenne: Sauerstoff-Mehrschritt-Therapie, 4. Auflage, Georg Thieme Verlag, Stuttgart 1987.

[3] M. von Ardenne: Bewegungstrainung muß Spaß machen! Der O_2-Mehrschritt-Kurprozeß anhaltender Wirkung - ein Element der künftigen Präventivmedizin. Erfahrungsheilkunde *11* (1979), 877 und Österr. J. f. Sportmed. *9* (1979), 26 (Nr. 230).

[4] K. H. Caspers: Nachweis der langfristigen Anhebung des arteriellen Sauerstoffpartialdrucks durch die Sauerstoff-Mehrschritt-Therapie. Ärztezeitschr. f. Naturheilverf. *26* (1985), 401.

[5] R. Margaria: Energiequellen der Muskelarbeit - Biomechanik der menschlichen Bewegung. Johann Ambrosius Barth, Leipzig, 1982.

[6] K. Lange Anderson, R. Masironi, J. Rutenfranz, V. Seliger: Hubitual Physical Activity And Health. World Health Organization, Regional for Europe. Copenhagen 1978.

8.3 Therapiewiederholungen zu Hause und ihre Programmierung

Zahlreiche harte Fakten werden zwangsläufig dazu führen, daß im nächsten Jahrzehnt die Zahl der Behandlungen mit Sauerstoff-Mehrschritt-Therapie *zu Hause* oder *daheim* rapide zunimmt und bald die ebenfalls noch wachsende Zahl von Behandlungen in von Medizinern geleiteten Zentren stark übertreffen wird. Die *Fakten* sind:

Die Notwendigkeit von vielen Therapiewiederholungen im Laufe der Jahre; die Kostenfrage; der Wunsch, auch weiteren Familienmitgliedern, Verwandten und Freunden mit dieser Therapie zu helfen; das Verlangen finanzschwacher Mitbürger, ebenfalls die Wirkungen dieser Behandlungsweise zu nutzen; Zeiteinsparung; Bewegungsbehinderung beim Patienten; Bequemlichkeit usw.

Diese Entwicklung zur Behandlung daheim wird ergänzt und begünstigt durch die *Serienproduktion des Sauerstoffselectors „Pro Vital" der Hauni Elektronik GmbH*, welcher den Sauerstoff aus der Luft konzentriert und in einer solchen Flußstärke bereitstellt, die dem Bedarf der wichtigsten Therapievarianten für den Hausgebrauch entspricht. In Kombination mit dem 500 l-O_2-Speicher-Zusatzgerät genügt der gelieferte O_2-Fluß für alle Varianten der Sauerstoff-Mehrschritt-Therapie. Bei geschickter Nutzung (mehrere Personen) amortisieren sich diese Geräte schnell. Trotzdem wird zur weiteren Kostensenkung über die Organisation der Vermietung (Leasing) von Sauerstoffselectoren nachgedacht. Eine wertvolle Hilfe für die Hauni-O_2-Selektortechnik im Heimbereich wird von der Firma OXICUR (Schulstraße 12, D-8401 Regensburg-Alteglofsheim) organisiert.

Auch für die Sauerstoffbereitstellung zu Hause aus Druckflaschen kündigen sich Fortschritte an. Auf die Lieferung passender Ausrüstungen hierfür haben sich Vertriebsfirmen spezialisiert. Therapievarianten wurden gestaltet, welche pro Prozeß weniger Sauerstoff benötigen.

Behandlungsergebnis

O_2MT-Einrichtung (Anschrift bzw. Stempel):

Patient (Chiffre): **Alter:** **Sex:** **Datum:**

- **Klinischer Zustand vor Therapie**[1]**:**
  - paO_2 bei 4 l/min O_2-Fluß = mmHg
  - ggf. KARNOFSKY-Index = %
  - ggf. RR-Werte =

- **Diagnose:**

- **Bisherige Therapie:**

- **Status vor Therapie:**

Zeitpunkt der Messung Uhr	paO_2 mmHg	pvO_2 mmHg	η %	PWC_{100} W	max. ergometr. 2 min-Leistung W

- **O_2MT - Variante:**

- **Status nach Therapie:**

Zeitpunkt der Messung Uhr	paO_2 mmHg	pvO_2 mmHg	η %	PWC_{100} W	max. ergometr. 2 min-Leistung W

- **Klinischer Zustand nach Therapie**[1]**:**
  - ggf. KARNOFSKY-Index = %
  - ggf. RR-Werte =

[1] Evtl. Dokumentationen (z.B. EKG, Fotos usw.) als Anlage beifügen

Abb. 112: Dokumentation von Behandlungsergebnissen

Auf keinen Fall darf der Patient glauben, ganz ohne Arzt auszukommen. In sehr vielen Fällen wird und soll es so sein, daß die erste Behandlung in einem der Zentren für Sauerstoff-Mehrschritt-Therapie unter ärztlicher Mitwirkung und Kontrolle stattfindet. Zu den unverzichtbaren Aufgaben des Arztes gehört es, aufgrund einer gründlichen Untersuchung des Patienten, die für ihn günstige Therapievariante auszuwählen und die Durchführung der ersten Behandlung zu überwachen (Wahl der Belastung, evtl. EKG-Kontrolle usw.). Eine weitere Aufgabe des Arztes, die auch bei der Durchführung zu Hause in seiner Hand bleiben sollte, ist die Bestimmung des Energie- bzw. Sauerstoffstatus vor und nach der Behandlung, also auch des Therapieerfolgs. Ein Formular zur Dokumentation des Behandlungsergebnisses ist in Abb. 112 und eine Unterlage zur Kennzeichnung des körperlichen Befindens mit dem Karnofsky-Index in Abb. 113 wiedergegeben.

Karnofsky-Index	Kriterien	
100 %	- keine Beschwerden	Leistungsfähig
90 %	- geringe Symptomatik der Grundkrankheit - normale Belastbarkeit	
80 %	- voll ausgebildete Symptomatik der Grundkrankheit - normale Leistungsfähigkeit nur unter Anstrengung	
70 %	- Selbstversorgung, jedoch keine körperliche Belastung möglich	Leistung eingeschränkt
60 %	- benötigt teilweise Hilfe bei Selbstversorgung	
50 %	- benötigt meist Hilfe, teilweise bettlägerig	
40 %	- vorwiegend bettlägerig, Hospitalisierung nicht notwendig	Selbstversorgung nicht mehr möglich
30 %	- durchgängig bettlägerig, keine unmittelbare Lebensgefahr	
20 %	- schwerkrank, Hospitalisierung notwendig	
10 %	- moribund	

Abb. 113: Tabelle zum Karnofsky-Index

Die beste Form der Zusammenarbeit zwischen dem „Hauspatienten“ und seinem beratenden, kontrollierenden und messenden Arzt muß sich noch aus der Praxis herausbilden. Vielleicht könnte auch die Vermietung von Sauerstoffselectoren zu einer tragfähigen Brücke zwischen Hauspatient und seinem Arzt bzw. Zentrum werden.

Nur wenige Varianten der Sauerstoff-Mehrschritt-Therapie bzw. -Immunstimulation kommen für Behandlungen zu Hause in Frage. Es sind die *Varianten, welche mit sehr geringen körperlichen Belastungen* (20 bis 40 Watt oder weniger) *auskommen.* Belastungen dieser geringen Höhe sind im normalen Ablauf des Lebens gegeben (Spazierengehen ≙ 25 Watt, Treppensteigen). Sie können daher allen Personen, die noch aufrecht am Leben teilnehmen, zugemutet werden.

Bei *höheren ergometrischen Belastungen* (z. B. beim 15 min-O_2-Mehrschritt-Schnellprozeß GK 2-I) ist die hierzu erlassene WHO-Empfehlung [1] zu berücksichtigen und insbesondere für herzinsuffiziente Personen ein Arzt hinzuzuziehen (Puls und EKG-Kontrolle). Nach diesen Empfehlungen ist auf den Einsatz von Therapievarianten mit höherer Belastung prinzipiell zu verzichten bei fixierter Hypertonie, starkem Angina pectoris-Syndrom, fieberhaftem Infekt, Dekompensationszeichen und erheblichen Schäden am Halte- und Stützapparat. – Als subjektive *Kriterien für den Abbruch einer Belastung* sind dort genannt: zunehmender Herzschmerz, Schwindelgefühl, drohende Ohnmacht, Taubheit der Extremitäten, schwere Atemnot und muskuläre Erschöpfung.

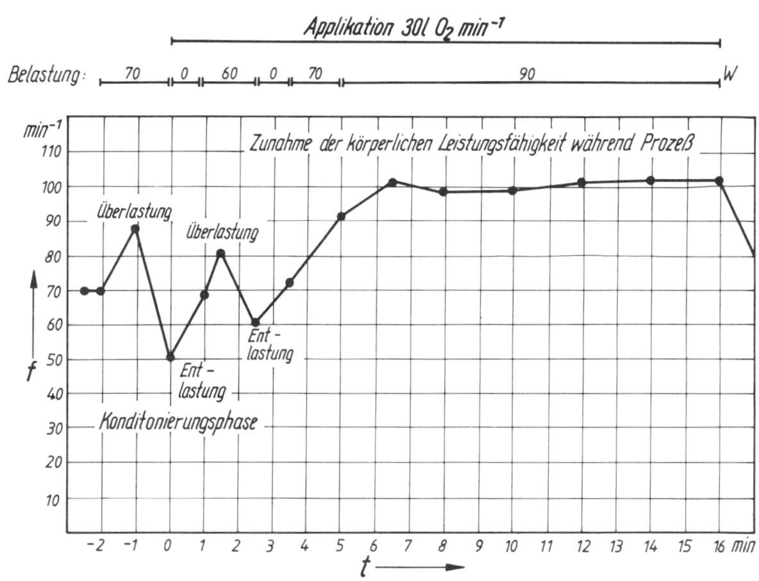

Abb. 114: Beispiel für Pulsfrequenz f (Indikator), Konditionierung und Zunahme der körperlichen Leistungsfähigkeit während des 15 min-O_2-Mehrschritt-Schnellprozesses bei einem 73jährigen therapiebedürftigen, aber am Anfang schlecht konditionierten Patienten.

Bei noch hinreichend leistungsfähigen Personen gelingt oft eine *Konditionierung für eine Therapievariante mit höherer Belastung* (z. B. Variante GK 2-I). Ein Beispiel hierfür bringt Abb. 114.

Zu Beginn der Messung stieg die Pulsfrequenz nach 70 Watt Belastung kurz auf 90 pro Minute an, um dann auf 50 pro Minute abzusinken und so eine Überlastung anzuzeigen. Nach kurzer Entlastung und Gabe von Sauerstoff wiederholte sich dieser Vorgang. Aber anschließend stieg die Pulsfrequenz unter Belastung mit 90 Watt auf 100 pro Minute. Unter Sauerstoff war so viel mehr Energie für den Organismus gebildet worden, daß nunmehr 90 Watt nicht mehr zu einer Überlastung führten. Es war während des Schnellprozesses eine bedeutende Anhebung des energetischen Status erfolgt, die „Konditionierung". Diese Verbesserung des energetischen Status schon *während* der Behandlung haben wir auch bei allen anderen Therapievarianten beobachtet. Sie hat spezielle Bedeutung bei dem O_2-Mehrschritt-Geburtshilfeprozeß GK 2-IV.

Unter den *Varianten der Sauerstoff-Mehrschritt-Therapie* (siehe oben Tabelle 1) *für Behandlungen daheim* steht an erster Stelle der *36 h - 18 Tage-O_2-Mehrschritt-Therapieprozeß GK 4.* Seine Durchführung zu Hause oder am Arbeitsplatz liegt deswegen nahe, weil er sehr viel Zeit benötigt, in den Zentren mit hohen Kosten verbunden ist und fast ohne körperliche Belastung auskommt. Diese Standardvariante und ihre Wirkungen sind am gründlichsten studiert worden [2]. Nach den bisherigen Erfahrungen scheint sie die höchste Therapieeffizienz zu haben. Bei Verwendung des verlustarmen O_2-Applikators mit Speicherblase können gleichzeitig zwei mit dieser Variante behandelte Personen aus einem Sauerstoffselektor „Pro Vital" ausreichend mit Sauerstoff versorgt werden.

Eine speziell für den Einsatz (auch) zu Hause gestaltete Variante ist der *3 h-O_2-Mehrschritt-Kurzprozeß GK 3-I.* Seine Programmierung ist oben in Abb. 24 angegeben. Bei dieser Variante ist die körperliche Belastung mit nur 20 bis 40 Watt so gewählt, daß sie auch für geschwächte Patienten fast immer anwendbar ist und daß die eintretende Erhöhung des Atemzeitvolumens fast an den relativ hohen O_2-Fluß des Sauerstoffselectors „Pro Vital" der Hauni Elektronik GmbH, D-2050 Hamburg-Bergedorf, angepaßt ist. Eine praktisch sehr wichtige Eigenschaft dieser universell einsetzbaren Variante ist ihr geringer Zeitbedarf von nur drei Stunden für insgesamt sechs bzw. neun Sitzungen (1/12 des Zeitbedarfs des 36 h - 18 Tage-O_2-Mehrschritt-Therapieprozesses!). Die *einfachste Art der Durchführung dieses Kurzprozesses im eigenen Heim* ist in Abb. 115 gezeigt.

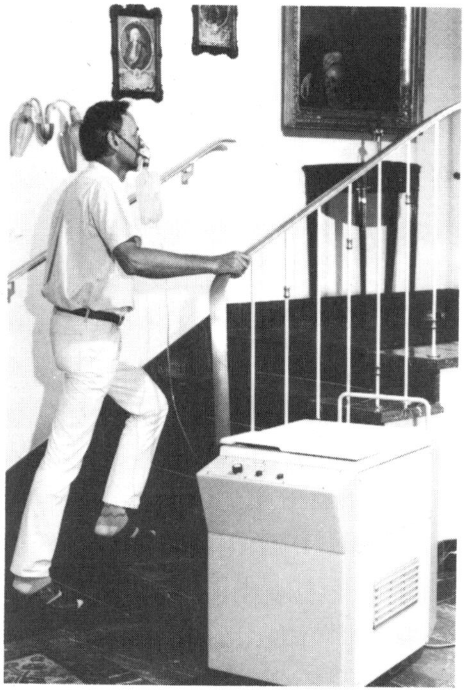

Abb. 115: Einfachste Art der Durchführung des 3 h-O_2-Mehrschritt-Kurzprozesses GK 3-I im eigenen Heim mit dem Sauerstoffselektor „Pro Vital" der Hauni Elektronik GmbH, D-2050 Hamburg-Bergedorf.
O_2-Fluß 8 l/min[1].
Geringe körperliche Belastung von 20 bis 40 Watt durch Auf- und Absteigen einer Treppenstufe.
Bei 17 cm Stufenhöhe und 70 kg Körpermasse sind für 20 Watt 9 und für 40 Watt 18 Treppenstufen pro Minute zu steigen.

[1] Bei schwer ansprechenden Patienten ist ein O_2-Fluß von 15 l/min zu empfehlen. Dieser höhere Fluß kann aus einem Zusatzgerät zum O_2-Selektor mit 500 l-O_2-Speicher entnommen werden (oder Parallelschaltung von 2 Sauerstoffselektoren „Pro Vital").

Hier wird die Belastung von 20 bis 40 Watt durch Auf- und Absteigen einer Treppenstufe herbeigeführt. Die Ausgabe für ein Ergometer ist hier eingespart. – Eine Durchführung dieses Kurzprozesses mit dem genannten Sauerstoffselektor „Pro Vital" und Fahrradergometer ist in Abb. 116 fotografiert.

Die gleiche Station wurde im Institut des Verfassers für die Mitarbeiter eingerichtet zur Wiederanhebung abgesunkener Leistungsreserven und zur einmal jährlichen Infekt- bzw. Krebsprophylaxe.

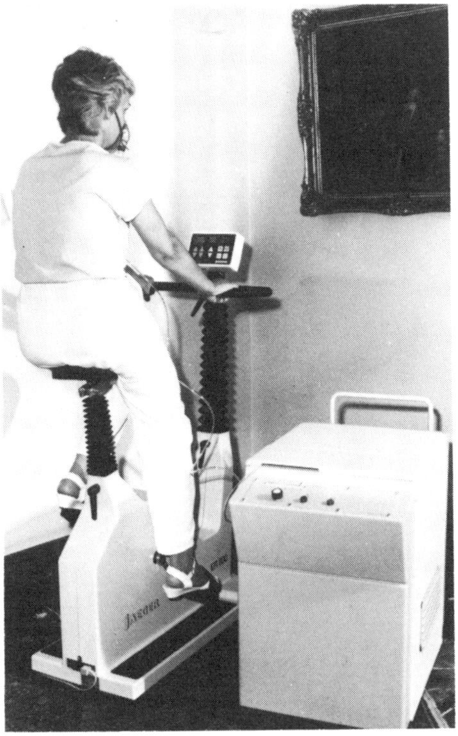

Abb. 116: Durchführung des 3 h-Mehrschritt-Kurzprozesses GK 3-I zu Hause mit dem Sauerstoffselektor „Pro Vital“ der Hauni Elektronik GmbH, D-2050 Hamburg-Bergedorf[1], und einem Fahrradergometer mit Wattanzeige.
Geringe körperliche Belastung von 20 bis 40 Watt. Weitere Kontrolle durch Puls-Time-Anzeiger.

[1] Bei Nutzung des 500 l-O_2-Speicherzusatzes oder bei einer ev. in die Produktion gehenden Variante mit O_2-Kreislauf und auswechselbarem CO_2-Filter empfiehlt es sich, den O_2-Fluß auf 15 l/min einzustellen. Mit einer solchen Kombination kann auch der 15 min-O_2-Mehrschritt-Schnellprozeß GK 2 mit seinem O_2-Fluß von 30 l/min durchgeführt werden.

Für herzgesunde Personen werden *Therapiewiederholungen mit dem 15 min-O_2-Mehrschritt-Schnellprozeß GK 2* und dem Ergometer zu Hause wegen ihres geringen Zeitbedarfs häufig angewendet. Zur Frage des Risikos einer Herzüberlastung bei diesem Vorgehen ist darauf hinzuweisen, daß im letzten Jahrzehnt viele hunderttausend Ergometer im Rahmen der Fitnessmaßnahmen in die Haushalte gelangt sind und daß die „Gefährlichkeit“ dieser Heimtrainer durch starke O_2-Applikation beim Prozeß GK 2 bedeutend gesenkt wird. Die Wiederholung dieses Prozesses im eigenen Heim ist dadurch sehr erleichtert worden, weil die Hauni-Elektronik GmbH zum Sauerstoffselektor „Pro Vital“ als Zusatz ein in Abb. 117 hinten sichtbares einfaches *Gerät mit Kompressor zur Speicherung von 500 Liter Sauerstoff* auf den Markt bringt, welches die Applikation von 30 l O_2 über 15 min ermöglicht.

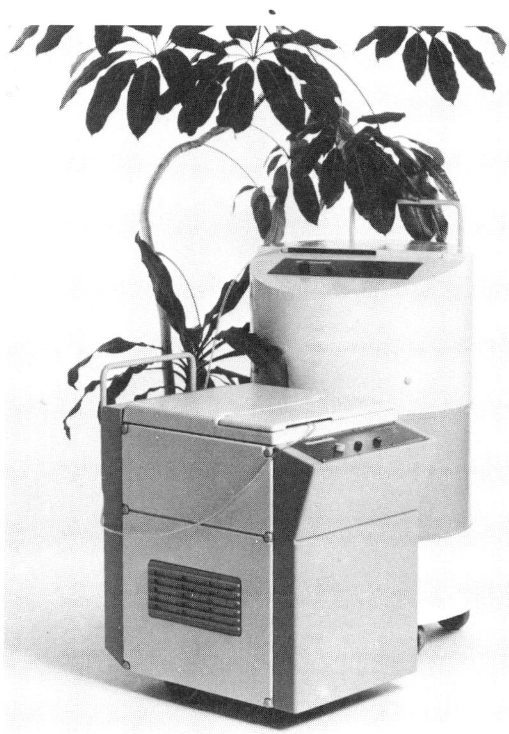

Abb. 117: Sauerstoffselektor „Pro Vital“ mit der Pilotausführung des Speicherzusatzes für 500 Liter Sauerstoff. Über Nacht können bis 10 dieser Speicher gefüllt werden (Einsatz in größeren Einrichtungen).

Für eine Therapiewiederholung sollte der Prozeß GK 2 zwei- bis dreimal durchgeführt werden. Häufig wird eine nur einmalige Behandlung als hinreichend angesehen, z. B. vor großen Anstrengungen, nach Phasen mit starkem Streß, zur Prävention und als „Fitness“-Maßnahme.

Literatur

[1] N.N.: WHO-Empfehlungen bei Leistungsprüfverfahren. Ztschr. Med. u. Sport *20* (1980), 110.

[2] M. von Ardenne: Sauerstoff-Mehrschritt-Therapie, 4. Auflage, Georg Thieme Verlag, Stuttgart 1987.

8.4 Das Meßergometer „Pro Vital" als universelles Hilfsgerät für O_2-Mehrschritt-Therapie und Bewegungstraining

Als universales *Hilfsgerät für O_2-Mehrschritt-Therapie und Bewegungstraining* wurde für Ärzte und Patienten das *Meßergometer „Pro Vital"* (Hauni Elektronik GmbH, D-2050 Hamburg-Bergedorf) unter Mitwirkung des Verfassers konzipiert. Das Foto des Funktionsmusters zeigt Abb. 118.

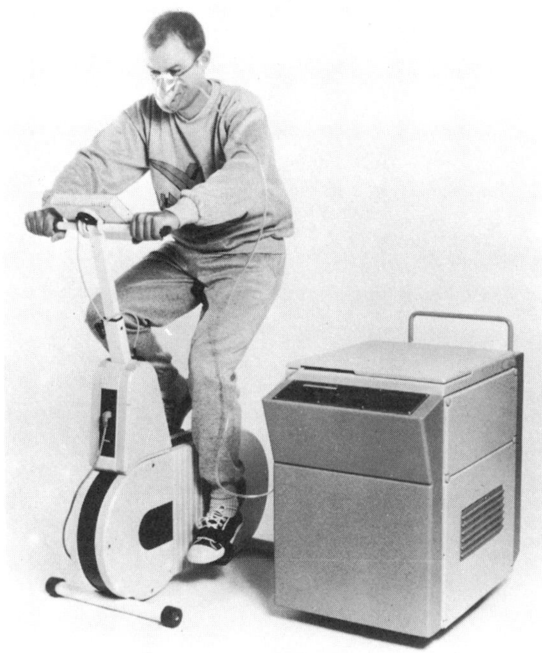

Abb. 118: Funktionsmuster des Universal-Meßergometers „Pro Vital" mit Meßwert-Anzeige im Blickfeld (Tretkurbelvariante).
Ein für die Durchführung des Bewegungstrainings in sehr hohem Alter gut geeignetes Gerät. Große Anpassungsfähigkeit an die Probandensituation durch wahlweise Verwendung der Ausführung mit Tretkurbel oder mit Handkurbel.

Für bewegungsbehinderte Personen ist ein Ergometer mit *Handkurbel* und für nichtbehinderte Personen eine Variante mit *Tretkurbel* vorgesehen. Beide Geräte liefern eine bequem ablesbare *digitale Anzeige der eingestellten Belastung in Watt, des Pulses und der verstrichenen Zeit.* Das Meßergometer erlaubt folgende Arten der Nutzung:

a) Messung des Leistungsgewinns durch O_2-Mehrschritt-Therapie (PWC_f-Test).

b) Messung des Leistungsgewinns durch Bewegungstraining (Kuren, Urlaub, Fitness).
c) Messung der maximalen mechanischen 2 min-Leistung, d. h. des Energiestatus (diagnostische Kenngröße des gesundheitlichen Status).
d) Ergometer bei Prozesses der O_2-Mehrschritt-Therapie.
e) Ergometer zum („interessanten") Bewegungstraining für Fitneß (!) und nach O_2-Mehrschritt-Therapie (kraftvolle Lebensweise, täglich 10 bis 15 min).
f) Bestimmung des Trainingszustandes.

Durch die ständige Ablesung der geleisteten „Wattzahl", des Pulses und der abgelaufenen Zeit wird die Arbeit auf dem Meßergometer anregend und interessant. Besonders geeignet sind diese Geräte zur Durchführung eines angepaßten, durch laufende Messung kontrollierten Bewegungstrainings im hohen Lebensalter.

Zum Einsatz von O_2-Mehrschritt-Therapie-Varianten mit körperlicher Belastung durch Ergometer (Varianten GK 2 und GK 3) bei noch gut konditionierten Personen, z. B. zur Prävention oder Bekämpfung von Streßfolgen im eigenen Heim sei folgender Hinweis wiederholt: Trotz der oben erwähnten WHO-Vorschrift sind heute weit über 100 000 Ergometer, Heimtrainer oder Fitnessgeräte in den Wohnungen im täglichen Einsatz. *Die Gefährlichkeit ihrer Nutzung wird, wie schon erwähnt, durch Sauerstoffapplikation* (wie bei den Varianten GK 2 und GK 3) *stark verringert.*

8.5 Die doppelte Wirkung der Sauerstoff-Mehrschritt-Therapie im höchsten Lebensalter stellt eine Verlängerung des menschlichen Lebens um etwa 1 ⅓ Jahrzehnte in Aussicht

Abschließend soll auf die *schicksalhafte Bedeutung häufiger Wiederholungen von Sauerstoff-Mehrschritt-Behandlungen zu Hause und der Kondition angepaßtem regelmäßigen Bewegungstraining in sehr hohem Lebensalter* (über 70 Jahre) hingewiesen werden. Zur Realisierung des angepaßten Bewegungstrainings in sehr hohem Alter sei auf das im vorausgegangenen Abschnitt besprochene Gerät verwiesen, bei welchem je nach gesundheitlicher Situation und Gerätetyp die Belastung auf die Arm- oder die Beinmuskeln verlegt ist.

Die primäre eigentliche Ursache dafür, daß der Mensch das genetisch programmierte Grenzalter von 120 Jahren nicht erreicht und schon früh körperliche und geistige Kräfte abnehmen sowie Lebensqualität und Tatkraft zurückgehen [1], ist die in Abb. 118 dargestellte *rapide Abnahme des Energiestatus, also der mechanischen Leistungsreserve im Alter über etwa 70 Jahre.*

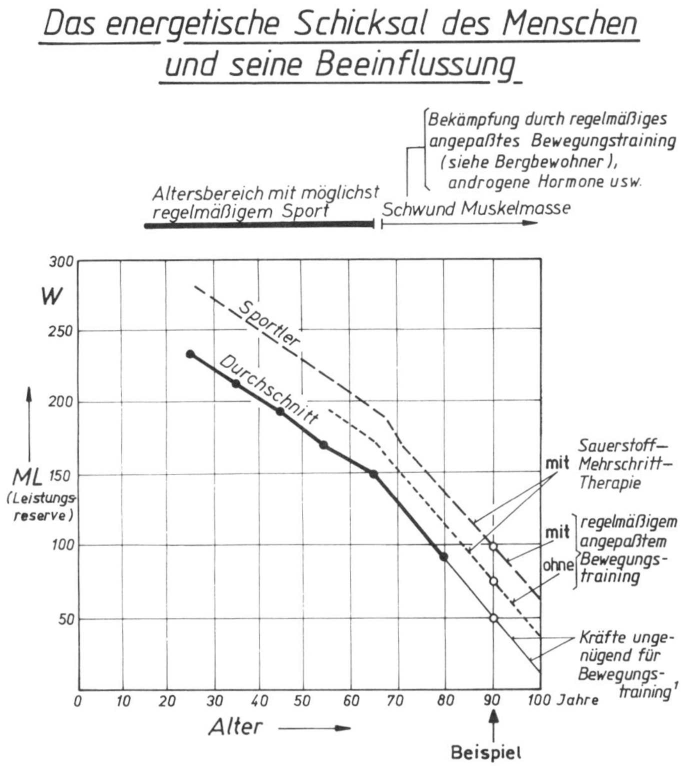

¹ In diesem Altersbereich liefert die O_2-MT durch Wiederermöglichung von Bewegungstraining zwei Beiträge zur Aussicht auf Verlängerung des menschlichen Lebens.

Abb. 119: Die durchschnittliche Abhängigkeit der mechanischen Leistungsreserve ML vom Lebensalter für männliche Normalpersonen und ihre günstige Beeinflussung durch Sauerstoff-Mehrschritt-Therapie sowie der Kondition angepaßtes regelmäßiges Bewegungstraining.
Richtwerte.

Ein konkreter Weg zur Verzögerung dieser Entwicklung, d. h. Verlängerung des Lebens um im Mittel etwa 1⅓ Jahrzehnte, ist die im hohen Alter oft wiederholte Sauerstoff-Mehrschritt-Therapie in Kombination mit regelmäßigem angepaßten Bewegungstraining. Zwei sehr wesentliche Fakten begründen diese Aussicht: Im höchsten Alter reichen die Leistungsreserven und Kräfte in der Regel nicht mehr zu einem den Energiestatus verbessernden Bewegungstraining aus, und gerade bei geschwächten, sehr alten Menschen ergibt die Sauerstoff-Mehrschritt-Therapie besonders große prozentuale Energiegewinne.

Die Sauerstoff-Mehrschritt-Therapie hat dann an der Verbesserung der energetischen Situation doppelten Anteil [2]. Sie erhöht die kritisch abgesunkenen Leistungsreserven mit hohem prozentualen Gewinn und schafft durch diese Energiesteigerung erst die Voraussetzung zur Durchführung eines regelmäßigen, die Energielage weiter verbessernden Bewegungstrainings im hohen Alter.

Literatur

[1] M. von Ardenne: Stimulation der Abwehr von Krankheiten und Senkung ihrer Gefährlichkeit im hohen Alter als konkreter Weg zur Näherung an das Grenzalter des menschlichen Organismus. Ärztezeitschr. f. Naturheilverf. *27* (1986), 757 (Nr. 324).

[2] M. von Ardenne: Das energetische Schicksal des Menschen und seine günstige Beeinflussung durch Sauerstoff-Mehrschritt-Therapie. Ztschr. f. Alternsforsch. *44* (1989), 7 (Nr. 380).

[3] M. von Ardenne: Die Nutzung der anhaltenden Erhöhung des Energiestatus durch Sauerstoff-Mehrschritt-Therapie in den verschiedenen Bereichen der Medizin. Vortrag Medizinische Woche Baden-Baden 5. 11. 1988. Erfahrensheilkde. *38* (1989), im Druck (Nr. 388).

Anhang (für Ärzte)

In der „Zeitschrift für Klinische Medizin", 43 (1988) 2233, wurde die Studie veröffentlicht:

Messungen über die anhaltende Steigerung der Ruhe-O_2-Aufnahme, der CO_2-Abgabe, des Atemzeitvolumens und der Leistungsreserven nach Sauerstoff-Mehrschritt-Therapie.

Von Manfred von Ardenne und Wolfgang Klemm

Zusammenfassung:

„Es wird über die Messung wichtiger Kenngrößen des Atmungsstoffwechsels in Ruhe (68 Probanden) und Belastung (13 Probanden) vor und nach Sauerstoff-Mehrschritt-Therapie (O_2MT) berichtet. Bei Probanden mit erniedrigten Ausgangswerten (Gruppe I) kommt es durch die O_2MT zu einer hochsignifikanten ($p<0{,}001$) Zunahme der O_2-Aufnahme (+19%), der CO_2-Abgabe (+25%) und des Atemzeitvolumens (+23%). Diese Zunahme bleibt in abgeschwächter Form (+12%, +17%, +18%) auch 2 bis 4 Wochen nach O_2MT-Ende bestehen ($p<0{,}001$). Bei Probanden mit normalen bzw. erhöhten Ausgangswerten (Gruppe II) kommt es durch O_2MT zu einer leichten Verringerung (Normalisierung) ($p<0{,}01$ bzw. 0,02). *Die maximale symptomlimitierte O_2-Aufnahme erhöht sich in beiden Gruppen signifikant ($p<0{,}02$) um +21%, die körperliche Leistungsfähigkeit um +33 Watt (=32%) ($p<0{,}01$).*"

Sonderdrucke der Studie, mit statistisch signifikanten Wirkungsergebnissen, werden auf Anforderung zugesandt.

Manfred von Ardenne
Zeppelinstraße 7
8051 Dresden

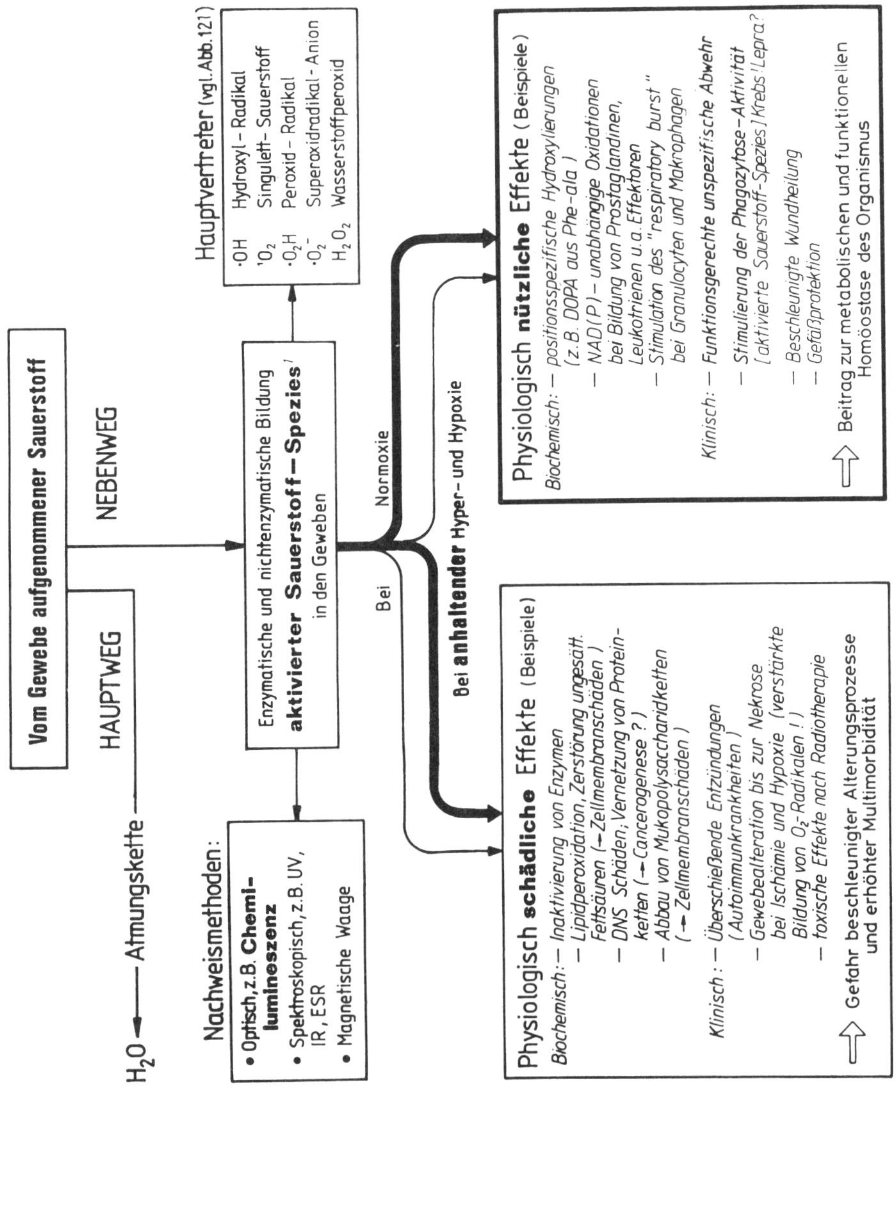
Vom Gewebe aufgenommener Sauerstoff
HAUPTWEG
NEBENWEG
H_2O ← Atmungskette
Enzymatische und nichtenzymatische Bildung aktivierter Sauerstoff-Spezies in den Geweben
Hauptvertreter (vgl. Abb. 121)
$\cdot OH$ Hydroxyl-Radikal
$^1O_2$ Singulett-Sauerstoff
$\cdot O_2H$ Peroxid-Radikal
$\cdot O_2^-$ Superoxidradikal-Anion
H_2O_2 Wasserstoffperoxid
Nachweismethoden:
• Optisch, z.B. Chemilumineszenz
• Spektroskopisch, z.B. UV, IR, ESR
• Magnetische Waage
Bei Normoxie
Bei anhaltender Hyper- und Hypoxie
Physiologisch nützliche Effekte (Beispiele)
Biochemisch: – positionsspezifische Hydroxylierungen (z.B. DOPA aus Phe-ala)
– NAD(P)-unabhängige Oxidationen bei Bildung von Prostaglandinen, Leukotrienen u.a. Effektoren
– Stimulation des "respiratory burst" bei Granulocyten und Makrophagen
Klinisch: – Funktionsgerechte unspezifische Abwehr
– Stimulierung der Phagozytose-Aktivität [aktivierte Sauerstoff-Spezies] Krebs! Lepra?
– Beschleunigte Wundheilung
– Gefäßprotektion
⇧ Beitrag zur metabolischen und funktionellen Homöostase des Organismus
Physiologisch schädliche Effekte (Beispiele)
Biochemisch: – Inaktivierung von Enzymen
– Lipidperoxidation, Zerstörung ungesätt. Fettsäuren (→ Zellmembranschäden)
– DNS Schäden; Vernetzung von Proteinketten (→ Cancerogenese?)
– Abbau von Mukopolysaccharidketten (→ Zellmembranschäden)
Klinisch: – Überschießende Entzündungen (Autoimmunkrankheiten)
– Gewebealteration bis zur Nekrose bei Ischämie und Hypoxie (verstärkte Bildung von O_2-Radikalen!)
– toxische Effekte nach Radiotherapie
⇧ Gefahr beschleunigter Alterungsprozesse und erhöhter Multimorbidität

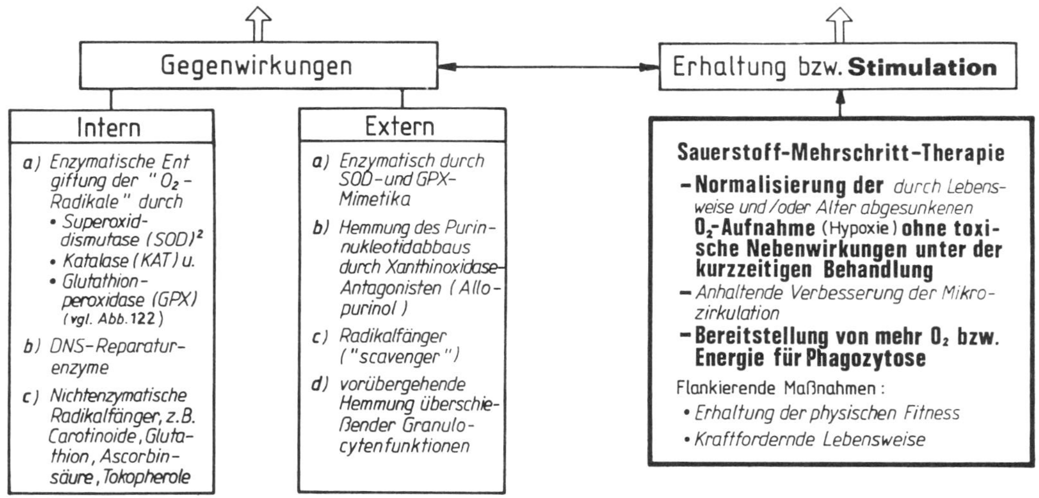

Abb. 120: Wissensspeicher zur Stellung der Sauerstoff-Mehrschritt-Therapie im Rahmen des normalen und veränderten Stoffwechsels aktivierter Sauerstoff-Spezies[1].
Zusammenstellung nach Literaturangaben [1 bis 12].
[Zu Gemeinsamkeiten mit und Unterschieden zu anderen O_2-Behandlungsvarianten, wie z. B. hyperbare Oxygenation (HBO) und hämatogene Oxydationstherapien (HOT) s. Text]

---

[1] Oft kurz, wenn auch nicht durchweg zutreffend, als „O_2 Radikale" bezeichnet
[2] Die Konzentration des Schutzenzyms SOD steigt nach O_2-Mehrschritt-Therapie! [Lit. 6]

Literatur zur Darstellung Abb. 120

[1] W. Damerau, G. Wischnewsky: Eigenschaften und Nachweis von biologisch relevanten Radikalen. Z. Klin. Med. *42* (1987), 1021–1024.

[2] G. Gerber, M. Müller, W. Siems, L. Räder: Über die Rolle von Sauerstoffreduktionsprodukten bei Hypoxie und Organkonservierung. Z. Klin. Med. *40* (1985), 1527–1530.

[3] G. Gerber, W. Siems: Äthiopatogenetische Bedeutung von aktivierten Spezies des Sauerstoffs (O_2-Radikale) bei Hypoxie und Ischämie. Z. Klin. Med. *42* (1987), 1025–1029.

[4] R. Hirschelmann, H. Bekemeier: Antiphlogistische Wirkung durch Antioxidanstherapie mittels Vitamin C und Vitamin E. Z. Klin. Med. *44* (1989) 83–84.

[5] L. W. Oberley, T. D. Oberley: Free Radicals, Cancer and Aging, in: Free Radicals, Aging, and Degenerative Diseases, Alan R. Liss, Inc. 1986, p. 325–371.

[6] W. Klemm, U. Schaper: Messungen über die anhaltende Zunahme des antioxidativen Schutzenzyms Superoxyiddismutase durch Sauerstoff-Mehrschritt-Therapie. Z. med. Lab.-diagn. *28* (1987), 14–16.

[7] M. von Ardenne, H. Günther, Erika Rudolph und W. Krüger: Beeinflussung der Granulozyten-Chemilumineszenz durch Sauerstoff-Mehrschritt-Therapie. Z. Klin. Med. *44* (1989), im Druck.

[8] G. Andreyer, N. Goldstein, M. Bertholds: The effect of hyperbaric Oxygenation (HBO) on free radical activity in a patient with lepromatous leprosy. Manuskript, persönliche Zusendung an M. von Ardenne durch E. Braun am 10. 9. 1988.

[9] P. A. Mayes: Biologic Oxidation, in D. W. Martin, V. W. Rodwell (Hrsg.): Harpers Review of Biochemistry, Los Altos, Ca., 1983, S. 129–130.

[10] F. F. Wilkinson, S. A. Rosasco, B. A. Calori, O. F. Equia, R. A. Rubio: Conclusiones preliminares sobre el uso del oxigeno hyperbaro en lepra lepromatosa. Revista de Leprologia *7* (1969), 459–471.

[11] M. von Ardenne, H. Günther, W. Krüger, P. G. Reitnauer: Sauerstoff-Mehrschritt-Therapie und aktivierte Sauerstoff-Spezies 1989, in Vorbereitung.

[12] H. Kappus, H. Sies: Toxic drug effects associated with oxigen metabolism: redox cycling and lipid peroxidation. Experientia *37* (1981), 1233.

A. Startreaktion

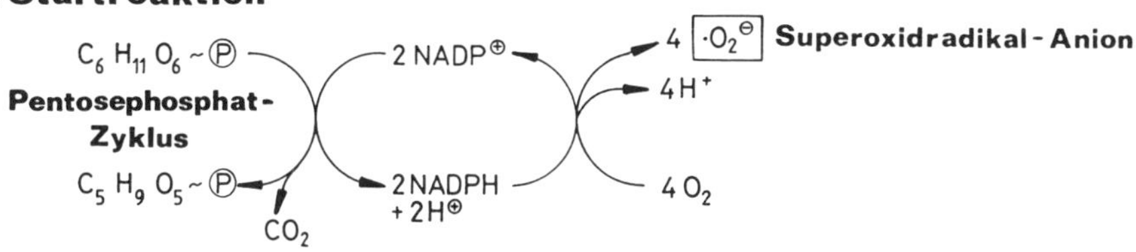

B. Folgereaktionen

$\cdot O_2^{\ominus} + H^+ \rightleftharpoons \boxed{\cdot O_2H}$ **Peroxid – Radikal**

$2 \cdot O_2^{\ominus} + 2H^+ \longrightarrow \boxed{H_2O_2} + O_2$ **Wasserstoffperoxid**

Diese Reaktion (Dismutation des Superoxidradikal-Anions) verläuft in den phagocytischen Vakuolen ohne Beteiligung der Superoxiddismutase (SOD)

$\cdot O_2^{\ominus} + H_2O_2 \xrightarrow{Fe^{2+}/Fe^{3+}} OH^{\ominus} + \boxed{\cdot OH} + \boxed{^1O_2}$ **Hydroxyl - Radikal und Singulett - Sauerstoff**

HABER-WEISS-REAKTION

C. Elektronenkonfiguration

$[\,|\bar{\underline{O}} - \bar{\underline{O}}\cdot\,]^{\ominus}$ Superoxidradikal-Anion

$\langle O = O \rangle \xrightarrow{10^{-3}\ldots 10^{-6}\,s} \cdot\bar{\underline{O}} - \bar{\underline{O}}\cdot + h\cdot\nu$

$^1O_2$ Singulett-Sauerstoff (aktiv kurzlebig)

$^3O_2$ Triplett-Sauerstoff (Grundzustand)

D. Relative Reaktivität der aktivierten Sauerstoff–Spezies gegenüber organischen Molekülen

$\cdot OH > {}^1O_2 > \cdot O_2H > \cdot O_2^- > O_2H_2$

E. *Ein weiteres wichtiges stark oxidierend wirkendes System ist das*

Myeloperoxidase (MPO)-System

$H_2O_2 + Cl^{\ominus} \xrightarrow{MPO} H_2O + \boxed{OCl^{\ominus}}$ **Hypochlorit**

$H_2O_2 + OCl^{\ominus} \xrightarrow{MPO} H_2O + Cl^{\ominus} + \boxed{^1O_2}$ **Singulett - Sauerstoff**

Abb. 121: Die Bildung aktivierter Sauerstoff-Spezies mit cytocider Wirkung während der Phagocytose

Der Abbau aktivierter Sauerstoff-Spezies ("Entgiftung" zum Schutze von Zellen vor "oxidativem Streß") erfolgt sowohl enzymatisch als auch nicht-enzymatisch auf verschiedenen Wegen

Beispiele

Nichtenzymatisch	*Reaktion mit "Radikalfängern" (scavengers), z. B. mit Tokopherolen*
Enzymatisch	*Rasche Umwandlung mit Superoxiddismutase (SOD) in H_2O_2 (**A**) und Abbau desselben mit einer glutathionabhängigen Peroxidase im Cytosol (**B**) oder durch Katalase (KAT) in den Peroxisomen (**C**).*

A

$$2\ \cdot O_2^{\ominus} + 2\ H^{\oplus} \xrightarrow{\text{SOD}} H_2O_2 + O_2$$

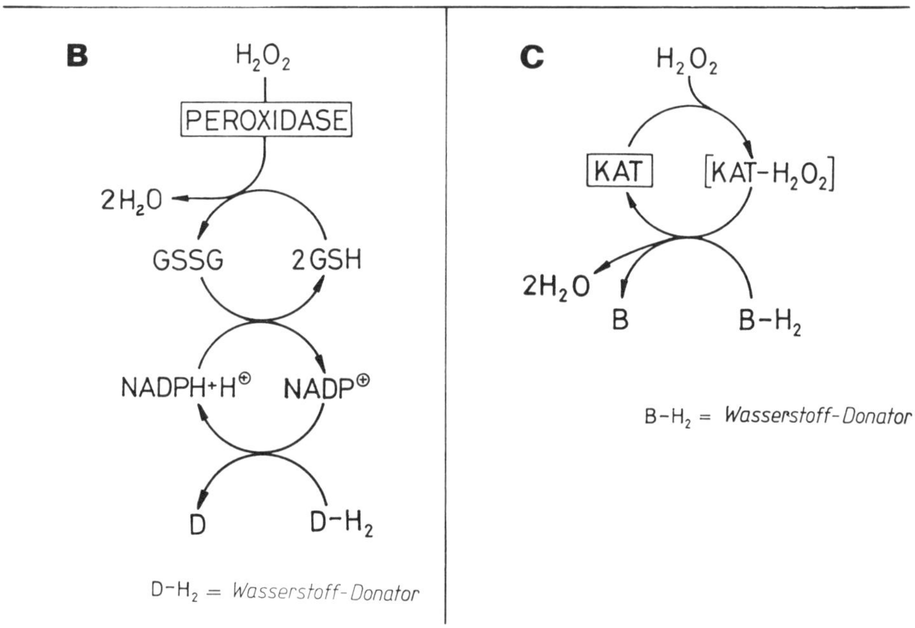

Abb. 122: Beispiele zellulärer Entgiftungsmechanismen für aktivierte Sauerstoff-Spezies

A. Cytocides Wirkprinzip

Zelluläre Ebene: *Granulocyt ingestiert körperfremde Partikel (im Testmodell Zymosan[1]): Phagocytose*

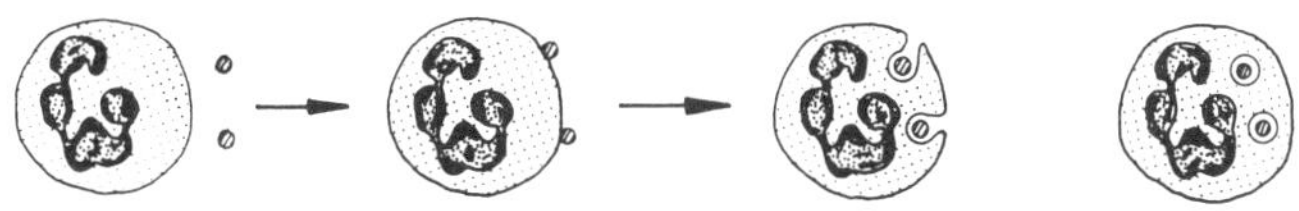

Intrazelluläre Ebene: *Zerstörung der aufgenommenen Partikel in den Phago(lyso)somen*

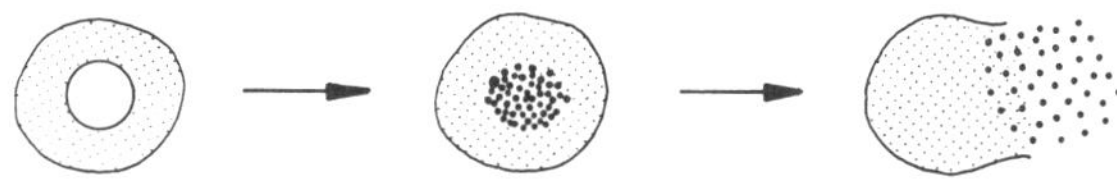

Molekulare Ebene: *Enzymatische Bildung hochreaktiver Sauerstoff-Spezies*

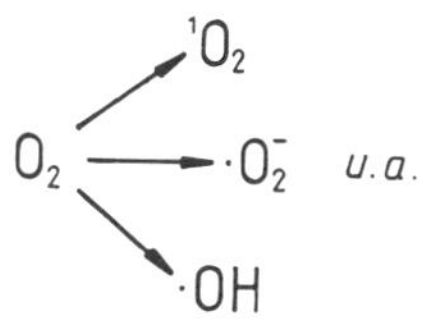

B. Nachweis- und Meßprinzip

Bei der Reaktion der **aktivierten Sauerstoff-Spezies** *mit geeigneten Reagentien (Lumineszenz-"Farbstoffen") entstehen Photonen (Lichtquanten), die mit empfindlichen Strahlungsempfängern registriert werden können*

Beispiel:

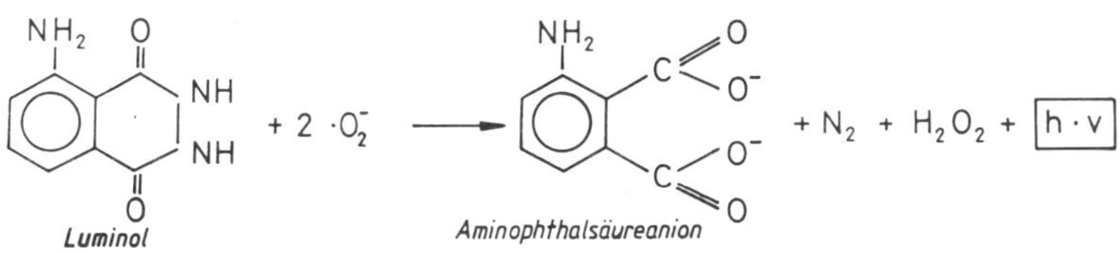

C. Luminometer z.B. Berthold Luminometer LB 9505

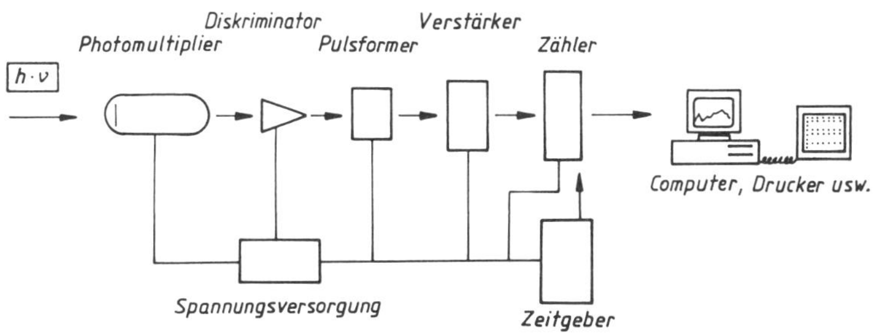

Abb. 123: Die Messung der Granulocytenaktivität als wichtigem unspezifischen Abwehrparameter.
Von der Phagocytose bis zur automatischen Biolumineszenz-Registrierung
(Schematische Darstellung)

[1] Polysaccharid aus Hefezellen; geeignet sind auch z. B. Latexpartikel.
Unter in vivo-Bedingungen sind die „Fremdpartikel" vorwiegend Krebszellen oder Bakterien

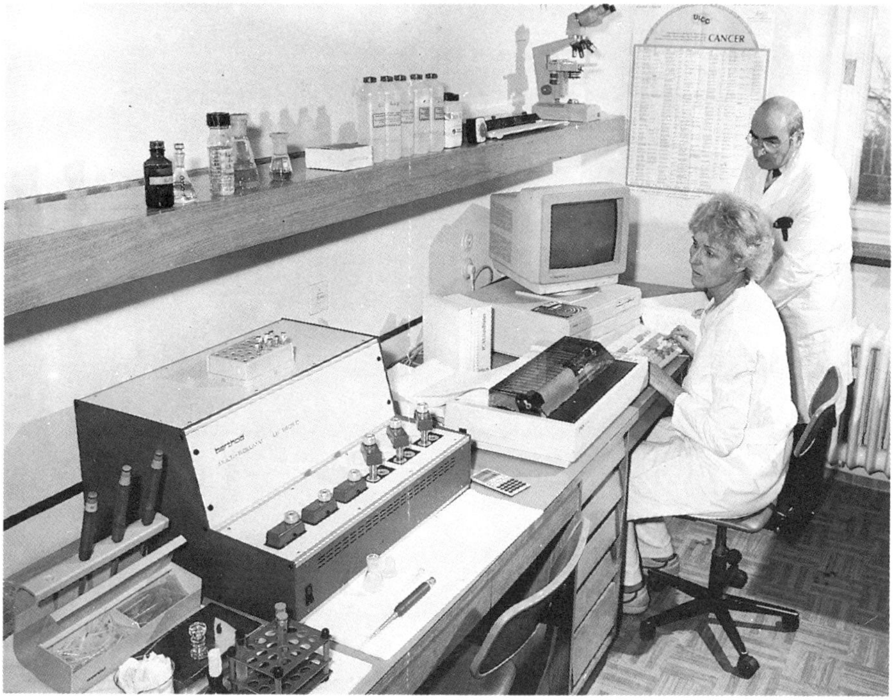

Abb. 124: Ansicht der Luminometer-Anlage Typ Berthold LB 9505 zur Messung der Phagozytoseaktivität vor und nach Sauerstoff-Mehrschritt-Therapie.

Sach- und Personenregister

NOTIZEN

NOTIZEN